증거기반의학의 철학

EVIDENCE BASED

의학의 새로운 패러다임

증거기반의학의 철학

제러미 하윅 지음

전현우 · 천현득 · 황승식 옮김

생각의힘

MEDICINE

The Philosophy of Evidence-Based Medicine

차례

일러두기

1. 단행본은 『 』로, 저널이나 협회지 등의 정기간행물은 《 》로 표기했다.
2. 원서의 주는 *로 표시하여 하단 각주로 처리했고, 옮긴이 주는 *로 표시하되 하단 각주의 * 표시 옆에 (옮긴이)를 함께 표기했다.
3. 본문의 1, 2 … 551과 같은 주석 표시는 본문 말미에 수록한 해당 참고문헌을 가리킨다.

감사의 말

이 책은 무작위 시험과 관찰 연구의 차이를 평가하는 방법을 다루고 있으며, 존 워럴의 생각은 이 방법을 비판적으로 검토하는 데 도움을 주었다. 또한 워럴은 이 책의 여러 장에 걸쳐 폭넓은 논평을 해주었고 이것도 내가 그에게 진 빚이다. 낸시 카트라이트와 폴 글래지우에게도 마찬가지로 빚이 많다. 카트라이트는 내가 이 책을 쓰도록 격려해주었으며, 특히 메커니즘 추론에 대해 그녀가 논평해주지 않았다면 10장은 엉망진창이 되었을 것이다. 제프리 애런슨과 함께, 글래지우는 내가 다양한 유형의 증거를 어떻게 결합시켜야 할 것인지를 개념화하는 데 도움을 주었으며, 또한 흥미로운 의학적 사례들에 대해 백과사전처럼 친절히 알려주었다. 두 사람과 함께 나는 논문을 두 편 출판하기도 했다.

나는 이 책을 대부분 옥스퍼드 대학 공중보건 및 일차의료 학과에 속한 증거기반의학센터에서 영국 의학연구위원회 박사후 연구원으로 일하는 동안 썼다. 학과와 센터의 많은 사람들은 매우 소중한 조언을 해주었다. 폴 몽고메리, 라파엘 페레라, 제이슨 오크, 리처드 스티븐스, 멀린 윌콕스, 데이비드 만트, 아만다 벌스, 앨리슨 와드, 칼 헤니건, 수-메이 리우, 올리브 고다드에게 감사드린다. 그뿐 아니라 다과 시간을 갖자고 자주 권했던 케이, 클레어, 수지, 앤드류에게도 감사한다. 제임스 린드 라이브러리의 대표 편집자인 이언 차머스 경은 귀한 시간을 쪼개어 주었으며, 또한 내 작업을 다양한 방식으로, 특히 내가 간결하게 말할 수 있도록 도와주었다. 언젠가 그는 자신이 3쪽이면 표현할 수 있는 내용을 내가 30쪽에 걸쳐 쓰고 있다고 말했고, 덕분에 나는 그 부분을 15쪽으로 줄일 수 있었다.

옥스퍼드 대학 박사후 연구원으로 있으면서 동시에 나는 유니버시티 칼리지 런던 의대에서 철학을 가르쳤다. 의대생들을 대상으로 내 생각을 가르치면서 여러 시도를 할 수 있었으며(에밀리 스위트먼은 초고에 있는 몇몇 오기를 지적했다), 여기서도 많은 동료들이 유용한 조언을 해주었다. 스티븐 밀러, 요시파 페트루닉, 브라이언 발머, 존 아가, 노마 모리스, 도널드 길리스에게 특별히 감사드린다.

이 외에도 여러 학술대회, 연구회, 또는 이메일 교환 등을 통해 수많은 사람들과 이 책의 내용을 공유할 수 있었다. 비록 지면이 부족해 일일이 언급하기는 어렵지만, 고든 기얏, 브라이언 헤인스, 데이브 새킷, 머제이 엔킨과 엘리노어 엔킨, 알레한드로 하다드, 테드 캡척, 엘리자베스 실버, 아일린 먼로, 존 윌리엄슨, 페데리카 루소, 베아트리스 골롱 모두는 내게 도움이 되었다. 결론에서 제시한 생각 가운데 다수는 골롱에게서 얻은 것이다.

기분전환 삼아 조정 경기에 참여하지 않았다면 나는 이 책을 쓰지 못했을 것이다. 조니 설에게는 한겨울의 토요일 아침에도 5시 반에 깨워준 데 대해 감사를 보낸다. 폴 켈리는 울프 패크 팀에 가입하도록 나에게 권했고, 콜린 스미스는 최근의 훈련 파트너가 되어주었다. 특히 그레이트 에이트 팀 구성원들(필, 프레드, 닉, 테드, 존, 소히어, 데이브, 허시, 특히 스콧 암스트롱)에게는, 용감한 자는 이 세상에 못할 것이 없다는 점을 늘 되새기게 해준 데 대해 감사드린다.

많은 친구들 가운데 포드 디자디 바마니, 제스 엘징어, 조슈 웨스트 등은 내가 떠돌아다니던 긴 시기 동안 도움이 되었다. 세바스티엔, 마크, 카림, 르노 등은 언제나 내가 필요로 할 때 곁에 있어주었다. 딕 피시록은 줄곧 즐거움과 영감의 원천이었고, 더산과는 늘 죽이 잘 맞았다. 마지막으로 어머니(나는 그분이 천사라는 사실을 점점 더 확신하게 된다), 아버지(값비싼 내 교육비를 관대하게 지원해주셨다), 누이, 브렛, 존, 잭, 레이븐 모두가 보여준 무조건적 사랑 덕택에 나는 연구를 계속할 수 있었다.

스티븐 을로페, 밍기, 발리 박사는 내가 정신을 차릴 수 있도록 도움을 주었다. 내가 지금까지 미처 말하지 못한 사람들에게도 모두 감사를 보낸다.

추천의 말

1999년, 환자를 치료할 때 최근의 연구 결과를 반드시 고려해야 한다고 임상의를 설득하는 국제연구단체가 생겨났다. 이들은 《미국의사협회지》에 수록된 연구를 읽는 방법에 대한 일련의 지침서를 출간했으며, 이 운동의 의도를 포착해 표현해줄 새로운 용어를 찾고 있었다. 몇 가지 제안이 나온 다음, 운동을 주도하던 고든 기얏은 '증거기반의학'이라는 용어를 제안했다. 이 새로운 용어는 전 세계로 급속히 퍼져나간 운동에 불을 붙였다. 그 이후 증거기반의학 방법은 진화해나갔지만, 대부분 임상의였던 창안자들은 임상적 의사결정이라는 실무적 문제에 관심을 기울였다. 이들이 증거기반의학의 토대에 놓인 심리학적, 사회학적, 철학적 문제까지 주의를 기울이지 않은 점은 이해할 만하다. 그러나 증거기반의학이 의학계에서 잘 확립된 지금 와서 돌이켜보면, 다른 분과 학문의 힘을 빌려 증거기반의학을 더 깊이 탐구하는 일은 정당하다. 이 책은 증거기반의학의 철학을 검토하고 확장한다. 말하자면, 아리스토텔레스와 히포크라테스가 나눈 대화의 현대판이다.

증거기반의학이라는 용어 자체는 1990년대에 등장해 그 역사가 짧지만, 그 밑에 깔린 여러 생각은 수 세기 동안 진화해왔다. 증거기반의학이 사용하는 어휘 가운데 많은 부분, 다시 말해 바이어스, 교란, 무작위 배정, 플라세보, 신뢰구간 같은 말은 통계학자나 역학자가 발명하여 발전해온 것이다. 그런데 철학자들 역시 이들 생각 밑에 깔린 동일한 여러 가지 쟁점을 놓고 격론을 벌여왔다. 인과관계의 본성과 증명, 귀납의 정당화, 인간 관찰·모형·추론에서의 오류가 바로 그 사례다. 이 중 많은 용어를 이 책에서 설명할 것이다. 일반적인 증거기반의학 책자에서는 상세히 다루지 못했던 개념에 대해서도 이 책은 풍부한 분석을 제공한다. 예를 들어 필립의 역설, 노세보 효과, 확률적 인과성이 바로 그 사례다.

이 책은 사례의 보고이기도 하다. 사례 연구는 어떤 면에서는 선문답과 유사하다. 사례를 일일이 따져보는 일은 고될지도 모르지만, 증거기반의학을 더 깊게 이해하는 데 도움이 된다. 니코틴과 플라세보를 비교하는 무작위 시험에서, 시험군과 대조군 모두에게 환자 자신이 니코틴을 받았는지 듣거나, 플라세보를 받았는지 듣거나, 아니면 아무런 말도 듣지 못하는 선택지조차 무작위 배정을 했다고 해보자(8장 5절 참조). 이 연구는 2×3 요인 설계다. 이처럼 다양한 선택지를 비교하면 과연 무엇을 알 수 있는가? 니코틴 패치를 주면서 그것이 플라세보가 아니라고 말하는 편이 나은가, 플라세보 패치를 주면서 니코틴 패치를 받았다고 말하는 것이 나은가? 이런 비교는 플라세보 효과에 대해, 그리고 시험 속에서 플라세보가 차지하는 위치에 대해 생각하는 방법을 바꿀 수도 있다.

증거기반의학 실행자들은 대체로 실무에서 증거를 모으는 방식과 교육에 초점을 맞췄다. 그러나 이들은 증거기반의학의 철학적 기반에 대해서는 그다지 주목하지 않았다. 특히 이들은 메커니즘의 역할을 무시 또는 경시했다. 메커니즘론자와 경험론자 사이의 전쟁은 철학과 의학 양 분야에 걸쳐 오랫동안 이어져 왔다. 그런데 대립하는 이 두 가지 입장은 상대에게, 연구자에게, 그리고 연구 사용자들에게 과연 어떤 의미인가? 10장은 두 진영을 탁월하게 종합해낸 결과물이다. 이 장은 책의 지은이 하윅과 제프리 애런슨 그리고 내가 오후에 서로 만나 늘 즐겼던 고무적인 대화의 결정체이다. 이런 대화에서 많은 통찰을 얻은 것 말고도, 나는 다른 분과학문이 증거기반의학의 성과에 대하여 내놓을 수 있는 자극과 통찰이 어떤 가치를 지니는지를 배울 수 있었다. 또한 이 과정은 매우 즐거운 것이기도 했다. 그럼에도 분과 사이의 장벽을 넘어 일하는 과정은 커다란 도전이었다. 기본 가정은 상이했고 목적은 서로 달랐으며, 심지어 기본 어휘조차 서로 차이가 있었다. '증명proof'은 철학자, 의사, 탐정, 양조업자* 모두에게서 각기 다른 것을 뜻한다. 그러나 서로를 너그럽게 대한 덕분에, 우리는 학제 간 탐구가 철학과 의학 모두에게 유익하며 그런 탐구를 계속할 가치가 있음을 알게 되었다.

이 작업은 증거기반의학과 과학철학 사이의 대화로서 중요하다. 그런 대화는 지금까지 너무 적었다. 나는 메드라인에서 제목에 '증거기반의학'과 '철학'을 모두 포함한 문헌을 오직 여섯 개만 발견할 수 있었으며, 이들 모두는 최근 6년 내에 저술된 것이었다.** 나는 이들 가운데 가장 일찍 발표된 논문을 인용하고자 한다. 애슈크로프트와 뮬런은 증거기반의학에 대한 심포지엄의 내용을 담은 《의료 윤리 저널》 특별호에서 이렇게 말한다. "어떤 분과 또는 실천의 토대에 대해 질문한다고 해서 반드시 그

---

* (옮긴이) proof는 주류의 도수를 의미하기도 한다.

** (옮긴이) 2017년 10월 13일 현재 펍메드에서 같은 조건으로 검색한 결과 일곱 개의 연구가 나왔다. 가장 이른 연구인 애슈크로프트와 뮬런의 연구는 2004년도에 출간되었다.

분야의 가치를 부정하는 것은 아니며, 오히려 그 분과의 장점에 대해 사려 깊고 균형 잡힌 평가가 이뤄지도록 자극할 수 있다. 이러한 정신하에 우리는 다음 논문을 선별했다." 따라서 나는 독자 여러분이 이 책을 즐기고 무언가 배울 수 있기를 바라며, 또한 여러분이 알고 있는 철학자들과 만나 차 한 잔이나 맥주 한 병을 마시며 지적 자극이 가득한 논의를 펼치기를 기대한다.

폴 글래지우
영국 옥스퍼드 대학 증거기반의학과 주임교수

머리말

증거기반의학의 증거 위계들은 대부분 무작위 시험에 대한 체계적 고찰을 포함한 비교임상연구를 메커니즘 추론('병태생리학적 추론')과 전문가 판단보다 상층부에 둔다. 비교임상연구 내에서도 무작위 시험이 내놓는 증거는 관찰 연구보다 더 강한 증거로 평가된다. 초창기 증거기반의학 옹호자들은 증거 위계의 '하층'에 놓인 증거를 기반으로 널리 쓰이는 다수의 치료법이 무작위 시험으로 평가했을 때는 쓸모없거나 오히려 해롭다는 점을 보여주었다. 상당한 설득력이 있음에도, 증거에 대한 증거기반의학의 철학은 몇 가지 역설을 일으킨다. 아마도 가장 눈에 띄는 역설은, 우리가 그 효력을 가장 신뢰하는 여러 치료들, 다시 말해 증거에 의해 가장 강력하게 뒷받침되는 치료 가운데 다수가 어떠한 종류의 무작위 시험에 의해서도 결코 뒷받침되지 않는다는 역설이다. 이런 치료 가운데는 멈춰버린 심장을 다시 뛰게 만들기 위한 자동 체외 제세동除細動, defibrillation, 기도를 막은 장애물을 제거하기 위해 수행되는 하임릭Heimlich 구명법*이 포함된다. 비판자들은 증거기반의학 방법론의 다양한 측면을 공격해왔지만, 몇몇 예외를 빼면 체계 전체가 상세히 검토된 바 없다. 나는 이 역설을 개괄한 다음(1장), 증거기반의학이 대체 무엇인지(2장), 어떤 치료가 '효과적'이라는 주장을 어떻게 분석해야 하는지 탐구한다(3장). 그다음 나는 비교임상연구의 상대적 강점을 평가하는 한 가지 방법을 옹호하고(4장), 무작위 시험에 대한 증거기반의학의 입장은 약간 수정하면 유지될 수 있다고 논증할 것이다(5장). 수정의 내용은 이렇다. 무작위 시험을 꼭대기에 놓는 범주적categorical** 위계 관계는 비교임상연구의 효과 크기는 그럴듯한 교란변수의 결합 효과보다 커야 한다는 요건으로 대체해야 한다. 이어지는 세 장에서는 양측 맹검법(6장)이나 플라세보 대조(7장, 8장)가 비교임상연구의 품질을 강화한다는 주장을 평가할 것이다. 이어서 나는, 메커니즘 추론과 전문가 판단에 대한 증거기반의학의 입장을 검토할 것이다(9장~11장). 메커니즘 추론은 흔히 간과되는 문제와 얽혀 있으나, 나는 이 역시 비교임상연구의 증거와 함께 증거로 인정되어야 한다고 논증할 것이다. 한편 전문가 판단은 증거로서 신빙성을 지니지 않는다는 증거기반의학의 입장을 옹호하면서도, 전문성은 다

---

* (옮긴이) 하임릭 구명법Heimlich maneuver은 기도가 폐쇄된 경우 시행하는 응급 처치법으로, 이 방법을 개발한 미국인 외과의사 헨리 하임릭Henry Heimlich(1920~2016)의 이름을 따 부르게 되었다. 환자의 등 뒤에 서서 양팔을 뻗어 한쪽 주먹의 엄지손가락 면을 환자의 명치와 배꼽 사이 중간에 대고 다른 손으로 감싸 쥔 다음, 빠르고 강하게 양팔을 조르면서 주먹 쥔 손으로 환자의 복부를 위쪽으로 강하게 밀쳐 올리는 방법이다. 1세 미만 영아나 의식이 없는 환자에게는 시행하면 안 된다. 하임릭 박사가 만년에 요양원에서 지내다 별세하기 얼마 전인 2016년 5월, 햄버거를 먹다가 기도가 막힌 환자에게 이 구명법을 처음으로 실시해 생명을 구했다는 사실이 언론을 통해 알려져 화제가 됐다.

** (옮긴이) 여기서 범주란 단순히 어떤 대상을 분류하는 기준일 뿐만 아니라, 그 기준이 질적인 그리고 근본적인 차이라는 의미에서 쓰였다. 다양한 증거들 사이에 범주적 위계 관계가 있다는 말은 각 증거 유형들이 단지 정도에서만 다르지 않고 극복될 수 없는 근본적 차이가 있음을 뜻한다.

른 중요한 역할을 수행하며 이 사실이 증거기반의학 문헌에서 좀 더 진지하게 논의되어야 한다고 주장할 것이다. 결론(12장)에서 나는 엄격한 위계는 모든 충분한 양질의 증거라면 증거 능력을 인정받아야 한다는 요건으로 대체되어야 하며, 증거와 무관한 전문가의 다양한 역할 역시 증거기반의학 문헌에서 논의되어야 한다고 말할 것이다.

EVIDENCE
BASED

I 부

들어가며

MEDICINE

1장
증거기반의학의 철학

이 책은 증거기반의학Evidence Based Medicine 방법론을 사용해야 할 정당한 이유가 있는지를 철저히 분석한다. 왜 우리는 증거기반의학이 다른 방법들보다 더 신뢰할 만한 지식을 제공한다고 믿어야 하는가? 많은 이들이 증거기반의학의 다양한 측면을 비판했지만, 체계 전체에 대한 주의 깊은 검토는 별로 이루어지지 않았다. 몇몇 주목할 만한 예외가 있을 뿐이다.[4, 5] 물론 증거기반의학의 가치를 부정하지 않으면서도 그 토대에 대해 비판적인 질문을 제기할 수 있다. 또한 내가 내릴 전반적인 결론도 증거기반의학의 입장에 대체로 호의적이며, 이 책의 중심 목표 가운데 하나는 증거기반의학의 실제 내용에 대한 오해를 밝히는 데 있다. 과학철학 분야의 많은 연구가 이 책의 분석과 관련이 있다. 특히 과학적 발견의 논리, 미결정성 논제,* 인과적 추론의 본성, 그리고 무엇보다도 증거의 논리(입증 이론)**가 관련된 주제들이다. 과학철학의 핵심 쟁점들이 어떻게 현대 의과학에 적용되는지 관심을 가진 철학자라면, 분명 여기서 새롭고 유효한 쟁점을 발견하게 될 것이다. 동시에, 자신들이 처방하는 치료법이 '효과가 있는지' 판단할 때 증거기반의학 방법을 사용해야 (혹은 사용하지 말아야) 하는 기본적인 이유는 무엇인지 알고 싶은 의료 전문가에게도 이 책의 분석은 유용할 것이다.

1. 증거기반의학이 없던 시절, 의학은 무엇을 기반으로 했나?

어떤 치료법이 효과적인지 판정할 수 있는 방법은 여러 가지가 있겠지만, 대략적으로 말해 서로 겹치는 세 가지 방법이 의학사에서 패권을 다퉈왔다. 한 학파는 의학적 치료를 받은 사람의 집단을 그렇지 않은 사람의 집단과 비교함으로써 의학적 치료의 효과를 직접 관찰해야 한다고 주장해왔다.[6~8] 다른 학파는 어떤 치료가 질병을 치료했다고 결론 내리려면 건강과 질병의 기저 원인('메커니즘')이 밝혀져야 한다고 요구해왔다.[6, 9] 이들 두 학파와 더불어, 임상 '전문가'의 권위 있는 선언은 흔히 강력한 역할을 수행해왔으며 때로는 외재적 증거를 압도하는 경우도 많았다. 최

* (옮긴이) 자료에 의한 이론 미결정성 논제를 줄여서 쓴 용어이다. 주어진 경험 자료만으로는 경쟁하는 이론들 가운데 어떤 것이 올바른 이론인지 결정할 수 없는 인식론의 문제를 가리킨다.

** (옮긴이) 입증이란 증거를 통해 어떤 가설이나 이론이 참이거나 참일 개연성이 높음을 확인하는 과정을 뜻한다. 입증 이론에서는 어떤 증거가 좋은 증거인지를 분석한다. 예컨대 증거는 다양할수록 가설을 더 잘 입증하며, 새로운 예측을 하는 경우 그 예측이 들어맞으면 이론을 잘 입증한다. 입증 이론confirmation theory에 대한 훌륭한 개괄로는 헴펠의 『자연 과학 철학』(서광사, 2010) 4장 77~102쪽을 보라.

근 증거기반의학 운동은 비교 대조 연구라는 방법에 상당한 무게를 실어 주었다.

수사적 솜씨 덕택에, 증거기반의학은 1990년대 초반 '새로운 패러다임'으로 도입되었다.[10~12] 채 20년이 지나지 않았음에도, 증거기반의학을 다루는 최소 7종의 학술지와 10여 권의 책이 있고, 이들은 해마다 수천 번 인용되며, 증거기반의학의 실무·교습·보급에 전념하는 국제적 연구 기관들도 늘어가고 있다. 《영국의사협회지British Medical Journal》, 《미국의사협회지Journal of the American Medical Association》, 《내과학 연보Annals of Internal Medicine》 등의 저명한 의학 학술지는 연구진이 증거기반의학의 증거 규칙을 따르도록 권고하는 편집 방침을 취하고 있으며,[13] 또한 《뉴욕타임스》는 증거기반의학을 2001년 올해의 아이디어로 꼽기도 했다.[14] 증거기반의학은 또한 다른 분야까지 파급되고 있다. 사회과학자,[15] 정책 결정자, 심지어 사제[16]조차도 자신들의 활동이 '증거'에 기반을 두고 있음을 보여주려 애쓴다.

그렇다면 1990년 이전의 의학은 대체 무엇에 기반을 두었던 것인가? '증거'가 단순히 '믿기 위한 이유grounds for belief'를 의미한다면,[17] 의학은 정의상 언제나 증거에 기반을 두고 있었다. 계획적인 사기를 제외한다면, 심지어 돌팔이로 간주되는 의사일지라도 자신의 치료법이 효과적이라고 믿을 만한 이유를 가지고 있기 때문이다. 만일 증거기반의학이 무언가 새로운 것이라면, 그리고 지지자들이 그렇다고 주장하려면, 증거기반의학은 무엇이 좋은 증거인지에 대해 자신들만의 견해를 내놓을 수 있어야 한다.

증거에 대한 증거기반의학의 '철학'은 증거기반의학의 증거 '위계'에 가장 잘 표현되어 있다.[18~23] 서로 다른 수많은 위계들 이면에 놓인 생각

그림 1.1 단순화한 증거기반의학의 증거 위계
(모든 연구 유형의 체계적 고찰이 단일 연구보다 우월하다고 가정)

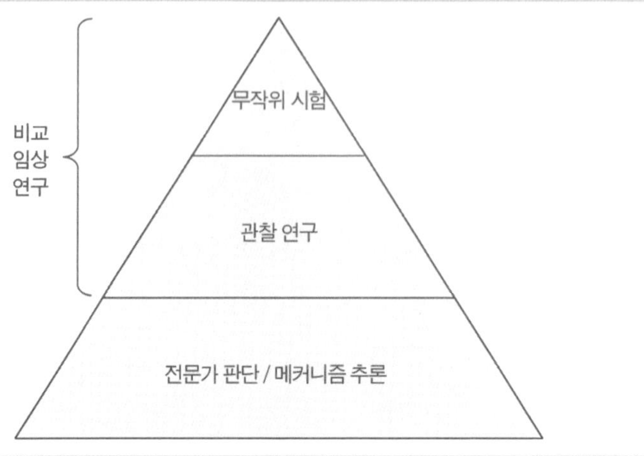

은 중심 주장 세 가지로 간략하게 요약할 수 있다(그림 1.1).

① 일반적으로 무작위 대조시험randomized controlled trial 또는 다수의 무작위 시험에 대한 체계적 고찰은 관찰 연구보다 증거 능력evidential support이 더 강하다.

② 비교임상연구 일반(여기에는 무작위 대조시험 및 여타 관찰 연구가 포함된다)은 기초과학의 '메커니즘' 추론('병태생리학적 이유/증거')보다 증거 능력이 더 강하다.

③ 비교임상연구 일반(여기에는 무작위 대조시험 및 여타 관찰 연구가 포함된다)은 전문가의 임상 판단보다 증거 능력이 더 강하다.

초창기 증거기반의학 옹호자들은, '하층부' 증거를 기반으로 하여 채택된 후 널리 퍼지게 된 치료법들이 무작위 시험 결과 쓸모없거나 해로운 것으로 판명된 여러 사례를 제시했다. 특별히 극적인(그렇게 유별난 것도 아니지만) 사례 중 하나는 심장 마비 후 돌연사의 원인('메커니즘 추론')이라고 생각되는 메커니즘을 기반으로 하여 널리 사용되었던 항부정맥제다. 하지만 한 무작위 시험에 따르면, 그 약물들을 사용하면서 사망률이 상승했고, 베트남 전쟁에서 사망한 사람들보다 더 많은 사람들이 매년 죽게 되었다.[24]

설득력 있는 이유에 기초하면서도, 증거기반의학 위계는 몇몇 역설을 가져온다. 첫째, 우리가 그 효과를 굳게 믿고 있는 치료법, 즉 증거에 의해 가장 강력하게 뒷받침된다고 간주되는 치료법 가운데 다수는 어떠한 무작위 시험에 의해서도 지지받지 못했다. 이런 치료법의 사례로는 정지된 심장을 다시 뛰게 만들기 위한 자동 제세동기나, 막혀 있는 기도를 확보하기 위한 기관절개술, 기도를 막고 있는 무언가를 우회하기 위한 하임릭 구명법, 광견병 백신, 폐렴 치료를 위한 페니실린 처방, 격심한 아나필락시스anaphylaxis를 치료하기 위한 에피네프린epinephrine 투약 등이 있다. 반면, 증거기반의학 위계의 상층부에 속한 증거의 뒷받침을 받는 몇몇 치료를 우리는 그다지 신뢰하지 않는다. 예를 들어, 우울증 치료제 '프로작Prozac'은 어떤 양측 맹검법 무작위 대조시험에서는 플라세보*에 비해 우월하다고 입증되었으나, 여전히 프로작의 효과('플라세보'를 초과하는 효과)에 대해서는 뜨거운 논쟁이 벌어지고 있다.[25~29] 이런 역설을

* (옮긴이) Placebo를 대한의사협회 의학용어집 개정 5판에서는 '속임약', '헛약', '플라세보'라는 표현으로 옮기지만, 이 책에서는 약물이 아닌 치료에 대해서도 이 표현이 널리 사용되고 있기 때문에(7장 참조) 표기를 '플라세보'로 통일했다. 옮긴이들의 이전 번역서(『숫자에 속아 위험한 선택을 하는 사람들』, 『역학의 철학』)에서는 '위약'이라는 표현을 사용했다는 점도 밝혀둔다.

활용해, 고든 스미스와 질 펠은 「중력 때문에 생기는 죽음과 중증 외상을 예방하기 위한 낙하산 사용: 무작위 대조시험들에 대한 체계적 고찰」[30]이라는 제목이 붙은 패러디 논문을 쓰기도 했다. 이들은 이렇게 결론을 내렸다.

> 증거기반의학에 대한 옹호자들은 (무작위 대조시험이 아닌) 관찰 자료만 사용해 의료적 개입intervention*을 평가, 수용하는 경향을 비판해왔다. 만일 증거기반의학의 가장 급진적인 주창자가 낙하산에 대한 양측 맹검법 시험, 무작위 시험, 플라세보 대조시험, 교차 시험을 조직하고 참여했다면, 우리 모두가 혜택을 받았을 것이라고 생각한다.[30]

엄밀하게 말해 이런 비판은 공정하지 않다. 극적인 효과를 지닌 치료가 반드시 무작위 시험에 의해 뒷받침될 필요는 없다는 점은 증거기반의학 운동도 늘 인정하기 때문이다.[31~34] 그러나 근래의 한 가지 예외[19]를 제외하면, 현행 위계는 이러한 역설을 무시해왔다. 여전히 무작위 시험(과 그에 대한 체계적 고찰)은 여전히 증거기반의학 위계의 정점에 우월한 범주로 구분되어 나타난다.

증거기반의학 옹호자들이 비교임상연구란 메커니즘 추론과 임상적 전문성보다 증거 능력이 더 우수하다고 보는 이유에도 문제가 있다. 증거기반의학 옹호자들은 메커니즘 추론이 일반화를 위해 중요하다는 점(10

---

* (옮긴이) Intervention은 의료 문헌에서는 많은 경우 '중재'라는 말로 번역하지만 여기서는 '개입'으로 옮겼다. 이는 환자의 상태를 개선하기 위한 의료적 조치를 가리킨다. 과학에서 실험의 역할을 강조하는 철학자 이언 해킹의 저술 *Representing and Intervening*은 『표상하기와 개입하기』로 옮겨졌다.

장)도, 전문성은 외적 증거와 결합되어야 한다는 점(11장)도 언제나 인정하지만, 비교임상연구가 메커니즘 추론이나 전문가 판단보다 더 강력한 증거를 제공한다는 관점을 정당한 이론적 논거에 의해 옹호하지는 않았다. 완고한 반대자라면, 메커니즘 추론 및 전문가 판단에서 나온 결론이 무작위 시험에서 나온 결론보다 더 믿을 만하다고 주장할 수 있다. 이런 대립에서 역설이 일어나고 만다. 증거기반의학 위계 자체가 증거기반의학에 따르면 '약한' 증거인 증거기반의학 전문가들의 의견에 의해 뒷받침되는 것으로 보이기 때문이다!

이는 증거기반의학이 여러 차원에서 설득력을 지니더라도, 집요한 분석이 필요함을 시사한다. 비판자들은 증거기반의학 방법론의 여러 측면을 공격해왔으나, 체계 전체에 대한 상세한 탐구는 거의 이루어지지 않았다. 단지 주목할 만한 두 편의 짧은 예외가 있을 뿐이다.[4, 5] 비판자들은 대부분 무작위 시험이 무작위 시험이 아닌 연구보다 바이어스의 영향을 덜 받는다는 증거기반의학의 주장에 초점을 맞추었다.[30, 35~48] 나도 물론 무작위 시험의 상대적 가치에 대해서는 논의거리가 더 많다고 믿지만, 이 논쟁은 여러 면에서 증거기반의학과는 별개의 문제를 다룬다. 증거기반의학이 태동하기 오래전부터 베이즈Bayes주의 과학철학자 및 통계학자들은 무작위배정의 상대적 가치에 대해 논쟁해왔다.[49, 50] 더 중요한 문제도 있다. 무작위 시험에 대한 증거기반의학의 입장을 이같이 비판한다고 하더라도, 증거기반의학의 중심 메시지, 즉 비교임상연구 일반은 메커니즘 추론 및 전문가 판단보다 더 나은 증거를 제공한다는 메시지는 훼손되지 않은 채 남아 있다는 문제다.

물론 몇몇 철학자들[5, 51~56]과 의료 전문가들[57~61]은 기초과학에서 나온 '메커니즘' 추론에 대해 증거기반의학이 취하는 입장을 다룬 바 있다. 이들은 무작위 시험의 결과를 일반화하는 데 메커니즘 추론이 중요하다는 주장을 비판의 초점으로 삼았으나, 증거기반의학 운동은 처음부터 그러한 관점을 수용했다.[12, 32~34] 어떤 치료가 연구 대상 인구study population 집단에게 일으킬 평균적 임상 효과(이를 효능efficacy이라고 한다)를 입증하고자 할 때 비교임상연구보다 메커니즘 추론이 열등하다는 증거기반의학의 관점은 완전히 무시되었다.

마찬가지로, 몇몇 저자들은 전문가 판단에 대한 증거기반의학의 입장이 지닌 여러 가능한 문제들을 지적한 바 있고,[62~64] 또한 증거기반의학 옹호자들 역시 임상적 전문성을 포함하는 모형을 제안한 바 있음에도,[65] 전문가 판단에 대한 증거기반의학의 입장을 꾸준히 검토한 연구는 없었다. 실제로 1970년대 후반 이래 전문가 판단에 대한 비판적 분석은 거의 착수된 바 없었다.[66]

2. 이 책의 범위

증거기반의학은 주목하지 않을 수 없는 많은 쟁점들을 불러일으키며, 이들은 증거기반의학의 증거 이론이 수용될 수 있는지 여부와 밀접하게 연관되어 있다. 증거기반의학의 실질적 실현 가능성 및 활용도,[64~67] 특수 이익단체에 의해 증거기반의학 방법론이 그릇되게 쓰일 가능성,[64~67] 대체의학과 증거기반의학의 관계,[68~70] 증거기반의학의 윤리적 함축,[1, 46, 71~74] 증거기반의학을 사회과학 및 공공정책에 적용할 수 있는지 여부,[52, 72, 75] 증거기반의학은 어떻게 실행될 수 있는지,[76~77] 증거기반의학의 다양한 사회적·역사적 측면[78~81] 등이 주요 쟁점이다.

이 책은 이들 쟁점을 다양한 방식으로 건드리지만, 나는 증거기반의학 방법론을 따로 떼어 분석해야 한다고 생각한다. 여기에는 두 가지 이유가 있다. 첫째, 이 책 전반에 걸쳐 확인할 수 있듯이, 다른 많은 문제들도 결국에는 엄격한 방법론이 무엇이냐는 쟁점에 의존하고 있다.[47, 74, 82] 예를 들어 증거기반의학과 연구 윤리 사이의 관계에 대해 생각해보라. 어떤 이는 실험 대상 치료가 이미 효과적임을 이미 '알고' 있을 때조차 무작위 시험을 권고한다는 이유로 증거기반의학 운동을 비난하기도 한다(4, 7, 8, 11장을 보라).[46, 47, 83] 하지만 우리가 어떤 치료법이 '효과가 있다'는 것을 이미 알고 있는지 여부는 대개 우리 손에 충분한 증거가 있는지 여부에 달려 있다. 또한, 이는 다시 충분한 증거가 무엇인지에 대한 우리의 이론에 의존한다. 결국 윤리적 기초에서 증거기반의학을 공박하려는 시도는 증거기반의학의 증거 철학을 공박하려는 시도에 의존한다. 마찬가지로, 증거기반의학과 대체의학 사이의 관계 역시 대체 무엇을 적법한 '플라세보' 대조라고 볼 수 있는지에 의존한다(7장을 보라).

다른 논쟁 가운데 일부는 증거기반의학 철학과는 전적으로 독립적이다. 예를 들어, 증거기반의학에 대한 흔한 비판으로 증거기반의학은 특수 이익단체에 의해 납치되어 이용당하고 있다는 비판을 볼 수 있다. 무작위 시험은 상당히 비싸기 때문에, 잠재적으로 이윤이 될 만한 (즉 특허를 얻을 만한) 치료법이 애당초 탐구될 개연성이 크다.[84] 이 요소는 중요하며, 수행될 연구의 성격과 품질에 영향을 끼친다(12장을 보라). 만일 증거기반의학 운동이 최상의 증거를 생산하고 이를 통해 환자의 건강을 향상시키려 하는 목표를 정말로 진지하게 받아들인다면, 그 옹호자들은 증거를 만들고 전파하는 데 결부된 강력한 힘forces에 좀 더 적극적으로 참여해야 한다. 동시에, 특수 이익단체는 어떤 방법론에 대해서든, 즉 증거기반의학에 대해서든 증거기반의학이 아닌 의학에 대해서든 그에 영향력을 끼치려 할 것이다. 논의를 위해, 어떤 개입이 추정상의 효력을 지녔는지를 판정하는 데 손금 보기 전문가가 난공불락의 권위를 가졌다는 견해를 지지하면서도 증거기반의학의 철학은 강하게 거부하는 입장을 상상해보자. 특수 이익단체는 아마도 손금 전문가에게 영향을 끼치려 할 것이며, 이것이 여러 번의 대규모 무작위 시험을 수행하는 것보다 훨씬 저렴할 것이다. 간단히 말해, 특수 이익단체가 의료 연구를 부패시키는 문제는 실질적이지만 방법론과는 독립적이다. 이런 부패를 일으키는 사회학적 힘에 대해 말하고 난 다음에도, 대체 어떤 방법이 어떤 치료의 임상적 효과를 탐지하는 믿을 만한 방법인지를 판정하는 본질적인 과제는 여전히 남아 있을 것이다.

물론, 증거기반의학이 특정한 이해관계에 의해 특히 이용당하기 쉽다고 주장하는 사람이 있을지도 모른다. 예를 들어, 증거기반의학 방법론은 임상 전문의의 절대적 권위를 주장하는 방법론이기보다 임상 의사들이 책임 있는 치료를 하기 위한 장치로서 더욱 쉽게 사용될 수 있다는 것은 의심할 나위 없이 참이다. 동시에, 만일 증거기반의학 방법론이 치료의 효과를 탐지하는 데 더 믿을 만하며, 그래서 더 많은 목숨을 구할 수 있다면, 이 방법의 이름을 앞세운 의료 전문가에 대한 통제가 사회적으로 수용될지도 모른다. 누구도 항공기 조종사가 수많은 규칙과 규정을 지켜 책임 있게 운항해야 한다는 데 불만을 가지지 않는다. 우리는 이런 규칙들이 생명을 구한다고 믿기 때문이다.

3. 증거기반의학의 주장을 어떻게 검사할 것인가?

앞서 보았듯이 증거기반의학의 증거 철학은 세 가지 중심 주장으로 요약되며, 각 주장은 서로 다른 방법으로 검토될 필요가 있다. 각 방법에 관해서는 관련된 장들에게 따로 개괄할 것이다. 요약하자면, 먼저 무작위 시험이 관찰 연구보다 더 우월한 증거를 제공한다는 증거기반의학의 주장을 평가하기 위해, 좋은 증거는 교란요인을 배제한다는 일반 규칙에 호소할 것이다. 그다음, 비교임상연구가 메커니즘 추론이나 전문가 판단보다 일반적으로 증거 능력이 우월하다는 증거기반의학의 주장을 평가하기 위해, 나는 메커니즘 추론과 전문가 판단이 지닌 상대적인 강점과 약점에 대한 경험적* 증거 및 분석에 호소할 것이다. 증거기반의학 운동이 마지 못해 인정한 바와 달리, 메커니즘 추론 및 전문가 판단의 증거력에 대한 증거기반의학의 입장은 강력하게 정당화될 수 있다.

물론 이 책 전체를 관통하는 한 가지 특별한 방법론은 분명 있다. 나는 모든 문제가 명료하게 진술되어야 한다고 주장할 것이다. 이를 염두에 두고, I부의 나머지 부분에서 나는 증거기반의학이란 대체 무엇인지, 또한 어떤 치료법이 임상적인 의미에서 '효과가 있다'는 말이 대체 무슨 뜻인지를 명료하게 만드는 데 주력할 것이다. 비판적 문헌에서 보이는 많

---

* (옮긴이) 철학자들이 경험적empirical이라고 말할 때, 이는 그런 평가를 받는 대상이 어떤 논리적 체계나 어휘의 의미에 근거한, 다시 말해 언어적·개념적인 분석을 통해 얻을 수 있는 내용이 아니라 이런 개념 체계 외부의 실재 세계에 대한 조사를 통해 얻을 수 있는 내용을 가지고 있다는 점을 나타내기 위해 사용된다. 특히 이 책에서 '경험적 증거'라는 표현은 무작위 시험이나 관찰 연구의 설계 개념, 또는 메커니즘 추론이나 전문가 판단을 그렇게 만드는 본질적 조건과 무관하게, 실제 그에 따라 수행된 연구나 주장의 결과 또는 그에 대한 체계적 고찰 결과를 지시할 수 있다.

은 혼동들은 증거기반의학의 본성, 그리고 치료가 효과적이라는 주장의 본성을 이해하지 못한 데서 생겨났다.

4. 이 책의 구조

이 책은 네 부분으로 나뉜다. I부의 나머지 두 장에서는 대체 무엇이 증거기반의학인지(2장), 어떤 치료가 '효과가 있다'는 주장은 어떻게 이해해야 하는지(3장)를 탐구한다.

II부에서는 관찰 연구보다는 무작위 시험이 더 강한 증거를 제공한다는 증거기반의학의 주장을 분석하고, 우리가 지닌 가장 효과적인 치료법이 오직 '낮은 층위'의 비교임상연구에 의해 뒷받침될 뿐이라는 역설을 해소한다. 비교임상연구의 상대적 강점을 평가하는 방법을 옹호한 다음(4장), 나는 무작위 시험에 대한 증거기반의학의 입장이 약간의 수정을 거치면 유지될 만하다고 주장할 것이다(5장). 수정의 핵심은 범주 간 위계 관계를 비교임상연구를 통해 그럴듯한 교란변수들의 결합 효과보다 효과 크기가 더 커야 한다는 요구사항으로 대체하는 데 있다. 다음 세 장에서는 양측 맹검법 검사(6장)와 '플라세보' 대조시험(7, 8장)이 무작위 시험의 품질을 올려준다는 주장을 평가할 것이다.

이어서 III부에서는 내용을 개관한 다음(9장), 메커니즘 추론(10장)과 전문가 판단(11장)에 대한 증거기반의학의 입장을 검토할 것이다. 나는 메커니즘 추론이 많은 경우 인지되지 않은 문제들에 둘러싸여 있기는 하지만, 그것은 증거로, 아마도 비교임상연구에서 나온 증거와 나란히 수용되어야 한다고 주장할 것이다. 반면 나는 전문가 판단은 증거로서 신빙성이 없다는 증거기반의학의 관점을 옹호할 것이다(11장). 그렇지만 전문가들은 증거기반의학 문헌과 실무에서 더욱 강조될 필요가 있는 여러 다른 중요한 역할을 수행한다고 지적할 것이다.

결론(12장)에서 나는 논의를 요약한 다음, 증거기반의학이 가까운 미래에 마주하게 될 두 가지 유형의 방법론적 난점을 지적할 것이다.

이 책의 일관된 주제 중 하나는 윤리학과 인식론의 융합*이다. 만일 우리가 관찰 연구(5장)나 메커니즘 연구(9장)를 통해 충분한 증거를 이미 확보했다면, 또는 체계적 고찰을 수행했더라면 충분한 증거를 확보할 수 있었던 경우라면(2장), 무작위 시험은 비윤리적이다. 마찬가지로 '플라세보' 대조 대 '활성' 대조 사이의 논쟁(7장) 역시 시험 결과를 승인할 때 중요한 윤리적 함축을 지니며, 전문가 판단을 증거로 사용하는 것(전문가 판단은 다른 많은 역할을 수행하기 위해 필요하다) 역시 그것이 해롭다고 밝혀질 경우 비윤리적이다(10장).

마지막에 이르면, 독자 여러분들은 증거기반의학 방법론을 지지하기 위해 제시된 증거를 평가하고, '증거기반의학의 증거 철학을 뒷받침하는 증거는 무엇인가?'라는 질문에도 답할 수 있게 될 것이다.

---

* (옮긴이) 윤리학은 올바른 삶과 실천이 무엇인지를 묻고, 인식론은 무엇을 알 수 있는지를 묻는 철학의 분야이다. 두 분야는 통상 서로 다른 영역을 다루기 때문에 서로 무관한 경우가 많다. 그런데 증거기반의학은 우리가 의료를 잘하기 위해 획득해야 할 지식에 대해 말하면서 동시에 추구해야 할 가치가 무엇인지에 대해서도 말하고 있다. 서로 무관할 수 있는 철학의 두 분야가 증거기반의학에 대한 반성 속에서 밀접하게 연관되는 이유이다.

2장
증거기반의학이란 무엇인가?

대조군 연구에서 어떤 치료법이 거의 쓸모없다는 결과가 나왔더라도, 당신이 그 치료를 열렬하게 믿을 수만 있다면, 당신은 훨씬 나은 결과를 얻을 것이고 당신의 환자도 훨씬 나아질 것이며 당신의 수입도 훨씬 나아질 것이다. 내가 보기에, 이것은 우리 직종의 전문가들 가운데 유능하지 않으면서도 무엇이든 곧잘 믿는 사람들이 이루어낸 눈부신 성공을 설명해주며, 상류층의 성공적인 의사들이 버릇처럼 보여주는 통계와 대조시험에 대한 격심한 반감도 설명해준다.

— R. 애셔[85]

의학의 역사는 임상적 직감을 기반으로 하여 효과적이라고 널리 간주되었지만 실상은 효과가 없거나, 심지어 해롭다고 밝혀진 치료의 형태가 매우 많다는 점을 보여준다.

— A. B. 힐, I. D. 힐[2]

1. 새로운 패러다임*을 자처하는 증거기반의학

증거기반의학을 광범위하게 알린 논문의 제목은 「증거기반의학 — 임상 진료를 교육하는 새로운 접근법」[12](저자 강조)이다. 이 논문은 다음과 같은 첫 문장으로 시작한다. "임상 진료의 새로운 패러다임이 등장하고 있다."[12]

증거기반의학은 정말로 새로운가? 이는 역사적 질문이다.[6, 8, 9, 86] 이

---

* (옮긴이) 토머스 쿤은 『과학혁명의 구조』에서 과학사는 세계에 대한 참된 기술을 내놓는 방향을 향해 단선적으로 성장해오지 않았으며, 때로 패러다임의 변화를, 즉 과학혁명을 겪었다고 주장했다. 패러다임 변화 또는 과학혁명이란 근본적으로 다른 가정을 사용하여 세계를 다시 기술하는 과정을 의미하며, 따라서 양측은 서로 연속적인 발전을 한 것이라고 볼 수 없을 정도로 다른 이론 체계를 이루게 된다. 패러다임 양편의 과학은 서로 공약불가능incommensurable하다.

책은 증거기반의학 운동의 배경을 몇 가지 제시하는 한편 초창기 증거기반의학 옹호자들이 등장하는 흥미로운 일화를 몇 가지 제시할 것이지만, 증거기반의학 운동의 기원과 발생에 대한 종합적인 역사적 분석은 우리 논의의 범위를 넘는다(증거기반의학의 역사적 기원에 대한 훌륭한 검토를 보려면 트뢸러[87]를 참고하라). 마찬가지로, 증거기반의학이 쿤이 말한 의미에서 진정으로 새로운 패러다임인지를 따지려면 쿤적 패러다임이 의학에서의 방법론적 혁신에 적용될 수 있는지를 먼저 분석해야 할 것이다.[88, 89] 이 쟁점 또한 우리의 논의와는 거리가 멀다. 게다가 이들 두 질문 모두는, 즉 증거기반의학이 새로운지 그리고 증거기반의학이 새로운 쿤적 패러다임인지 여부는 모두 증거기반의학이 실제로 무엇인지 파악한 다음에야 답할 수 있다. 증거기반의학 운동의 정의가 진화해왔기 때문에 이것은 단순하지 않은 과제다.[90~93]

이 간략한 장에서 나는 증거기반의학에 대한 규정이 진화해왔음에도 비교임상연구가 (특히 무작위 시험과 그에 대한 체계적 고찰이) 메커니즘 추론 및 임상 전문가 판단에 비해 치료의 효과를 입증하는 더 강력한 증거를 제공한다는 증거기반의학의 관점은 여전히 변화하지 않은 채 남아 있다고 주장하려 한다.

나는 증거기반의학 운동이 태어나는 데 기여한 요인을 간략히 소묘하면서 논의를 시작할 것이다. 이어서 증거기반의학의 정의가 진화해온 과정을 회고한 다음, 무엇을 좋은 **증거**로 간주해야 하는지에 대한 견해의 근본은 변화하지 않았다고 주장할 것이다. 이번 장에서는 '좋은' 증거에 대한 증거기반의학의 정의를 평가하고 결정하는 일은 다음 과제로 남겨두기로 한다. 이제 증거기반의학의 증거 체계가 무엇인지 해석하는 데 초점을 맞춰보자.

2. 증거기반의학의 탄생 배경: 간략한 소묘

1885년에서 1985년까지 100년 동안 의학은 놀라울 만큼 진보했다. 광견병 백신의 극적인 발견은 광견의 공포를 끝낼 수 있었으며, 페니실린과 스트렙토마이신streptomycin의 발견은 감염병이 곧 모두 뿌리 뽑힐 것이라는 의미로 해석되었고, 소아암 완치는 모든 암종이 곧 사라질 것을 약속하는 징조였다. 한편 개흉 심장 수술, 엉덩관절 치환술, 콩팥 이식 등은 이미 사용된 부위를 대체함으로써 우리의 수명을 극적으로 늘릴 수 있으며, 시험관 수정은 불임으로 인한 불행을 종식시킬 수 있다는 점을 보여주었다.[94] 건강과 질병의 배후에 깔린 기저 메커니즘에 대한 이해 증진은 이러한 많은 발견을 가능하게 했다. 예를 들어 질병에 대한 세균설이 없었다면 광견병 백신이라는 생각은 불가능했을 것이며, 면역 체계에 대한 이해가 없었다면 콩팥 이식은 불가능했을 것이다. 질병의 기저 메커니즘을 탐구하는 방법은 원활하게 작동하는 듯했다. 1885년부터 한 세기 동안 미국과 유럽의 영아사망률은 1,000명당 140명에서 5명으로 감소했으며, 평균수명 역시 50세 이하에서 거의 80세 수준으로 증가했다. 20세기 중반에는, 의학이 급격한 속도로 진보를 계속할 것이며 이 덕분에 인간이 겪는 대부분의 고통이 곧 소멸될 것이라고 생각해도 불합리하지 않을 정도였다. 실제로 1949년 논문에서 홀더Horder 경은 "의학이여, 어디로 가는가?" 하고 묻고는 이렇게 답한다. "곧장 전진하지 않는다면 어디겠는가."[95]

하지만 결국엔 현실이 끼어들었다. 감염병은 당초 예상했던 것보다 훨씬 저항력이 강했고, 많은 암종은 대단히 위협적인 적수로 드러났다. 비만, 당뇨, 심혈관 질환 등은 전통적으로 감염병이 차지하고 있던 주된 사망원인의 지위를 대체하기 시작했다. 탈리도마이드thalidomide(임산부 입덧 치료제로 사용되었으나 신생아의 팔다리 결손 등의 부작용을 낳음) 약화 사고로 인해 의학에 대한 대중의 신뢰가 땅에 떨어진 사건은 상황을 더욱 악화시켰다. 한편, 토머스 매큐언Thomas McKeown은 수명 증가와 영아사망률의 감소가 의학적 처치보다는 경제적 상황의 개선에서 기인한 부분이 더 크다고 강하게 주장했다.[96] 이반 일리치Ivan Illich는 의학이 이득보다 위해를 더 많이 가져왔다고 주장했는데,[97] 이는 현실과 동떨어진 생각이었다.

한 가지 사실은 확실하다. 의료비는 매년 지속적으로 상승하고 있으나, 평균수명과 영아사망률을 통해 측정된 의료 증진 효과는 정체된 상태다. 이런 상황에 대응하여, 사려 깊은 많은 임상의들은 자신들이 처방하는 치료법의 가치에 대해 묻기 시작했다. 그들의 매혹적인 이야기를 듣기 위해서는 인기 있는 몇몇 자서전을 들추어볼 필요가 있다(이에 대한 뛰어난 개괄서로 달리Jeanne Daly의 책[78]이 있다). 나는 여기서 일화 세 개를 제시하는 것으로 만족할 생각이다. 코크란Cochrane 연합*의 설립자인 이언 차머스 경은 이런 이야기를 자주 들려주곤 했다.

30년 전, 가자 지구의 팔레스타인 사람들이 살던 한 난민촌에서 일하던 2년 동안, 나는 홍역이 얼마나 치명적인 질병인지 처음 깨달았다. 우리는 WHO 관계자의 감독하에 예방접종 프로그램을 시행했지만, 홍역은 난민촌

* (옮긴이) 의료 분야 정보를 다루는 국제 기관으로, 1993년에 설립되어 120여 개 국가에 지부를 두고 활동 중이다. 의료 분야 연구의 체계적 고찰을 담은 코크란 리뷰를 발표·보급하여 이를 통해 의료인, 정책 담당자, 환자와 보호자가 올바른 의사 결정을 하는 데 도움을 주는 것을 중요한 임무로 하고 있다.

의 어린이들에게 만연했다. 이들 가운데 다수가 영양 결핍 상태에서 다른 건강상의 문제에 시달리고 있었고, 합병증 역시 흔했다.

1960년대 초에는 세균 중복감염bacterial superinfection이 있다는 명백한 증거가 없는 한 바이러스 감염 환자에게 항생제를 처방하지 않았다. 당시 의대에서 나도 [메커니즘 추론을 기반으로 한] 그러한 생각을 주입받았다. 그래서 홍역 초기증세로 내게 찾아온 어린아이들에게 중복감염의 증거는 없다고 확신한 경우, 나는 공급량이 제한된 항생제를 아껴두었다. … 괴로운 이야기이지만, 나를 만나고 간 어린이 환자들은 며칠 뒤 죽고 말았다.

팔레스타인 출신 동료 의사도 매우 비슷한 부류의 홍역 환자들을 진찰했지만 그의 진료 결과는 나와 달랐다. 난민촌에서의 첫 해가 끝나가던 때에, 그는 자신이 홍역에 걸린 아이들에게 예방적으로 항생제를 처방했으며 자신의 경험에 따르면 이곳의 취약한 아이들에게는 급격한 세균 중복감염이 매우 흔하다는 점을 조심스레 지적해주었다. 진료 방식을 바꾸기로 마음먹고 의대에서 절대 하지 말라고 알려준 바로 그 일을 하면서, 나는 어린이 환자들의 사망률이 감소하고 있다는 직감이 들었다. 이런 임상적 직감 덕분에 나는 정신이 번쩍 들었다. 나는 의대에서 배웠던 것들이 적어도 내가 일하는 상황에서는 크게 잘못된 것은 아닌지 의심하게 되었고, 권위에 따른 처방과 믿을 만한 경험적 증거에 의해 뒷받침되지 않는 처방에 대해 불치의 '의심병'이 생기고 말았다.[98]

한편, 임상역학과 증거기반의학에 대한 많은 수의 교과서에 참여한 데이브 새킷은 선배 의사들의 지혜에 의문을 제기하면서 1950년대 의대생 시절부터 나쁜 평판을 얻게 되었다.

내가 대학 병원에서 학생으로서의 마지막 해를 보내고 있을 때, '감염성 간염'(지금은 A형 간염이라고 부른다)을 앓던 10대 환자 한 명의 진료를 맡게 되었다. 그는 심한 병감severe malaise과 더불어 간이 커지고 약해졌으며 빌리루빈bilirubin(헤모글로빈에서 만들어지는 담즙 구성성분의 하나) 대사도 어려워 심각한 황달 증상까지 보이고 있었다. 나는 내 동료 의사들이 부러울 지경이었다. 하지만 며칠 동안 온전히 휴식을 취하자 이 환자의 정신과 에너지는 회복되었고, 그는 일어나서 좀 돌아다녀도 되느냐고 내게 물었다. 1950년대에는, 이런 환자들이 영구적인 간 손상이 생기지 않으려면 커진 간이 다시 돌아오고 빌리루빈과 효소 수치가 보통 상태로 돌아올 때까지 병상에 누워 요양해야 한다는 점을 모두가 '알고' 있었다. 그리고 일어나 돌아다녀서 효소 수치가 다시 오르게 되면 병상으로 돌아와야 했다. 환자들의 성미를 망쳐놓았을 뿐만 아니라 임상의들의 태도 또한 부정적으로 만들어갔고, 결국 상황을 악화시키고 말았다. 임상 의사들은 환자들을 돌보는 데 관련된 자료들을 읽었을 것이라고 나는 생각했다. 내 환자를 침대에서 일어나게 하면 어째서 그가 병이 악화되는지 나는 이해하고 싶었다. 몇몇 교과서들을 샅샅이 살펴보았지만 별 도움이 되지 않았고, 나는 저널을 찾아보는 것으로 방향을 바꾸었다. 당시에는 펍메드PubMed*가 등장하기 수십 년 전이었고, 국립의학도서관은 아직 '의학 문헌의 현행 목록'에서 육군병원 도서관을 지원해주지도 않고 있었다. 그럼에도 나는 《임상 탐구 저널Journal of Clinical Investigation》(당시에는 정말로 임상 학술지였다)에서 인용된 다음

---

* (옮긴이) 미국 국립보건원 산하 미국 국립의학도서관의 정보 검색 시스템의 하나로, 생명과학과 생의학 분야의 논문 서지 정보 데이터베이스에 접근할 수 있는 검색 엔진이다. 1997년 이전까지는 의학도서관에서만 접속 가능했지만, 이후 인터넷 접속을 통해 대중에게 무료로 공개됐다.

문헌을 찾을 수 있었다. 「급성 감염성 간염에 대한 치료. 식사, 휴식, 신체 재조절physical reconditioning 등이 급성 발병에 끼치는 효과와 재발 유병률과 후유증에 끼치는 효과에 대한 통제 연구」(Chalmers 등, 1955). 이 논문을 읽고 나서 내 환자에 대한 치료 계획만 바뀐 것이 아니었다. 관행적 지혜에 대한 내 태도도 변했고, 내 속에 잠들어 있던 우상타파가 모습을 드러냈으며, 동시에 내가 훗날 '임상역학'이라고 부르게 된 분야도 여기서 시작하게 되었다. … 이런 증거로 무장한 채, 나는 담당 과장을 설득할 수 있었다. 나는 환자에게 사과하고 환자에게 원하는 만큼 일어나 돌아다녀도 좋다고 일러주었다. 그는 그렇게 했고, 그의 임상 과정 역시 평온해질 수 있었다. 그 이후 나의 '임상 과정'은 평온함과는 거리가 멀었다. 나는 일종의 '말썽꾼'이 되어, 치료에 대한 관행적 지혜에 의문을 제기하기도 하고, 특히 내가 내 환자를 치료하는 방식에 관해 특수 분과의 전문의들이 (내 생각에) 거들먹거릴 때면 성을 내기도 했다. 산과에서 일할 때, 나는 중증 전자간증preeclampsia 환자의 호흡이 분당 12회 이하로 떨어지기까지 정맥에 모르핀을 주사하는 이유가 무엇인지 물었다. 한번은 내 환자의 이완기 혈압이 125mmHg에 도달했는데도 "그것이 두뇌 관류에 본질적이기 때문에" 무시해야 한다는 자문의사의 조언에 나는 문제를 제기했고, 덕분에 병원에서 나쁜 평판을 얻었다. 또 나는 어떤 소아청소년과 교수가 인간 염색체의 수를 잘못 말했다고 지적하여(그는 46개가 아니라 48개라고 말했다) 그를 불쾌하게 만든 일도 있었다. 에드 프리스(그는 이완기 혈압을 무시해야 하느냐는 질문에 답했던 사람이다)와 더불어, 톰 차머스와 아치 코크란은 내 역할 모형이 되었다. 내가 간염 환자를 퇴원시킨 지 10년이 지나, 몇몇 책에서 배운 지식으로 무장하고 또한 유능한 동료들의 도움을 받아, 나는 내 수동적 회의주의를 적극적인 탐구로 전환함으로써 그러한 스승들을 따라가기 시작했다. 내가 던졌던 물음은 다음과 같은 것들이었다. 왜 당신은 최초 접촉 1차 진료를 하기 위해 의사가 되어야 하는가(Sackett 등, 1974)? 고혈압 환자에게 그 병의 모든 것을 말해주면 그들이 약을 더 잘 복용할 것이라는 '전문가'들의 주장은 옳은가(Sackett 등, 1975)? 대동맥 - 관상동맥 우회술이 허혈성 심장질환에 좋다는 이유만으로, 두개골 내 - 외 동맥우회술이 허혈성 두뇌질환에 좋다는 주장을 받아들여야 하는가(EC/IC Bypass Study Group, 1985)? 톰 차머스와 동료들의 논문이 출판된 당시, 무작위 시험에 대한 결과 보고는 347개밖에 되지 않았다. 반세기 지난 현재, 무작위 시험에 대한 결과 보고는 매년 5만 건 정도이며, 그 누적 숫자는 50만 건을 넘은 상태다. 나는 이런 발전에 기여했다는 점에, 그리고 이 발전을 추동한 내 회의주의에, 또 그 결과로서 더 나은 정보에 기초한 치료 결정과 선택이 가능해졌다는 데 자부심을 느낀다.[99]

'증거기반의학'이라는 이름이 붙게 된 일화도 흥미진진하다. 임상 판단이 '최선의' 증거에 기반을 둬야 한다고 요구해온 임상 의사들의 수는 캐나다 온타리오 주에 있는 해밀턴 시의 맥마스터 대학에서 임계점에 도달했다. 맥마스터 대학에 모인 사람들은 의학에 대한 자신들의 새로운 접근법을 묘사하기 위해 '임상역학'[100, 101]과 '비판적 평가'라는 용어를 사용하기 시작했다. 이들 집단의 구성원 중에는 데이브 새킷Dave Sackett, 고든 기얏Gordon Guyatt, 브라이언 헤인스Brian Haynes, 피터 터그웰Peter Tugwell 등이 있다. 1990년, 기얏은 맥마스터의 내과 수련 과장을 맡아, 의료에 대한 혁신적 접근을 정당화하고 예비 의대생들에게 이를 홍보하는 등의 과제를 담당했다. 1990년 봄, 기얏은 의대 교육과정의 개혁안을 발표했다. 많은 구성원들은 그에게 동조하지 않았다. 기얏은 처음에는 새로운 접근법을 '과학적 의학'이라고 기술하자고 제안했다. 이런 이름은 명백히 꽤 공격적인 것이었는데, 기존 의료가 '비과학적'이라는 함축을 지니고 있기 때문이다. 맥마스터의 철학에 이름을 붙이려는 기얏의 두 번째 시도는 '증거기반의학'이었고, 결국 사람들의 마음을 얻게 되었다. 이 용어는 1990년 가을의 신입생이나 예비 의대생을 위한 책자에 최초로 등장했다. 바로 그 구절은 다음과 같다.

전공의들은 자신이 환자를 다룰 때 늘 사용하는 진단, 치료, 예측 기술을 적용하는 데 대해 계몽된 회의주의적 태도를 개발하도록 배운다. 이런 접근법은 이른바 '증거기반의학'이라고 불리는 접근법이다. … 그 목적은, 어떤 의사들의 진료가 기반을 두고 있는 증거를 인지하고, 증거의 건전성 및 증거가 허용하는 추론의 힘에 대해서 검토하는 데 있다. 채택된 전략을 실행하기 위해서는 관련된 질문들에 대해 분명히 묘사해야 하고, 그 질문과 연관된 문헌을 철저히 검색해야 하며, 증거를 비판적으로 평가해 임상 상황에 적용 가능한지 살펴야 하며, 결론을 임상 문제에 균형 잡힌 형태로 적용해야 한다.[102]

3. 최초의 증거기반의학 정의

처음에 증거기반의학은 다음과 같이 정의되었다.

증거기반의학은 직관, 체계적이지 않은 임상 경험, 병태생리학적 추론은 임상적 의사결정을 내리는 데 충분하지 않은 증거라고 평가하며, 또한 임상

연구에서 나온 증거를 체계적으로 고찰해야 한다고 강조한다.[12]

'임상 경험', '병태생리학적 추론', '임상연구' 등에 관해서는 나중에 상세히 논의할 것이지만, 약간의 설명은 여기서 미리 제시하겠다.

증거기반의학 옹호자들은 사용 가능한 경험적 증거에 명시적으로 기반을 두지 않는 전문가 견해를 '임상 경험'이라고 부른다. 이것이 놀라워 보일지도 모를 일이지만, 증거기반의학 이전의 방법들은 어떤 치료법을 추천할 때 그 치료법의 효과에 관한 증거들을 고려해야 한다고 요구하지 않는 경우가 많았다. 예를 들어, 미 국립보건원의 1990년 보고서는 '전문가 합의' 방법에 찬사를 보냈다.

> 아마도 집단 결정법은 많은 나라에서 의료 기술들을 평가하는 데 가장 널리 사용되고 있는 수단일 것이다. 합의를 도출하기 위한 회의는, 어떤 의료 기술의 여러 특성들을 검토하고 평가할 때, 예를 들어 안전성, 효과, 효율성 등을 평가할 때 사용할 수 있는 비교적 저렴하고 신속한 방식이다.[103]

미국 이외에도 캐나다,[104] 덴마크,[105] 핀란드,[106] 네덜란드,[107] 노르웨이,[108] 스웨덴,[109] 영국[110]의 공식적인 대표적 의료 기구들이 이 보고서를 지지한 바 있다.

물론, 합의 패널로 참여한 전문가들은 사용 가능한 증거를 검토했어야 했다. 하지만 합의문과 최선의 사용 가능한 증거 사이의 연결은 엉터리인 경우가 많았다. 예를 들어 앤트먼 등[111]은 심장병에 대한 치료 방법을 추천한 (전문가가 쓴) 교과서조차,

… 효과적인 예방책을 추천하면서 중요한 진보를 언급하지 않거나 심각한 지체를 보여주는 경우도 많았다. 어떤 경우에는, 사망률에 어떠한 영향도 미치지 않거나 잠재적으로 해로울 수도 있을 치료법이 여러 임상 전문가에 의해 계속해서 추천되기도 했다.

증거기반의학 옹호자들이 말하는 '병태생리적 추론'(또는 '메커니즘 추론')이란 건강 및 질병의 기저 병태생리학 또는 생리학적 메커니즘에서 출발하여 어떤 치료법의 효과에 대한 결론에 도달하는 추론을 뜻한다. 예를 들어, 항부정맥제가 사망률을 감소시킨다는 믿음은 사망의 원인과 항부정맥 약물의 작용 메커니즘과 관련된 (추정상) 사실에 의존한다.

메커니즘 추론과는 달리, '임상연구'(나는 '비교임상연구'라는 말을 쓰고자 한다)는 개입이 어떻게 결과를 산출하는지에 직접 의존하지 않으며, 그 대신 통제군에서 산출된 추정상 결과와 비교해 실험군의 추정상 결과를 직접 관찰하고자 한다. 비교임상연구의 유명한 사례로, 1987년 시작된 심장부정맥억제시험Cardiac Arrhythmia Suppression Trial, CAST이 있다. 이 시험은 항부정맥 약물이 심근경색증으로 고통받는 환자들의 사망률을 줄일 수 있는지 확인하기 위해 설계되었다. 이 연구에서 27개 임상 센터는 1,455명의 환자에게는 엔케나이드encainide, 플레케나이드flecainide 또는 플라세보를 주고, 272명의 환자들에게는 모리시진moricizine이나 플라세보를 투여함으로서 무작위 시험을 시행했다. 1989년 봄, 이 연구 가운데 엔케나이드나 플레케나이드를 사용한 시험은 중단되었는데, 이는 시험군에서 더 많은 사망자가 생겼기 때문이다. 이 시험군에서, 10개월 투약 기간 동안 엔케나이드나 플레케나이드를 지급받은 730명의 환자 가운데 33명(4.5%)이 사망했으나, 같은 기간 플라세보를 지급받은 환자 725명 가운데 9명(1.2%)만이 부정맥 및 치명적이지 않은 심장정지로 사망했다.[112] 시험약은 또한 총사망률도 높았다(치료군에서 56/770 = 7.7%, 플라세보군에서 22/720 = 3.0%였다). 그와 비슷한 부정적 결과가 모리시진에서도 곧 발견되었다.[113]

그러나 증거기반의학 옹호자들은 모든 비교임상연구를 동등하게 평가하지 않는다. 이들은 무작위 시험이야말로 치료 효과에 대한 최선의 증거를 제공한다고 본다.[12] 무작위 시험이 더 나은 증거를 제시한다는 관점의 출처로서, 1992년에 출간된 한 논문의 저자들은 1981년에 실린 한 논문 「임상저널 읽는 방법 V: 쓸모없거나 해롭기까지 한 치료로부터 유용한 치료를 구분하기」를 인용한다. 이 논문에는 어떤 논문이 읽을 만한 가치가 있는지 판단하려 할 때 임상 의사들에게 도움이 될 만한 주의 사항이 들어 있다. 만일 "쓸모없거나 해롭기까지 한 치료를 유용한 치료와 구분하는" 것이 독자의 의도라면, 그들은 "치료법에 대해 논의하고 있지만 무작위 시험을 다루지 않은 논문은 모두 내다 버려야 한다".[114]

정의에서 명시적으로 드러나지 않는 증거기반의학 증거 체계의 또 다른 중심이 있다. 바로, 판단을 내리기 전에 **모든** 관련된 증거를 고려해야 한다는 믿음이다. 위에서 언급된 1992년의 논문은 새로운 패러다임이 자신을 나타내는 적극적인 방식들을 묘사하면서 '체계적 고찰'(관련된 모든 증거의 종합)의 사용을 묵시적으로 지지하고 있다.

> 사용 가능한 증거를 엄격히 검토하는 교과서, 즉 임상 증거의 타당도를 체계적으로 평가할 때 사용되는 방법론적 규준 및 임상 증거들을 요약하는 데 쓰이는 계량적 기술 모두에 대해 기술하는 교과서.[12]

관련된 모든 증거를 고려해야 한다는 관점을 지지할 만한 이유는 자명하며, 그 관점은 철학자들이 말하는 '총체적 증거의 원리'*에 의해 뒷받침된다.[115] 100회의 시험 가운데 99회의 결과는 '부정적'(즉 신약이 해롭다는)이었지만 1회의 결과는 '긍정적'(즉 시험된 약이 도움이 된다는)이었다고 가정해보자. 이 하나의 긍정적 결과만을 결정적인 것으로 받아들이고 동시에 99회의 나머지 연구는 무시한다면 이는 분명 잘못이다.

코크란 연합의 로고(그림 2.1)는 관련된 모든 증거를 고려하지 못하면 생길 수 있는 심각한 문제를 시각적으로 보여준다. 이 로고 안에 있는 가로선들은 아기를 조산할 것 같았던 여성들에게 코르티코스테로이드를 사용한 단기간의 경제적인 치료과정이 이득이 있는지 검사하기 위한 일련의 시험을 나타낸다. 시험의 초점은 조산 합병증으로 인한 영아사망률이었다. 이 그림에서, 가로선이 중앙의 세로선과 교차한다면 약물의 이득이 분명하지 않다는 뜻이다. 만일 가로선 전체가 세로선 왼쪽에 존재

---

* (옮긴이) 카르납Rudolf Carnap은 총체적 증거의 원리principle of total evidence를 양적 입증 이론을 구축하기 위한 작업 속에서 제시하였다. 그에 따르면, 가설 h의 입증도를 변화시킬 수 있는 어떠한 증거든 그것은 입증도 계산을 할 때 생략되어서는 안 된다.[115] 이것이 바로 총체적 증거의 원리다. 다만 이 원리를 언급하고 있다고 해서, 하윅이 양적 입증 이론의 가능성을 지지한다고 볼 필요는 없다. 이 책에서 '총체적 증거의 원리'를 언급한 이유는 우선 증거기반의학은 개별 비교 임상시험의 결과를 평가하기 위해 체계적 고찰을 사용한다는 점에 비추어 이해할 수 있다. 체계적 고찰의 결과를 바꿀 수 있는 개별 임상연구를 무시하는 일이 벌어진 고찰 연구 r이 있다면, r의 결과는 믿을 수 없다. 그렇다면 좋은 체계적 고찰 연구이기 위해서는 총체적 증거의 원리가 말하는 것처럼 가설 h'에 대하여 현재 사용할 수 있는 모든 연구를 사용해야 할 것이다. 또한 하윅은 10장에서는 양질의 메커니즘 추론 역시 어떤 개입의 치료 효과가 대한 가설의 입증도를 변화시킬 수 있는 자격을 갖춘 것으로 간주하고 있다. 다양한 종류의 양질의 증거를 모두 감안해야만 어떤 개입의 치료 효과에 대해 제대로 평가할 수 있을 것이다. 결국 총체적 증거의 원리는 증거기반의학의 핵심 주장 가운데 하나를 포착하는 데 유용하다는 점에서 증거기반의학의 방법론을 반성하는 데 의미가 있다.

그림 2.1 코크란 연합의 로고

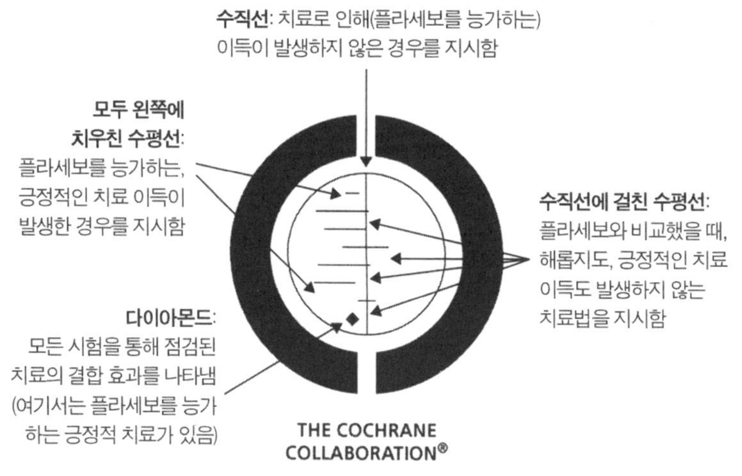

한다면, 이는 약물이 해당 시험에서 긍정적 이득을 보였음을 나타낸다. 가로선의 길이가 짧으면 결과가 더 정밀함을 나타낸다. 마름모 표시는 이 모든 연구에서 나타난 치료 효과를 합한 결합 효과를 나타낸다.

이 약물에 대한 첫 번째 시험은 1972년에 이뤄졌으나 어떠한 긍정적인 이득도 발견되지 않았다. 이후 약 20여 년간 다수의 소규모 시험이 이뤄졌지만 결과는 일관되지 않았다. 어떤 시험에서는 약한 이득이 나타났으나, 다른 시험에서는 어떠한 이득도 확인할 수 없었다. 하지만 각각의 새로운 연구를 수행하기 전에 기존 연구들에 대한 체계적 고찰을 수행했더라면, 약물이 긍정적 이득을 가진다는 결론은 1981년 즈음이면 벌써 나왔을 것이다.

1981년 이후 시행된 모든 시험은 희소한 자원의 낭비였을 뿐 아니라, 1981년에서 1995년에 이르는 동안 약물의 효과가 확실하게 알려지지 않았다는 점 때문에 수천 명의 사람이 불필요하게 사망했다.

1981년에 이미 퍼트리샤 크롤리는 스테로이드 치료의 효과성을 밝혀낸 체계적 고찰을 수행했다는 점[116] 때문에 이 사례는 더욱 충격적이다. 크롤리는 네 개의 연구가 충분히 높은 수준에 도달해 있다고 밝히고 있다.[117~120] 이들 연구를 종합한 결과, 산전 스테로이드를 투여받은 산모에게서 태어난 아이 1,000명과 플라세보를 투여받은 산모에게서 태어난 같은 수의 아이가 있었다. 스테로이드군에서는 70명이 죽었고 플라세보군에서는 130명이 죽었다. 이 차이는 통계적으로 유의미하며, 임상적으로도 관련이 있었다. 크롤리는 다음 몇 년 동안 1972~1979년간 수행된 다른 시험은 물론 그 이후에 수행된 여러 시험을 포괄하는 체계적 고찰을 상세히 최신화했다. 크롤리는 그 결과를 1989년에 발표했다.[121]

크롤리의 고찰에 전적으로 무지했던 미 국립보건원은 1984년 대규모의 시험을 수행하기 시작했다. 하지만 만일 부모들이 크롤리의 1981년 체계적 고찰을 알고 있었다면, 미 국립보건원의 무작위 시험에 (그래서 플라세보를 받을 위험에) 참여하는 데 동의하지 않았을 것이다. 불행하게도, 조산할 것 같았던 여성의 산전 스테로이드 사용률은 미 국립보건원의 조사 결과가 발표된 1995년까지 20% 상승하는 데 그쳤다. 관련된 모든 증거를 고려하지 못했기 때문에, 윤리적 연구를 수행해야 하는 의무는 비극적 희극으로 전락하고 말았다.

체계적 고찰이 중요한 또 다른 이유는 이를 통해서 작지만 중요한 효과를 탐지할 수 있다는 데 있다. 많은 개별적 시험은 약한 효과를 탐지하기에는 너무 작다. 하지만 쟁점 효과가 중요한 경우, (코크란 연합의 로고가 보여주듯) 약한 효과 역시 환자와 상당히 유관한 것일 수 있다. 대상자 수가 충분하지 않기 때문에 생기는 문제는 좀 더 큰 규모의 연구를 수행함으로써 해결할 수도 있지만, 작은 규모의 연구를 체계적으로 고찰하여 그 결과를 종합함으로써 해결할 수도 있다.

체계적 고찰의 또 다른 이득은 연구 문제에 대한 답이 이미 알려져 있을 경우 연구 수행을 피할 수 있게 해준다는 점이다. 묻고자 하는 질문에 이미 답이 되어 있는지 알기 위해서, 우리는 문헌을 체계적으로 조사할 필요가 있다.

체계적 고찰을 수행하는 방식 가운데 일부는 물론 정당한 비판을 받을 수 있다.[43] 그러나 나는 체계적 고찰을 수행할 때 부딪치는 실무적 문제에 대해서는 일단 제쳐두고, 모든 종류의 증거에 대해 (그것이 무작위 시험이든 아니면 관찰 연구, 메커니즘 추론, 심지어 전문가 판단이든 간에) 체계적 고찰은 당연히 방법론적 필수 사항이라고 간주할 것이다. 물론 이런 입장을 취하더라도 어떤 유형의 연구에 대해 체계적 고찰을 수행해야 하느냐는 질문은 남게 된다.

요약해보자. 증거기반의학 옹호자들은 처음부터 비교임상연구가, 특히 그 가운데 무작위 시험이 메커니즘 추론과 전문가 의견 및 판단보다 더 강한 증거를 제공한다고 주장했다. 실제로, 초기의 증거기반의학 증거 위계 대부분은 메커니즘 추론에 대해 어떠한 역할도 허용하지 않았으며, 전문가 판단은 대조 없는 관찰 연구보다 낮은 지위를 부여받았다.[22, 23, 123]

새로운 증거 규칙으로 무장한 증거기반의학 옹호자들은 메커니즘 추론이나 저질 비교임상연구를 기반으로 하여 수용되었던 치료들이 해롭거나(심지어 치명적일 수도 있다) 쓸모없다는 점을 양질의 비교임상연구를 통해 밝혀낸 수많은 사례를 발굴해냈다(5, 10, 11장을 보라).[124] 마찬가지로, 이언 차머스는 체계적 고찰을 수행하는 데 실패하여 치명적 결과가 벌어지고 만 사례를 여럿 찾아내기도 했다.[125] 만일 우리가 양질의 비교

임상연구에서 얻은 결과를 결정적인 것으로 받아들인다면, 결국 증거기반의학은 무수히 많은 목숨을 살려낸 셈이다.

증거기반의학 옹호자들은, 많은 생명을 구해온 방법론을 지지하는 사람들로 알려져 있음에도, 자신들이 현 상황, 즉 권위 있는 전문가들을 존중하는 한편 메커니즘 추론이 충분한 추론이라고 간주하는 상황에 대한 도전자라는 점, 그리고 자신들이 공격당하고 있다는 점을 염두에 두고 있다.

4. 증거기반의학 증거 체계에 대한 비판과 그에 대한 대응: 더욱 미묘하게, 그러나 대동소이

초창기 옹호자들은 증거기반의학이 임상적 경험과 직관, 그리고 메커니즘 추론을 무시한다는 점을 부인했다. 「증거기반의학에 대한 잘못된 이해」라는 제목이 붙은 1992년의 논문의 한 절에서, 증거기반의학 옹호자들은 다음과 같이 여러 잠재적 반대 의견을 검토하여 답한다.

- 잘못된 해석 1. 증거기반의학은 임상적 경험과 직관을 무시한다.
  수정. 오히려, 수련의들을 예외적인 의사들에게, 예를 들어 직관적 진단이나 환자 관찰, 또는 관리감독상 난해한 결단을 내리는 데 훌륭한 재능을 가진 의사들에게 노출시키는 일이 매우 중요하다. 검사되지 않은 증상과 징후라고 해서 곧바로 무시해서는 안 된다. 그런 것들도 아주 유용하다고 입증될 수도 있으며, 궁극적으로는 엄격한 검사 과정을 통해 타당하다고 입증될지도 모른다. 경험 많은 의사들이 진단할 때 사용하는 절차를 분석해 학생들에게 분명하게 보여줄 수 있다면 더욱 유익할 것이다. 마찬가지로, 넘쳐흐르는 임상 정보 속에서 최적의 진단 및 치료 단서를 체계적이고 재현 가능한 방식으로 추려낼 수 있다면 학생들이 얻을 수 있는 학습 효과는 최대화될 것이다.

- **잘못된 해석 2.** 기초 연구와 병태생리를 이해하는 일은 증거기반의학에서 어떠한 역할도 하지 않는다.
  수정. 적합한 증거가 부족할 경우, (비교임상연구를 사용할 수 없다면) 임상적 문제를 풀기 위해서는 반드시 기저 병태생리학에 의존해야만 한다. 나아가, 병태생리학에 대한 훌륭한 이해는 임상적 관찰 결과를 해석하고 증거를 적절히 해석하는 데(특히 그 일반성을 판단하는 데) 필수적이다.

이러한 수정이 증거기반의학 내에서 전문가 판단과 메커니즘 추론이 지닌 중요성을 분명하게 해준다고 할지라도, 이들은 전문가 판단 및 메커니즘 추론을 증거로 인정하는 데까지 도달하지는 않았다. 전문가는 역할 모형, 교육자, 직관적 진단 행위자로서는 중요하지만, 어떤 치료법이 효과가 있는지에 대한 증거를 제공하지는 않는다. 마찬가지로, 증거기반의학 옹호자들은 메커니즘 추론이 더 나은 증거가 존재하지 않을 때 그리고 비교임상연구의 결과를 일반화할 때 요구되지만, 의학적 치료법의 효과에 대한 일반적 주장을 내놓을 때는 그렇지 않다고 본다(10장).

최신 정의에서, 증거기반의학 옹호자들은 메커니즘 추론 및 전문가 판단을 더욱 명시적으로 언급하고 있다. 예를 들어 교과서 『증거기반의학: 증거기반의학을 어떻게 실행하고 가르칠 것인가』의 초판(1997)에서, 그리고 《영국의학저널》에 보낸 한 서한에서, 데이브 새킷 등은 증거기반의학을 다음과 같이 정의하고 있다.

> 증거기반의학이란 개별 환자를 치료하기 위한 판단을 내릴 때 현재 사용할 수 있는 최선의 증거를 성실하고 분명한 방식으로 사려 깊게 사용하는 방식이다. 증거기반의학의 실행은 개별 임상 전문성expertise과 체계적 연구에서 획득한 사용 가능한 최고의 외적인 임상적 증거를 통합함으로써 가능하다. 여기서 개별 임상 전문성이라는 말은, 개별 임상의가 임상 경험과 실무를 통해 획득할 수 있는 숙련 및 판단력을 의미한다. … 사용할 수 있는 최고의 외적 임상 증거란, 흔히 의학의 기초과학으로부터, 특히 환자 중심의 임상연구로부터 출발하여, 진단 연구(여기에는 임상 검사가 포함된다)의 정밀성과 정확성, 예후prognostic를 보여주는 표지의 힘, 치료/재활/예방적 프로그램의 효능efficacy 및 안전성으로 향하는, 임상과 관련된 연구결과를 의미한다.[32, 92]

증거기반의학에 대해 이러한 두 번째 정의를 내놓은 저자들은, 표면적으로는 임상 전문성과 '기초과학'에서 획득한 증거의 역할을 용인하고 있는 것처럼 보인다. 하지만 더 앞선 시기에 기술되었던 위계를 통해 표현된 바 있는, 증거 강도에 대한 관점이 변하지 않았다는 점 또한 상당히 명백하다. 예를 들어 임상 전문성은 증거기반의학을 실행하는 데 중요한 것이 사실이지만, 증거기반의학 옹호자들에 따르면 전문성(또는 전문가 판단이나 경험)은 치료가 효과적임을 보여주는 증거로서는 어떤 역할도 하지 않는다.

마찬가지로, 이 새로운 정의는 비록 최고의 외적인 증거가 '흔히' 의학의 기초과학에서 유래한다고 말하고 있으나, 기초과학에게 치료가 작동하는지를 판단할 증거로서의 역할은 전혀 허용하지 않는다. 반면 이들은 메커니즘이 무작위 시험의 결과를 일반화하는 작업을 포함한 여러 다른 부류의 작업에 쓰일 수 있다는 견해는 지지한다.

사실 증거 평가 방법이 담긴 여러 장들을 검토해보면, 증거기반의학 교과서의 초판을 저술한 저자들은 분명 무작위 시험이 최고의 증거를 제공한다고 주장하고 있다. 그 효과가 커서 기초적인 관찰 연구로도 충분히 발견할 수 있는 경우를 제외한다면 그렇다. 특히 이 교과서는 다음과 같은 말도 포함한다. "만일 당신이 읽고 있는 [어떤 개입의 효과에 대한] 연구가 무작위 배정을 수행하지 않았다는 점을 확인했다면, 그 논문을 더는 읽지 말고 다음으로 넘어가라."[32] (무작위 시험이 어떤 치료에 대해 유일한 최선의 증거이지만, 치료 효과가 극적인 경우에는 이 증거가 필수적이지는 않다는 부수 조항이 같은 교과서의 94쪽에 등장한다.) 이 교과서에 등장한, 어떤 치료가 지닌 추정상의 효과에 대한 증거로서 메커니즘 추론이 중요하다는 말은 일종의 입 발린 소리일 뿐이라는 결론을 이로부터 내릴 수 있다.

간단히 말해, 문제의 증거기반의학 교과서의 첫 페이지에 등장하는 정의는 더 이른 시점에 대두했던 증거 위계와는 모순되는 것처럼 보이지만, 실제로 증거에 대한 증거기반의학의 입장은 최소한 치료 효과의 증거에 대해서는 변하지 않은 채 남아 있다. 비교임상연구, 특히 무작위 시험은 메커니즘 추론 및 임상 전문가보다 더 나은 증거를 제공한다고 간주된다.

이 교과서의 제2판은 임상 전문가와 메커니즘 추론에게 더 많은 것을 용인하는 듯하다. 제2판에서는 증거기반의학을 다음과 같이 정의한다.

> 증거기반의학은 최선의 연구 증거, 임상 전문가 및 환자 가치를 통합하는 방법이다.

최선의 연구 증거란 흔히 의학의 기초과학으로부터['메커니즘 추론'], 특히 환자 중심적 임상연구로부터 진단 검사의 정밀성 및 정확성, 예후를 보여주는 표지의 힘, 치료/재활/예방적 프로그램의 효능efficacy 및 안전성으로 향하는, 임상적으로 관련된 연구를 의미한다. 임상연구에서 얻은 새로운 증거는, 이미 수용된 진단 검사 및 치료의 타당도를 무효로 만들 수 있는 한편, 그런 치료들을 좀 더 강력하고 정확하며 효과적이고 안전한 치료로 대체할 수도 있다.

임상 전문성이란 임상 술기skill와 과거의 경험을 각 환자의 고유한 건강 상태를 신속하게 확인하는 데 사용하는 한편, 잠재적인 개입 방식이 각 환자 개인에게 끼칠 수 있는 각각의 위험과 이득, 그리고 각 환자들의 가치와 기대에 대해 판단하는 능력을 뜻한다.

환자의 가치란 각각의 환자 개인이 임상적 상황에서 보여주는 고유한 선호, 관심, 기대를 말하며, 이는 의료인이 환자를 치료할 때 임상적 의사결정으로 통합되어야 한다.

이 교과서의 최근 버전(2005)은 2001년 버전이 제시하는 정의와 비교했을 때 약간만 변화된 상태다. 환자의 가치를 규정하는 부분에서, 이들은 '환자의 상황'이 중요하다고 추가로 지적하고 있다. 이들에 의하면, 환자의 상황이라는 말은 '환자 개개인의 임상적 상태 및 임상적 배경'을 의미한다.[34] 하지만 여전히, 각종 증거를 평가해보면 무작위 시험은 여전히 이 위계의 꼭대기에 있으며,[33, 34] 전문가 견해와 메커니즘 추론은 모두 배제되어야 하거나[17, 126] 위계의 바닥밖에 안 되는 지위를 지닌다.[20, 21]

이 장을 요약해보겠다. 증거에 대한 증거기반의학의 입장에 따르면, 비교임상연구 및 그에 대한 체계적 고찰, 특히 무작위 시험과 그 고찰이 메커니즘 추론 및 전문가 판단에 비해 더 나은 증거를 제공한다는 견해는 거의 변하지 않은 채 남아 있다. 하지만 증거기반의학은 임상 전문가에게 직관적 진단 행위자, 교육자, 역할 모형으로서의 역할이 있다는 점은 강조한다(11장을 보라).

3장
임상적 의사결정에서 좋은 증거란 무엇인가?

나는 '철학의 유일한 방법the one method of philosophy'이라고 말할 수 있는 방법이 있다고 인정할 준비가 되어 있다. 하지만 그 방법은 철학만의 특징은 아니며, 모든 합리적인 논의에 적용되는 방법이다. 따라서 그것은 철학의 방법이기도 하고, 또한 자연과학의 방법이기도 하다. 내가 염두에 두는 그 방법은 문제를 분명하게 진술하고 그에 대한 다양한 해결책을 비판적으로 검토하는 방법이다.

— 카를 포퍼[3]

1. 개요

이 책은 무엇이 '좋은' 증거인지에 관한 증거기반의학의 관점을 평가한다. 증거의 힘은 그것이 무엇을 위한 증거인지에 따라 달라진다. 일상적인 진료에서 임상의사들이 판단을 내리는 데 도움을 주기 위해 증거기반의학이 제안된 것인 이상,[11, 32] '좋은' 증거란 곧 임상적 결정을 내리는 데 유용한 증거여야 한다. 물론 어떤 (의료적) 개입을 사용할지 여부에 대한 판단은 환자의 가치나 비용과 같은 증거와 무관한 많은 변수들에 달려 있다. 하지만 증거의 힘을 평가할 때 가치 있게 고려될 수 있고 고려되어야만 하지만 간과되어온 증거의 몇 가지 잠재적 특징이 있다. 나는 임상판단을 위한 좋은 증거는 '임상적으로 효과적'이어야 한다고 주장하려 한다. 어떤 치료법이 임상적 효과를 가지려면, ① 환자에게 관련된 이득이 위해를 압도해야 하고, ② 치료받는 환자에게 적용 가능해야 하며, ③ 사용할 수 있는 선택지들 가운데 최선의 대안이어야 한다.

2. 임상적 효과성*에 대한* 증거

어떤 치료가 '효과'가 있다는 강한 증거가 있더라도, 그 자체는 도움이 되지 않는다. 나는 키보드를 두들기는 일이 내 손가락에 일정한 효과를 가져온다는 부인할 수 없는 경험적 증거를 지니고 있지만, 그런 효과는 임상 진료와는 그다지 관련이 없다. 마찬가지로 특정 약물 속에 있는 어떤 화학물질이 쥐의 세포 수용체에 결합된다는 증거는 매우 유익한 연구 프로그램의 첫 단계일 수는 있지만, 그 자체로는 일상 진료를 수행 중인 의사나 환자에게는 중요하지 않다. 물론 치료의 효과가 일상 진료를 수행 중인 의사나 환자와 무관한 이유가 무엇인지 지적하기 어려울 때도 있다. 예를 들어, 어떤 신약이 콜레스테롤 수치를 저하시키는 데 상당한 효력을 지녔다는 증거를 가지고 제약 회사의 영업 사원이 한 의사의 사무실에 찾아왔다고 상상해보자. 증거기반의학으로 훈련받은 의사라면, 문제의 임상시험을 비판적으로 검토한 다음 그 시험이 괜찮다고 생각할 것이다. 다시 말해 이 시험에는 맹검법을 사용할 수 있을 만큼 사용한 무작위 배정 은폐법이 적용되었고, 또한 배정에 따른 분석intention-to-treat analysis 역시 함께 수행되었다. 간단히 말해서 이 의사는 문제의 약물이 실제로 콜레스테롤을 저하시킨다고 믿을 만한 좋은 이유를 지니고 있다. 하지만 이 의사는 방금 제시된 증거가 문제의 약물을 일상 진료에 사용한다는 결정을 지지할 만큼 충분하다고 인정하지 않을 이유를 적어도 네 가지를 제시할 수 있다.

1) 임상 진료가 유용하려면, 결과는 환자와 관련이 있어야 한다.

콜레스테롤 저하 자체가 환자 관련 결과patient-relevant outcome는 아니다. 환자 관련 결과는 간단히 말해 환자가 더 나은 삶을 살거나 더 오래 살도록 해주는 결과이다. 더 잘 산다는 개념은 철학적인 의미를 품고 있기 때문에,[127~133] 이 쟁점을 상세하게 고찰하는 일은 이 책의 범위를 넘는다. 그렇지만 어떤 결과가 다른 결과보다 수명이나 삶의 질을 증진한다는 말은 상당히 명백하다. 예를 들어 고통을 감소시키거나 피로를 줄이는 일은 콜레스테롤 저하에 비해 환자와 관련이 있을 가능성이 높다(물론 콜레스테롤 저하가 환자 관련 결과를 예측할 수도 있겠지만).

많은 증거기반의학 옹호자들은 환자 관련 결과에 대한 증거를 "쟁점 문제에 대한 환자 지향적 증거patient-oriented evidence that matters"[134~136]라고 부른다. 부정맥 발생 감소나 콜레스테롤 수치 저하를 비롯한 많은 결과는 사망률의 감소와 같은 환자 관련 결과에 대한 **대리변수**surrogates다. 불행하게도, 10장에서 확인할 수 있듯('메커니즘 추론'에 대해 논의할 것이다) 대리변수와 환자 관련 결과 사이의 연결 고리는 거의 확립되지 않았다.

2) 임상 진료가 유용하려면, 이득이 위해를 능가해야 한다

어떤 개입은 환자 관련 결과에 대해 긍정적인 효과를 갖지만, 그것을 능가하는 부정적 효과를 지닐 수도 있다. 예를 들어, 베타차단제는 고혈

암을 치료하는 데 효과가 있지만 남성의 성기능 저하에도 효과가 있다.[137] 또한 이미 1890년대 후반부터 100년 이상 시행된 할스테드 근치적 유방절제술Halsted Radical Mastectomy은 유방암의 국소적 재발을 감소시킬 수 있으나(이 수술은 암이 재발할 수 있는 조직을 거의 남기지 않고 절제한다) 암으로 인한 총사망률을 줄여주는 데는 별다른 효과가 없으며, 오히려 사망을 포함한 외과적 합병증이라는 '부작용'뿐만 아니라 여성의 몸을 크게 변형시키는 부작용까지 가져오고 말았다.[138, 139] 마찬가지로 항부정맥제는 심장 부정맥을 감소시키지만 사망률은 증대시킨다. 어떤 개입이 지닌 긍정적인 이득보다 부정적인 부작용이 더 큰 경우, 우리는 그것이 '효과적'이라고 말하지 않으려 한다. 애슈크로프트는 이를 간결하게 지적했다.

> 처방하는 사람의 관점에서, 그리고 그것을 받는 사람의 관점에서 볼 때, 그 부작용이 이득을 능가하는 어떤 약물이 효과적이라고 말하는 일은 언어의 오용이다.[137]

이득이 위해를 능가하는지 계산하려면 효과 크기를 추정해야 한다. 어떤 치료가 단순히 어느 정도 이득이 있다고 해서 임상에서 충분히 유용하다고 할 수 없다. 이득은 위해를 상쇄할 정도로 커야 한다. 불행하게도, 많은 시험 결과의 표현 방식(특히 '통계적 유의성'과 '상대위험도 감소*')은 잘못 해석될 수 있으며, 동시에 비용 - 이득 분석에도 적합하지 않다. 워

---

* 실험군에서 사건 발생률(예컨대 뇌졸중 발생 환자 수)을 EER, 대조군에서의 발생율을 CER이라고 해보자. 절대위험도 감소ARR는 단순히 EER−CER일 것이다. 상대위험도 감소는 RRR = (EER−CER) / CER이다. 워럴이 제시한 사례에서, CER = 1 / 100000이고 EER = 0이다. 이 경우 ARR = 1 / 1000000이며 RRR = 1이다.

럴의 말을 살펴보자.

> 비현실적이지만 유용한 사례를 생각해보자. 의사들이 특정 예방약으로 치료를 받으라고 권고했던 사람 100만 명 가운데, 그 예방 치료를 받지 않았다면 어떤 질병에 걸릴(예를 들어 5년 내에 뇌졸중이 발생할) 사람은 평균적으로 한 명뿐이라고 해보자. 만일 그 약물이 평균 발생률을 0으로 감소시켰다면, 이 사례는 물론 100%의 상대위험도 감소로 표현될 것이다.[140]

잘 알려진 몇 가지 시험들도 상당히 작은 절대 효과만을 보여준다. 예를 들어, 허혈성 질환 프라바스타틴 장기 투약 개입Long-term Intervention with Pravastatin in Ischaemic Disease, LIPID 연구 집단에 의해 수행된 연구를 검토해보자. 이 연구의 저자들은 사망률에서 22%의 상대위험도 감소를 보고했으나, 사망률에서의 절대위험도 감소는 1.9%에 지나지 않았다.[141] 이들 저자는 어떤 유의미한 이상 반응도 보고하지 않았으나, 워럴은 약을 먹는다는 바로 그 행동을 해로운 부작용이라고 볼 수도 있다는 점을 올바로 지적했다. 나아가, 이상 반응은 많은 경우 [실제보다] 더 적은 수준으로 보고된다(12장을 보라). 결과를 상대위험도 감소로 보고하기 때문에 생기는 혼동을 줄이기 위해 증거기반의학 옹호자들은 절대적인 효과 크기와 직접 관련된 효과 크기 측정지표를 옹호하는데, 이 지표가 이른바 '치료 필요 환자수number needed to treat'이다. 치료 필요 환자수는 하나의 긍정적 결과를 달성하기 위해 얼마나 많은 환자를 치료해야 하는지 말해준다. 워럴이 내놓은 가상적 사례 속에서 치료 필요 환자 수는 100만이었다. 반면 LIPID 연구에서 제시된, 프라바스타틴의 절대효과 수치 1.9%는 치료 필요 환자 수가 53으로 환산된다. 이런 작은 효과가 중요할 수 있지만(LIPID 연구에서는 분명 그랬다), 요점은 위해보다 이득이 더 큰지 여부를 결정하기 위해서는 NNT와 같은 절대적 효과 크기를 나타내는 측정지표가 필요하다는 점이다. CARE[142] 연구나 GISSI-3[143] 연구 등도 결과가 상대위험도 감소로 보고되어, 작은 효과를 과대 평가하는 오해의 여지가 있던 사례였다. 이에 대한 유용한 논의를 보기 위해서는 워럴[140]을 보라.

3) 임상 진료가 유용하려면, 연구 결과는 일상 진료에서 환자에게 적용되어 '외적 타당도'가 있음을 보여야 한다

셋째, 어떤 치료가 효과를 지녔다는 주장은, 그 치료의 효과가 환자와 관련이 있고 그 이득이 위해보다 더 큰 경우에도, 특정한 집단에 상대적이다. 어떤 개입은 한 집단에게는 환자 관련 이득patient-relevant benefit을 가질 수도 있지만 다른 집단에는 그렇지 않을 수 있다. 예를 들어 성인에게 가장 효과적인 항우울제는 어린이에게는 그렇지 않았다.[144, 145] 또 다른 사례로, 베녹사프로펜benoxaprofen(미국에서는 오라플렉스Oraflex로, 유럽에서는 오프렌Opren이라는 이름으로 팔림)이라는 약물은 18~65세의 성인들을 대상으로 한 시험에서는 효과가 입증되었으나, 일상 진료에 도입되자 상당히 많은 노인 환자들이 이 약으로 인해 사망에 이르게 되었다.[47] 연구 결과를 임상 진료에서 개별 환자들에게 적용할 때 생기는 문제는 흔히 '외적 타당도external validity' 문제라고 불린다. 이 문제는 임상 시험에 참여할 만한 자격을 잠재적으로 갖춘 사람들 가운데 참여 기준이 불성실한 방식으로 전달되거나 기준 자체가 제멋대로인 탓에 참여에서 배제되는 경우가 최대 90%에 이르고,[43, 146~148] 그래서 표적 인구집단 가운데 일부만이 시험에 참여할 자격을 잠재적으로 가지게 된다는 사실로 인하여 악화된다.[149] (연구 결과를 개인에게 적용할 때 생기는 실제 문제를 포괄적으로 다룬 논의를 보려면 로스웰과 그 동료들이 쓴 논문[150~152]을 살펴보라.) 이 책, 특히 5장과 10장에서는, 외적 타당도로 인해 생겨나는 잠재적 문제가 있음에도 증거기반의학 방법론은 여전히 어떤 것이 개별 환자들에 도움이 되는지 알려줄 수 있는 가장 유력한 방법이라고 주장할 것이다.

콜레스테롤 저하제에 대한 시험이 자신의 환자에게 효과적이라고 인정하기에 앞서(그 약물의 효과가 환자에게 유관하며 긍정적인 이득이 압도적이라고 해도), 의사는 자신의 환자들이 시험에 참여한 환자들과 충분히 유사한지를 알고 있어야 한다.

최근의 증거 등급evidence-ranking 체계들은 환자 중심적 결과를 포함하는 증거의 '품질'을 높이거나 결과를 '직접' 표적 인구집단에 적용할 때, 임상적 유관성이 얼마나 중요한지 부분적으로는 인지하고 있다.[19]

하지만 의사들이 어떤 증거를 실제로 사용하기에 좋은 증거로 받아들이려면 분명 더 많은 작업이 필요하다. 이는 '임상 효과성'의 네 번째이자 마지막 특징으로 우리를 이끈다. 이에 따르면, 증거는 사용 가능한 대안들에 대한 정보를 포함해야 한다.

4) 임상 진료가 유용하려면, 쟁점 치료는 사용 가능한 선택지들 가운데 최선의 대안이어야 한다

몇몇 시험은 콜레스테롤 저하제가 임상적으로 효과적이라는 가설에 대한 합리적 의심을 압도할 만큼의 증거가 될 수 있다. 하지만 이 결과를 다른 치료법과 비교하지 않는다면 그 증거는 임상적 의사결정에 유용하지 않다. 예를 들어 우리는 전형적인 콜레스테롤 저하제가 '플라세보'에 비해 사망률상 2% 이하의 절대 위험도 감소를 보여주었다는 점을 확인한 바 있다. 쉽게 말해서 이는 한 명의 죽음을 예방하기 위해 콜레스테롤 저하제를 50명 이상에게 투약해야 한다는 뜻이다. 여기서 요점은 콜레스테롤 저하제의 절대적 효과 크기가 작다는 데 있지 않다. 그 대신, 새로운 약이 임상적으로 효력이 있다는 증거를 그것을 사용해도 좋다는 증거evidence for use로 받아들이려면 경쟁하는 치료법들의 상대적인 이득과 위해를 알아야 한다는 것이다. 심장 질환을 줄이는 효과적인 전략의 후보군에는 다른 콜레스테롤 저하제, 운동,[153~156] 식이요법,[157] 명상 등이 있다. 콜레스테롤 저하제를 치료법으로 고르기에 앞서, 의사나 환자는 사용 가능한 대안들의 이득과 위험에 대해 알고 있어야 한다. 하지만 새로운 약물은 흔히 '플라세보'와 비교되며, 이를 다른 치료법들과 비교하는 정보는 불필요한 것으로 간주되곤 한다.

미 국립보건원은 근래 대안적인 치료법들의 효과를 서로 비교하는 일이 중요함을 깨닫고, 효과성 비교 연구Comparative Effectiveness Research에 약 4억 달러를 지출하기로 했다.[158, 159] 그렇지만 효과성 비교 연구의 중요성은 대부분의 증거 위계 체계로 흡수되지 못했다. 증거기반의학을 위한 옥스퍼드 센터가 내놓은 새로운 '위계'가, 임상적 결정을 내리기에 앞서 사용 가능한 대안의 상대적 효과를 고려해야 한다고 경고하는 정도다.[160]

3. 강한 증거는 무엇을 알려주는가?

증거의 힘을 평가하려면, 그것이 무엇을 위한for 증거인지 알아야 한다. 증거기반의학은 임상적 결정을 돕기 위해 제안된 것이므로, 임상적

그림 3.1 임상적 효과성에 대한 '양질의' 증거가 만족해야 할 조건

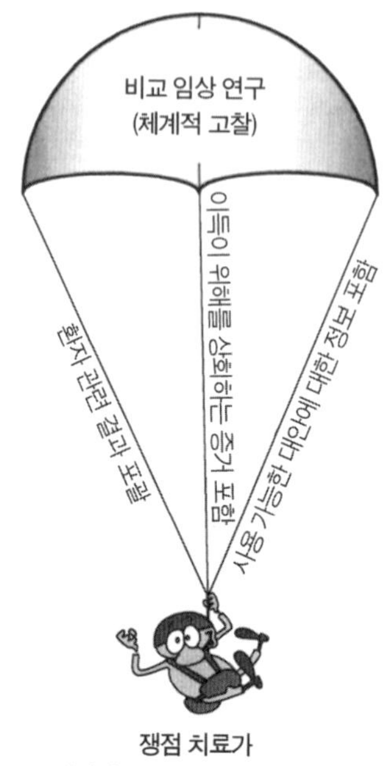

결정을 위한 '좋은' 증거에게는 세 가지 본질적인 특징이 있다(그림 3.1).

① 좋은 증거는 어떤 개입이 환자 관련 이득을 가지며 그 긍정적 이득이 위해를 능가하는지 여부를 알려주고,

② 일상 진료에서 개별 환자에게 적용되며,

③ 사용 가능한 대안적 개입에 대한 정보를 포함한다.

최신 증거기반의학 증거 위계 체계는 증거의 품질에 등급을 매길 때 이런 요소 가운데 모두는 아니지만 일부를 고려하고 있다. GRADEGrading of

그림 3.2 증거 순위에 대한 GRADE 체계

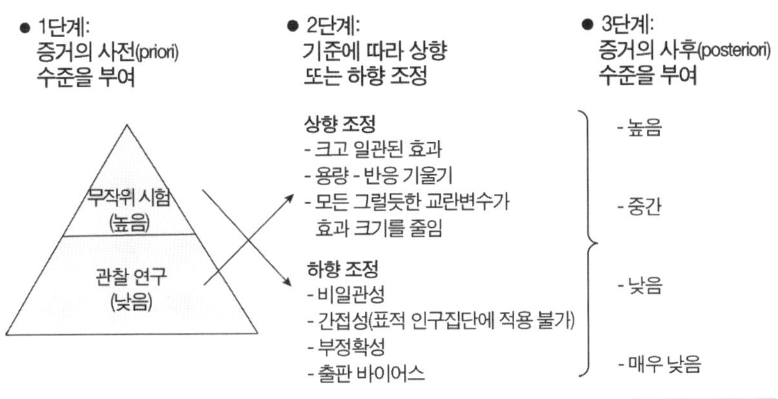

Recommendation Assessment, Development and Evaluation 체계[19]의 저자들은 어떤 치료의 효과로 추정된 것이 실제로 증거에 의해 강하게 지지받는지 여부를 판단할 때 세 단계로 이뤄진 과정을 거친다(그림 3.2). 첫째, 이들은 무작위 시험에는 '높은' 등급을, 관찰 연구에게는 '낮은' 등급을 할당한다. 둘째, 관찰 연구는 효과크기가 큰 경우 '승격'될 수 있고, 무작위 시험은 그 결과가 일상 진료에서 개인에게 적용될 수 있는지 여부에 따라 '격하'될 수도 있다. 셋째, 관찰 연구나 무작위 시험은 '높은', '보통', '낮은', '매우 낮은' 등급을 할당받는다. 어떤 결과가 일상 진료에서 환자들에게 적용될 수 있는지에 대한 고려에 더해, 이 장에서 논의된 결과는 GRADE 체계에 다음과 같이 제안한다. ① 어떤 연구가 위해보다 이득이 더 크다는 증거를 제공한다면, 혹은 ② 사용할 수 있는 다른 개입들과 비교한 상대 효과에 대한 증거를 제공한다면, 그러한 증거는 승격되어야 한다.

EVIDENCE BASED

Ⅱ부

무작위 배정, 양측 가면법, 플라세보 대조

다른 대안보다 교란요인을
더 잘 배제하는 시험 설계인가?

MEDICINE

4장
경쟁 가설과 교란요인 제거하기

… 당신이 불가능한 것을 제거한 다음 남는 것은, 그것이 무엇이든, 그리고 얼마나 일어날 것 같지 않든 간에 틀림없이 진리이다.

— 아서 코난 도일 경[161]

회의주의와 불확실성에 대한 증거기반의학의 강조는, 다시 말해 치료 효과의 강도 또는 진단 검사의 능력에 대해 결코 확실히 알 수 없다는 입장은 증거기반의학 접근법에서 핵심적이며, 동시에 과학적 지식은 결코 완전하지 않으며 궁극적으로 오류 가능하다는 철학적 관점과도 부합한다.

— B. 줄베고비치, G. H. 기얏, R. E. 애슈크로프트[4]

우리가 무언가를 알고 있다는 주장을 어떻게 정당화할 수 있느냐는 문제에 대해, 지난 수천 년 동안 철학자들은 수많은 답변을 제시했다. 그러나 어떠한 단일한 해법도 광범위한 동의를 확보하지 못했고, 나 역시 이 문제를 여기서 해결하려고 하지는 않을 것이다. 그 대신 나는 '좋은 증거란 그럴듯한 경쟁 가설을 제거하는 증거'라는 관점을 옹호할 것이다. 이런 상식적인 관점은 브래드포드 힐이 어떤 가설을 받아들이기에 앞서 제기해야 한다고 요구한 질문 속에도 들어 있다. "우리 앞에 나타난 이 사실의 집합을 설명할 다른 방법은 없는가? 원인과 결과보다 더 개연성 있는 다른 답변이 있는가?"[2]

나는 이러한 '과학적 상식'을 논의의 여지 없는 직관으로 받아들인다. 만일 증거에 비추어볼 때 매우 그럴듯한 대안 가설이 존재할 경우, 다른 조건이 같다면ceteris paribus,* 그 증거가 실험 가설을 뒷받침한다고 보는 일은 불합리할 것이다. 다음 사례는 경쟁 가설의 문제를 보여준다. 1968년 우드러프와 디킨슨은, 말라리아로 인해 24시간 동안 혼수상태에 빠져 있던 사람에게 덱사메타손dexamethasone(스테로이드제)을 사용하면 "극적이고, 아마도 목숨을 살릴 수도 있는 효과가 나타난다"고 보고했다. 물론 우드러프와 디킨슨이 서술한 이 사례에서 덱사메타손은 극적인 회복의 원인일 **수도** 있다. 하지만 말라리아 때문에 혼수상태에 있던 환자들이 자연 회복하는 경우는 흔한 일이다. 이 사례에서 덱사메타손이 완치의 원인인지 확인하려면, 같은 시점에 같은 조건에 있던 동일인이 덱사메타손을 받지 않았던 '반사실적'** 상황에 접근할 필요가 있는 것이다. 그러나 이는 분명 불가능하다.

이런 불가능한 일의 대리변수로서, 연구진은 어떤 사람들에게는 (실험군 또는 시험군) 실험 대상 치료(덱사메타손)를 받게 하고 그 치료를 받지 않은 다른 집단(대조군)의 결과를 시험군의 결과와 비교한다. 때때로 하나 이상의 시험군과 대조군을 설정하기도 하지만, 따로 설명하지 않는

---

* (옮긴이) 과학 일반에서, 어떤 예측 모형을 짤 때 논의의 초점이 되는 관계만을 초점에 놓고 다루기 위해 설정하는 조건. 예를 들어, 경제학은 다른 모든 변수는 변화하지 않는데 통화량만 증가할 경우 물가가 어떻게 변화할지에 대해 기술할 수 있다. 이를 통해, 논의와 무관한 주변 노이즈를 굳이 논의에 끌어들이지 않고서도 쟁점 현상을 분리하여 손쉽게 다룰 수 있게 된다.

** (옮긴이) 반사실적counterfactual이라는 말은 다수의 노출과 결과로 이뤄진 어떤 인과적 복합체가 있을 때, 논의의 초점이 되는 노출이 변화할 경우 문제의 인과적 복합체가 어떤 식으로 변화할 것이냐는 질문에 대한 형용사다. 예를 들어, 예전에 장기간 흡연을 했던 폐암 환자가 있다면 담배를 피우지 않았어도 이 사람이 폐암에 걸렸을 것이냐는 질문을 해볼 수 있다. 이는 역학의 초점이 될 수 있는 질문일 뿐만 아니라 인과에 대해 논의해온 여러 철학자, 그리고 인과에 관심을 둔 과학 일반이 관심을 기울여온 주제라고 해도 지나치지 않다. 철학자 가운데서는 데이비드 루이스David Lewis가 이 주제에 대한 논의로 저명하다.

한 나는 하나의 시험군과 하나의 대조군만 있는 단순한 사례들만을 다룰 것이다. 예를 들어, 덱사메타손을 '플라세보'와 대조하는 실제 시험에서 이 약물은 혼수상태를 연장시키는 것으로 드러났다.[162]

하지만 대리변수를 통한 해결책에는 한 가지 문제가 있다. 혼수상태에서의 회복을 설명할 수 있는 두 집단 사이의 차이 중에는 실험 약물과는 아무런 관계가 없는 차이들도 무수히 많기 때문이다. 예를 들어 덱사메타손을 받은 집단은 (대조군에 비해) 더 젊고 더 건강하며 부유한 사회경제적 계층 출신이고, 운동을 더 많이 했을 수 있으며, 이들 모든 요인은 말라리아 회복에 영향을 끼칠 수 있다. 어떠한 두 집단도 나이, 머리카락 길이, 운동량, 건강, 육류소비량 측면에서 정확히 동일할 수는 없다. 이들 차이 가운데 많은 것이 사소하거나 무관하다고 밝혀질지도 모른다고 해도(이에 대해 아래에서 더 상세히 말하겠다), 대체 어떤 요인이 중요한지를 미리 정하기는 어렵다. 나아가, 요인의 개수 역시 무한정하기 때문에 관련성 있는 요인의 목록이 완전한지를 확신할 수는 없으며, 어떤 요인의 효과가 사소하다고 해도 유의미한 결합 효과를 낼 수 있을 것이다. 어떤 연구의 시작 시점에 존재하는 집단 사이의 차이는 '출발선 차이baseline difference'로 알려져 있으며, 출발선 차이를 지닌 시험은 흔히 선택 바이어스에 취약하다고 평가된다.

환자들이 실험군이나 대조군에 할당된 뒤 어떤 일이 일어나는지 생각해보면 상황은 더욱 복잡해진다. 만일 사람들이 자신이 최신의 그리고 '최선의' 실험 치료를 받고 있다고 믿는다면, 치료 효과와는 독립적으로 그 믿음은 긍정적인 결과를 만들어낼 수도 있다. 그렇지 않더라도, '주관적 결과'를 통해 평가되는 시험인 경우 환자의 믿음은 결과를 더 좋게 보고하도록 만든다. 역으로, 만일 사람들이 실험 치료를 받지 못했다고 생각한다면 부정적 기대는 부정적인 효과를 낳을 수도 있다. 또는 결과 보고에 부정적인 영향을 끼칠 수 있다. 방금 다룬 사례에서라면, 만일 덱사메타손을 받는 사람들이 '실제' 치료 약물을 받는다는 사실을 안다면, 그리고 '플라세보'를 받는 사람들이 자신이 '단지' 플라세보를 받고 있음을 안다면, 회복에 대한 기대는 서로 달라질 것이고, 이렇게 달라진 기대는 결과적으로 '실제' 덱사메타손을 받은 사람들이 얼마나 빨리 회복할 것인지(또는 회복을 보고할 것인지)에 영향을 끼칠 수도 있을 것이다.

마찬가지로, 시험 치료를 받는 사람이 누군지 알고 있는 의료진은 치료받는 사람들에게 더 주목할 것이다. 또는, 시험 치료를 받은 사람들에는 특별히 주의를 기울이지 않다고 된다고 생각하고는 자신의 한정된 시간을 대조군 환자들에게 더 많이 쓸 수도 있다. 이런 서로 다른 행동 역시 결과에 영향을 끼칠 수 있다.

대상자의 기대와 의료진의 태도에서 나타난 이러한 차이를 흔히 **수행 바이어스**performance bias라고 분류한다. '출발선'에서의 집단 간 차이(선택 바이어스를 일으킴)와 누가 실험 대상 치료를 받는지를 환자나 치료자가 알게 됨으로써 생겨나는 차이(수행 바이어스를 일으킴)는 어떤 치료법의 겉보기 효과를 설명할 대안이 될 수 있다.

더 일반적으로, 시험군과 대조군 사이의 유관한 차이는 **교란변수**confounder 또는 **교란요인**confounding factor이라고 부른다. 증거기반의학 옹호자들은 무작위 시험이 관찰 연구보다 더 나은 증거를 제공한다고 주장하며, 그 이유는 무작위 시험이 더 많은 교란요인을 제거하기 때문이다. 이를 염두에 두고 '교란요인'의 정의를 좀 더 상세히 검토할 만한 가치가 있다. 교란요인은 다음 세 가지 속성을 지닌다.[34]

① 문제의 요인은 결과에 잠재적으로 영향을 끼친다. 실험군에 속한 사람

가운데 머리카락이 빨간색인 사람들이 더 많을 수도 있다. 그러나 현재 지식에 비춰 보았을 때 빨간 머리카락은 대부분의 결과에 대해 영향을 끼치지 않을 것 같기 때문에, 이 속성은 교란요인의 첫 번째 조건을 만족시키지 못한다. 실제로 다이애나 엘번과 조애나 하딩은 빨간머리 여성이 출산 이후 출혈이 더 심하다는 가설을 시험했지만 사실이 아님을 발견했다.[163, 164] 반대로, 연령은 사람들이 감기에서 얼마나 빨리 회복되는지에 영향을 끼칠 것 같고, 따라서 교란요인의 첫 번째 조건을 만족한다.

② 문제의 요인은 실험군과 대조군 사이에서 불균등하게 분포되어 있다. 만일 시험군의 평균 연령이 대조군과 충분히 비슷하다면, 나이는 교란요인의 두 번째 조건을 만족하지 못한다.

③ 문제의 요인은 실험 개입과 무관하다. 아스코르브산(비타민 C 알약 속에 있는 활성 성분)이 결과에 대한 잠재적 결정요인이면서 집단 사이에 불균등하게 분포된 경우라고 해도, 비타민 C의 효력에 대한 시험에서 이 물질은 교란요인이 될 수 없다. 왜냐하면 아스코르브산은 시험에서 의도된 개입과 연관되어 있기 때문이다(이는 사실상 실험적 개입의 고유 특징이다). 따라서 아스코르브산은 교란요인의 세 번째 조건을 만족하지 못한다.

각각의 교란요인은 임상시험의 결과에 대해 설명할 잠재적 대안이 된다.

하지만 첫 번째 조건에서는 한 가지 문제를 어렵지 않게 찾을 수 있다. 교란요인이 무한히 많을 수 있기 때문이다. 무작위 시험이 관찰 연구가 제거하지 못하는 어떤 교란요인들을 제거했다고 가정해보자. 무작위 시험이 모든 교란요인을 제거하지 못하는 한, (그리고 이는 실제로도 그렇다. 5장 참조) 여전히 무한히 많은 교란요인이 제거되지 않은 채 남아 있을 것이다. 무한대에서 유한한 값을 빼도 여전히 무한대이다. 따라서 잠재적 교란요인의 수가 무한하다는 점에서는 무작위 시험과 관찰 연구는 방법론적으로 다를 바 없다. 결국, 교란요인을 얼마나 많이 제거하는지에 따라 비교임상연구의 품질을 판단하는 방법만으로는 양질의 연구와 저질의 연구를 구분할 수 없다.

무한한 수의 교란요인이라는 문제에 대한 해결책은 일부 요인이 무관할 개연성이 매우 높다는 데 있다. 실험군에 속한 사람들 가운데 빨간 머리카락을 가진 사람들이 더 많을 수 있으나, 빨간 머리카락은 대부분의 결과에 대해 영향을 끼칠 것 같지 않다.[163, 164] 따라서 우리는 모든 잠재적인 교란요인을 고려할 필요는 없으며, 결과에 영향을 끼칠 것으로 보이는 그럴듯한 요인만 검토하면 된다.

물론 우리의 직관은 잘못될 수 있다. 빨간 머리카락이라는 속성은 어떤 불가사의한 방식으로 중요한 여러 결과에 영향을 끼칠 수도 있고, 또는 사회 계층처럼 중요한 결과에 영향을 끼칠 법한 어떤 요인들과 연관되어 있을 수도 있다. 하지만 전통적인 철학에서와는 달리[165~167] 과학과 의학에서는 유관한 차이의 집합('그럴듯한' 교란요인)이 좀 더 명확히 정의되며, 배경 지식에 의해 결정된다. 예를 들어, 배경 지식은 결과가 '주관적'인 경우 플라세보 효과(환자의 기대와 믿음을 포함하는)가 교란요인일 가능성이 크다고 말한다.[168, 169] 주관적 결과는 통증, 우울감, 또는 일반적 안녕감well-being의 수준과 같이 환자가 보고하는 결과를 포함한다. 반면 '객관적' 결과는 심박수, 혈압, 호르몬 수치, 주관적 통증과 연관된 체내 분비 화합물(내인성 아편유사제 등), 또는 모든 결과 가운데 가장 객관적인 결과인 사망 지표 등 제3자가 측정할 수 있는 지표를 포함한다. 하지만 어떤 사례에서는 환자의 기대와 믿음은 결과에 영향을 끼치지 않는 것 같으며, 따라서 교란요인인 것 같지 않다. 예를 들어 의식이 없는 환자를 심장정지에서 회복시키기 위해 체외 제세동을 할 때, 환자의 기대와 믿음은 교란요인이라고 보기 어려울 것이다.

물론 임상시험이 우리가 배경 지식을 획득하는 유일한 원천은 아니다. 긍정적이든 부정적이든, 우리는 일반적인 부류의 '메커니즘'에 대한 모든 종류의 정보를 가지고 있다. 뜨겁고 여러 화합물로 가득 찬 연기를 자주 폐로 흡입하는 일은 기관지 내피에 악영향을 끼칠 것이다. 반면 어떤 물질이 단일 분자도 남아 있지 않을 정도로 묽게 희석된 경우, 이 물질의 효과를 기대하긴 어려울 것이다. 통증은 더 흥미로운 문제를 제기한다. 통증 감소를 기대하는 경우 이외에도 다양한 방식의 주의 분산이 통증 지각에 영향을 끼칠 수 있다는 사실이 잘 알려져 있기 때문이다.

사실상 모든 과학철학자들은 배경 지식의 역할에 대해 알고 있었다. 밀과 포퍼의 서술을 한번 살펴보자.

> 화학 실험을 수행할 때, 우리는 행성들의 위치를 기록해야 한다고 생각하지 않는다. 행성에 대한 정보가 결과에 중요하지 않다는 점을 경험을 통해 알 수 있기 때문이다. 매우 피상적인 경험만으로도 그것을 아는 데 충분하다.[170]

> 한 문제를 논의하는 동안은 우리는 항상 다른 모든 것들은 문젯거리가 안 되는 것으로(비록 일시적일망정) 받아들인다. 즉 당분간 이 특정 문제에 대해서 토론하는 동안, 그것들은 이른바 배경 지식으로 간주된다.[171]

배경 지식의 중요성을 역설한 다른 과학철학자로는 헴펠,[172] 하우슨,[173] 워럴[47] 등을 꼽을 수 있다.

임상 시험 결과와 마찬가지로, 배경 지식에게도 오류의 가능성은 남아 있다. 포퍼의 말을 살펴보자.

> 에피스테메에 대한, 다시 말해 절대적이고 증명 가능한 지식에 대한 과학의 오래된 이상은 일종의 우상임이 밝혀졌다. 과학적 객관성에 대한 요구는 불가피하게 모든 과학적 진술이 영원히 잠정적인 채로 남아 있게 한다. 과학적 진술은 용인될corroboration 수 있을지도 모르지만, 모든 용인은 그 자체로 잠정적인 다른 진술에 상대적이다. 오직 우리가 주관적으로 겪는 확신의 경험, 그리고 주관적으로 가지게 되는 신앙에서만 '절대적 확실성'을 찾을 수 있다.*[3]

많은 저명한 의료 통계학자들 역시 지식이란 오류에 빠질 수 있다는 점을 깨닫고 있었다는 점에서 포퍼를 따랐다. 예를 들어 오스틴 브래드포드 힐은 이런 말을 남겼다.

> 관찰 연구든 실험 연구든, 모든 과학적 작업은 불완전하다. 모든 과학적 작업은 지식의 진보에 의해 뒤집어지거나 수정될 수 있다. 하지만 그렇다고 해서 우리가 이미 가지고 있는 지식을 무시할 자유나 어떤 주어진 시점에서 요구되는 행동을 미룰 자유가 우리에게 부여되는 것은 아니다.[2]

---

* (옮긴이) 『과학적 발견의 논리』 10장 85절.

한편 마틴 블랜드는 "어떤 연구도 완벽할 수 없고, 우리가 무언가 사후적 지식을 동원해 변화시킬 수 있는 것은 언제나 존재하게 마련"[174]이라고 말했다. 실제로, 증거기반의학이 최초로 겨냥했던 목표는 의학적 '지식'이 불확실하다는 점을 강조하는 데 있었다.[175]

요약하자면, '배경 지식'은 우리가 그럴듯하다고 가정할 수 있는 잠정적인 경쟁가설을 제시해준다. 따라서 우리는 그럴듯한 교란변수가 얼마나 성공적으로 제거될 수 있는지에 따라 비교임상연구의 질을 평가할 수 있다. 교란변수 제거가 중요한 이유는 단순하다. 교란변수는 어떤 치료의 외견상 효과(또는 효과 없음)에 대해 그럴듯한 대안 설명을 제공하기 때문이다.

II부의 나머지 장에서, 나는 무작위 시험(5장), 양측 가면법(6장), 플라세보 대조시험(7·8장)이 다른 연구 설계에 비해 그럴듯한 교란변수를 더 많이 제거하는지 평가하고자 한다.

5장
효과성의 역설 해결하기
관찰 연구가 무작위 시험만큼 증거능력이 있는 경우는 언제인가?

1. 효과성effectiveness의 역설

대부분의 증거기반의학 '위계'는 무작위 시험을 관찰 연구보다 우월한 범주에 둔다.[18, 20~23, 41] 하지만 증거기반의학의 이런 견해를 엄격하게 준수할 경우, 우리가 효과적이라고 생각하는 많은 치료법들이 무작위 시험을 통과하지 않았다는 역설에 빠지게 된다. 하임릭 구명법, 기도확보unblock an airway, 기아를 해소하기 위한 영양 공급 등이 바로 그런 사례다. 이러한 증거기반의학 위계를 액면가 그대로 받아들이면, 실제로는 가장 효과적인 치료법들이 '최선의' (무작위 시험을 거친) 증거에 의해 뒷받침되지 않는다는 결론이 나오고 만다. 스미스와 펠은 이런 역설을 이용해 증거기반의학 옹호자들에게 낙하산이 죽음 또는 큰 손상을 예방할 수 있는지 확인하기 위해 무작위 시험을 수행해보라고 권고했다.[30] 나는 이런 지적이 허수아비 공격일 수 있음을 논증할 것이다.

많은 사람들은 이런 역설에 자극을 받아 무작위 시험이 최선의 증거를 제공한다는 증거기반의학의 입장을 비판했다.[41, 46~48, 52, 59, 64, 140, 176, 177] 이번 장에서, 나는 무작위 시험에 대한 비판들은 대부분 증거기반의학 입장을 오해한 허수아비 공격에 지나지 않지만 효과성의 역설을 극복할 수 있도록 증거기반의학의 관점 역시 수정해야 한다고 주장할 것이다. 특히 무작위 시험이 관찰 연구보다 높은 범주에 있다고 보는 입장은 비교임상연구의 효과 크기가 설명 가능한 교란요인들의 결합 효과보다 큰 경우 비교임상연구 역시 양질의 증거를 제공한다는 관점으로 바뀌어야 한다고 주장할 것이다. 가장 최근의 증거기반의학 위계[19]와 몇 가지 수정을 통해 개선된 증거기반의학 체계에서는 내가 제안하려는 관점이 실제로 쓰이고 있다.

논의 순서는 다음과 같다. 나는 관찰 연구와 무작위 시험이 무엇인지 서술하면서 논의를 시작할 것이다. 무작위 시험이라는 개념은 상당히 단순하지만, 많은 철학자나 의료 전문가들은 그 본질적 특징을 잘못 이해하고 있다. 무작위 시험은 무작위 배정randomization을 필요로 하며, 꼭 필요하지는 않지만 양측 가면법과 '플라세보' 대조를 적용한다는 점에서 관찰 연구와 다르다. 이어서, 나는 증거기반의학 입장에 대한 흔한 비판을 살펴볼 것이다. 하우슨, 어바, 워럴 등은 무작위 배정이 방법론상 이점이 별로 없다고 주장해왔다. 카트라이트와 만트Mant를 포함한 다른 학자들은 무작위 시험에는 외적 타당도external validity가 부족하다고 지적한다. 나는 두 비판이 모두 증거기반의학 관점에 대한 허수아비 공격임을 논증하려 한다. 나는 무작위 시험에 대한 증거기반의학 관점을 수정하면 효과성의 역설을 해소할 수 있다고 결론 내릴 것이다.

2. 관찰 연구: 정의와 문제점

널리 사용되는 관찰 연구 설계로 사례 연구, 사례군 연구, 환자-대조군 연구, 코호트 연구, 과거 대조군 연구가 있다. 이 책에서는 이와 같은 연구 설계를 상세히 설명하지 않을 것이다.* 관찰 연구가 무작위 시험과 공유하지 않은 본질적 특징을 지적하면 이 장의 목적을 달성하는 데 충분하다. 사례 연구와 사례군 연구는 새로운 질환을 확인하는 데 중요하지만,[179] 직접 비교는 하지 않으므로 이 설계는 논의에 감안하지 않을 것이다. 관찰 연구에서 의료진은 어떤 개입을 받은 사람과 그렇지 않은 사람을 비교한다. 의료진은 환자가 문제의 개입을 받도록 할당하지도allocate 않고, 그 개입을 제공하지도administer 않는다. 의료진은 개입을 받고 일상 진료 과정 속에서 치료받은 환자들의 기록을, 개입을 받지 않았지만 비슷한 환자들의 기록과 비교한다. 관찰 연구에서는 ① 자기 선택self-selection 바이어스(또는 환자 선호patient preference 바이어스), ② 할당allocation 바이어스, ③ 수행performance 바이어스를 통제하는 일이 어렵다.

전형적인 관찰 연구 사례 하나를 살펴보자. 페티티 등[180]은 호르몬(에스트로겐) 대체요법을 받은 여성 2,656명의 기록을 그렇지 않은 3,437명의 기록과 비교했는데, 10년 이상 그들을 추적하며 관상동맥 질환의 발

* (옮긴이) 상세한 내용은 한국역학회가 번역한 『역학』(범문사, 2010)이나, 대한예방의학회가 발간한 『예방의학과 공중보건학』(계축문화사, 2017)을 참고하라.

생률과 전체 사망률을 조사했다. 이들은 호르몬 치료를 받은 사람들의 사망률이 그렇지 않은 사람들에 비해 절반에 지나지 않음을 알아냈다. 1991년 스탬퍼와 콜디츠[181]는 관상동맥 질환을 예방하기 위한 호르몬 치료의 효과를 살펴본 관찰 연구를 모두 활용하여 체계적 고찰을 수행한 결과, 호르몬 치료를 받은 여성들이 받지 않은 여성들에 비해 사망률이 절반 정도임을 입증했다. 결론은 다음과 같다.

> 역학 연구를 통해 얻은 증거에 따르면, 폐경 후 에스트로겐 요법은 관상동맥 질환의 위험을 실질적으로 감소시킬 수 있다. … 이런 효과는 교란요인이나 환자 선택에 의해 설명하기 어렵다.[18]

이런 관찰 연구 결과를 믿고 관상동맥 질환과 조기 사망을 막기 위해 내 어머니를 비롯한 수백만 명의 여성들이 호르몬 치료를 처방받았다.

그러나 모든 관찰 연구와 마찬가지로, 호르몬 치료의 효과에 대한 관찰 연구도 이 요법을 받겠다고 한 (또는 의사가 처방을 결정한) 사람들은 이 요법을 받지 않은 사람들과 여러가지로 매우 다를 수 있기 때문에 문제가 있다. 호르몬 치료를 받지 않은 사람들은 호르몬 치료를 받기로 선택한 사람들에 비해 나이가 더 많거나, 담배를 더 피우거나, 광산과 같이 더 오염된 환경에서 일하거나, 채소를 적게 먹거나, 더 부유한 동네에 사는 등 여러 측면에서 다를 수 있다. 이와 같은 모든 차이는 호르몬 치료를 받는지 여부와는 독립적으로 사람들이 관상동맥 질환이나 암에 걸릴 가능성에 영향을 끼칠 수 있기 때문에 잠재적 교란변수가 된다. 연구에 착수하고 치료가 진행되기 앞서 시험군과 대조군에 있는 교란 차이를 선택 바이어스라고 부른다. 환자 자신이 어떤 치료를 선택했다는 사실에서 생기는 선택 바이어스를 자기 선택 바이어스라고 한다. 환자 자신이 그 치료를 '선택했기' 때문이다.

연구진은 자기 선택 바이어스에 대해 이미 잘 알고 있다. 예를 들어 페티티 등은 연령, 흡연, 체질량지수, 음주량, 고혈압, 결혼 상태, 교육 수준을 보정했고, 스탬퍼와 콜디츠는 체계적 고찰연구를 수행하면서 개별 관찰 연구가 연령, 흡연, 폐경의 유형을 통제했는지 여부에 따라 세심하게 순위를 매겼다. 그러나 잠재적인 교란변수의 효과를 검토한 다음 스탬퍼와 콜디츠는, 호르몬 치료의 예방 효과는 "교란요인이나 환자 선택으로 설명하기 어렵다"고 결론 내렸다.[181]

연구진이 세심하게 보정을 수행하면 교란은 줄어들고, 따라서 관찰 연구의 품질은 틀림없이 높아질 것이다. 실제로 양질의 많은 관찰 연구는 무작위 시험과 동일한 결과를 내놓았다(이 장의 후반부를 참고하라). 동시에 일부 차이는 결국 보정하기 어렵다고 알려져 있다. 예를 들어, 호르몬 치료를 받은 여성들이 더 부유한 배우자와 살고 더 많은 채소를 먹고 대중교통을 주로 이용하고 더 긍정적인 성격을 지니고 있으며 더 넓은 사회관계망을 꾸리고 있을 가능성을 대체 어떻게 통제할 수 있을까? 이들 요인 모두는 관상동맥 질환에 어느 정도 영향을 주지만 측정하기는 대단히 어렵다.

다음 사례는 어떤 치료를 선택했다는 단순한 사실조차 중요한 효과를 낼 수 있음을 보여준다. 클로피브레이트clofibrate라는 약물로 치료받은 집단과 '플라세보' 대조군 사이에 어떠한 사망률 차이도 없다는 사실을 발견한 흥미로운 연구를 살펴보자. 두 집단 모두 사망률은 20%였다. 연구진은 치료법을 준수한adhered* 환자들(15%)은 그렇지 않은 환자들(25%)보다 사망률이 낮다는 사실도 알아냈다.[182] 이 연구는 최근 수행된 체계적 고찰 결과로 재현되었다.[183] 이들 연구는 치료법을 준수하는지 여부와 같이 환자의 성격과 관련된 어떤 요인이 결과에 영향을 줄 수 있다는 점도 알려준다. 그런데 관찰 연구의 경우, 치료를 받기로 결정한 사람들 가운데 치료법 준수자의 수는 미준수자의 수와 아마도 많은 차이가 날 것이다. 치료를 받기로 선택했다는 것은 곧 최소한 그 치료를 시작할 무렵에는 치료법을 준수했다는 뜻이기는 하다. 두 집단(실험군 내 치료 준수자 그룹과 미준수자 그룹) 간 교란 차이가 있을 때, 즉 치료 준수자와 미준수자의 비율이 크게 다를 때, 이를 관찰연구에서 통제하는 일은 어렵거나 불가능하다.

의료진이 치료제 처방 여부를 결정할 때도 비슷한 바이어스가 생긴다. 의료진은 더 건강하거나, 더 병들거나, 더 부유하거나, 더 젊은 환자를 선호할 수 있다. 의료진은 약속된 진료 시간에 꼬박꼬박 나타나는 사람들에게 그렇지 않은 사람들보다 치료제를 처방할 개연성이 분명히 높다. 이런 차이 역시 관찰 연구를 교란시킬 수 있다.

상황은 더 나빠질 수 있다. 다른 잠재적 교란요인들이 치료를 시작한 이후 생겨날 수 있다. 이는 호르몬 치료를 받은 사람들과 그렇지 않은 사람 사이의 비교를 더욱더 교란시킬 것이다. 호르몬 치료를 일단 받은 사람들은, 담당 의료진에게 더 많은 관심을 받게 될 것이며, 자신들의 사회관계망을 더 강화하거나, 자신이 병에 걸렸다고 여겨 더 많이 걱정할 수

---

* (옮긴이) adhere, adherence라는 표현을 의학계에서는 대체로 '순응하다', '순응(률)'이라고 옮기는 경우가 많다. 이는 시험 대상자가 의료진의 지시 사항에 따르고자 하는 의지, 그리고 지시에 따라 취하는 행동을 평가하는 말이다. 그러나 우리 옮긴이들은 이 번역이 부권주의적 표현이기 때문에 의료계에서도 거부감을 가지고 있는 용어임을 감안했다. 환자의 능동적 행위를 강조하려면 '수행(률)', 조치의 이행을 강조하려면 '준수(율)'라는 표현이 낫다.

도 있다. 개입(호르몬 치료)을 선택한 후 작동하는 잠재적 교란요인은 흔히 수행 바이어스라고 말하는데, 전체 시험 과정 가운데 배정된 대상자들이 치료를 받는 단계인 '수행' 단계 동안 나타나기 때문이다.

요약하면, 관찰 연구는 자기 선택 바이어스, 할당 바이어스, 수행 바이어스에 특히 취약하다.

3. 무작위 시험, 사태 수습의 해결사

무작위 시험은 무작위 할당을 도입하는 한편 쟁점 치료를 실험적 방식으로 관리한다는 점에서 대부분의 관찰 연구와 다르다.

1) 무작위 할당 은폐conceal와 자기 선택 바이어스 및 할당 바이어스의 배제

환자 자신이 개입을 받을 것인지 여부를 선택하는 관찰 연구와 달리, 호르몬 치료에 대해 이뤄진 것과 같은 무작위 시험의 대상자들은 시험군이나 대조군에 무작위로 할당된다. 단순 무작위 할당은 모든 대상자가 두 집단 가운데 어느 한편에 속할 확률이 똑같은 과정이다.[184] 제한 무작위 배정은 대상자 수나 성별과 같은 다양한 속성이 집단별로 비슷하게 분포하도록 다양한 전략을 사용한다(부록 1 참조). 동전 던지기, 난수표, 컴퓨터를 이용한 (유사) 무작위 번호 생성기로 무작위 배정이 가능하다. 예를 들어 우리는 동전을 던져서 '앞면'이 나오면 대기 중인 다음 대상자가 실험군에 들어가고 '뒷면'이 나오면 대조군에 들어가도록 배정할 수 있다.

물론 실제로 동전을 던지는 경우는 드물다. 연구진은 환자를 어떤 집단에 배정할지에 대해 무작위로 생성된 지시사항을 담고 있는 봉투 더미를 써도 된다.

무작위 배정 규칙을 준수할 경우, 자기 선택 바이어스와 할당 바이어스를 없앨 수 있다. 만일 무작위 할당 방법을 통해 실험 치료experimental treatment나 대조 치료controlled treatment를 받도록 사람들을 할당하면, 연구 대상자도 의료진도 누가 실험 치료를 받도록 할지 간섭할 수 없다.

그럼에도 할당 순서를 은폐하지 않으면 무작위 배정은 깨질 수 있고, 이런 일은 흔하다.

할당 순서가 생일에 따른 교체나 할당과 같은 '유사 무작위'라면 쉽게 판독되고 깨지게 된다. 진정한 무작위 할당 순서 역시 탐지될 수 있다. 예를 들어 순서를 담은 봉투를 연구진이 열어본다든지, 봉투에 빛을 비춰 할당 순서를 알아내려 하는 경우 그렇다. 케네스 슐츠는 발표회를 열어 연구진이 할당 방법을 해독할 때 사용하는 방법을 익명으로 공개하도록 했고, 여러 우스운 일화를 모을 수 있었다.

> 또 다른 발표회 참석자는 통 안에 써 있는 숫자를 읽어내려고 시도했으나, 성공하지 못하자 그녀는 결국 포기하고 말았다. 어느 날 저녁, 그녀는 연구 책임자의 사무실에 불이 켜져 있는 것을 보고 인사차 들렀다. 사무실에서 그녀는 연구 책임자가 아니라 같은 시험에 참여 중인 다른 의사를 만났다. 그 의사는 다른 방법으로는 할당 순서를 알아낼 수 없어서 서류철을 샅샅이 뒤졌다고 스스럼없이 말했다. 그녀의 반응은 꽤나 놀라웠다. 그의 성실함에 감명을 받아, 그녀도 서류철 뒤지는 일을 거들었던 것이다.[185]

할당 순서를 안다고 해도 순서를 바꿔버리지 않는다면 큰 문제는 되지 않을 수 있다. 문제는 일단 의사와 환자가 누가 어떤 치료법을 받았는지 알게 되면 할당 바이어스와 자기 선택 바이어스를 재차 고려해야 한다는 데 있다. 예를 들어 할당 순서를 알고 있는 어떤 의사는 상태가 좋지 않은 환자가 위험한 실험적 개입을 받지 않기를 바라며, 환자에게 시험 참여를 철회할 수 있는 권리를 행사하도록 제안하거나, 며칠 후에 다시 오도록 하거나, 아니면 환자가 '올바로' 할당될 때까지 서류철의 봉투를 다시 고를 수도 있다. 만일 의사가 이런 일을 체계적으로 수행했다면, 아픈 환자들이 대조군에 더 많이 포함될 것이다. 결국 실험군에 속한 사람들이 더 건강할 것이고, 따라서 실험 대상 치료는 효과적이라는 결과가 나올 것이다. 이런 바이어스는 역방향으로도 작동할 수 있다. 실험 대상 치료가 기적의 약이라고 믿는 의사가 있다면, 그는 가장 아픈 환자들을 시험군에 할당할지도 모른다. 할당 계획의 위반은 연구진에게 새로운 치료법이 효과적이라고 밝히는 데 개인적 또는 금전적 이해관계가 있을 경우 특히 위험하다.

할당 순서에 손을 대지 않기 위해 할당 은폐concealed allocation라는 방법이 널리 사용된다. 할당 은폐는 의료진과 대상자에게 실험 개입 할당 순서에 대한 정보를 숨긴다. 예를 들어, 할당 일정을 담고 있는 봉투에 '시험군'과 '대조군'이라는 낱말 대신 'A'와 'B'를 써둘 수 있다. 이 경우 A가 실험 대상 치료법인지 대조 치료법인지 여부는 비밀로 유지된다. 자신이 어떤 집단에 할당되었는지 대상자들이 알면 무작위 배정 일정을 비슷한 방식으로 망가뜨릴 수 있기 때문이다. 대상자들은 신약의 잠재적인 이득을 인터넷에서 찾아보고 자신이 실험군에 할당되지 않으면 참여를 철회하려 할지도 모른다. 어떤 사람들은 신약의 알려지지 않은 잠재적 부작용을 우려하여 자신이 대조군에 할당되지 않는 경우 참여를 철회하려 할지도 모른다.

무작위 할당 은폐가 제대로 수행된 사례로, 오늘날 매우 유명한 1948년 스트렙토마이신 시험이 있다.

> 어떤 환자가 스트렙토마이신과 침상 안정을 함께 받을지(S 사례), 아니면 침상 안정만 받을지(C 사례)는 브래드포드 힐이 성별에 부여한 무작위 표본 추출 숫자에 따른 통계적 일련번호에 따라 결정된다. 이 일련번호의 상세 사항은 어떠한 연구자나 연구원에게도 알려져 있지 않으며, 봉인된 봉투 더미 안에 들어 있다. 각각의 봉투 겉면에는 병원의 이름과 숫자 하나만 써 있다. 연구진이 어떤 환자를 받아들이기로 결정한 후, 스트렙토마이신 센터에 입원하기 전에, 적합한 번호가 적혀 있는 봉투를 중앙 사무실에서 개봉한다. 환자가 S 사례인지 C 사례인지는 봉투에 들어 있는 카드로 알 수 있으며, 이 정보는 센터 의료진에게 전달된다.[186]

2) 대조

모든 무작위 시험은 정의상 통제control 시험이므로, 무작위 대조시험에서 '대조'라는 말이 꼭 들어갈 필요는 없다. 모든 무작위 시험은 시험 대상 치료법과 대조 치료법의 비교를 반드시 포함해야 한다. 원칙적으로 하나 이상의 시험군과 하나 이상의 대조군이 있을 수 있지만, 여기서 나는 단일 시험군과 단일 대조군이 있는 단순한 사례에 대해서만 논의할 것이다. 대조군은 다른 종류의 치료를 받을 수도 있고, '플라세보'군일 수도 있으며, '무치료no treatment'군일 수도 있다. 플라세보란 실제로 실험 치료제가 아니지만 사람들이 실험 치료제라고, 또는 실험 치료제일 수 있다고 믿게 만들 수 있는 치료를 말한다(플라세보에 대해서는 7, 8장에서 논의한다). 보고 만져서는 비타민 C와 구분할 수 없는 설탕 알약은 플라세보가 될 수 있다. 치료를 받지 않는 집단('무치료' 대조군)을 실제로 만들기란 어려운 일이다. 무치료 대조군의 대상자들은 기본적으로 따로 치료하지 않거나 상세히 주시한다. 따로 치료하지 않는 경우에는 대상자 스스로 다른 치료를 받기로 선택할 것인지 여부를 연구진이 통제할 수 없다. 대상자를 주시할 경우, 주시받고 있다는 사실 자체가 효과에 영향을 끼칠 수 있다.[187, 188]

3) 시험: 실험 설계와 수행 바이어스의 배제

의학 연구에서 연구진이 실험과 대조 개입을 받는 대상자의 할당 과정을 통제할 때, 그리고 그들이 (또는 다른 연구진이) 실험 대상 개입을 제공하고 있을 때, 이러한 의학 연구를 시험 또는 실험이라고 부른다.[174, 184, 189] 존 스튜어트 밀은 '인공' 실험과 '자연' 실험이라는 한층 정밀한 구분을 제시했다.[170] 관찰 연구에서, 연구진은 대상자들을 시험군이나 대조군에 할당하지도 않고, 실험 대상 개입을 관리하지도 않는다. 다만 일상 진료를 통해 치료받은 환자들의 기록을 검토할 뿐이다.

실험을 위한 할당에 무작위 배정이 꼭 필요하지는 않다. 연구진은 교대법alteration, 순환법rotation, 출생일법 등을 대상자의 할당에 활용할 수 있다. 이런 할당은 무작위 할당이 아니다. 그러나 연구 수행자가 할당을 실행하므로, 이 할당은 실험 과정의 일부다. 무작위 할당이 다른 할당 방법보다 나은 실질적 이점은 배정 순서를 알아내기 어렵고 따라서 깨지기도 더 어렵다는 점이다.

무작위 할당이 이뤄졌지만, 치료를 실험 수행 과정의 일부로 관리하지 않을 수도 있다. 예를 들어 환자들은 실험 대상 개입이나 대조군 개입을 무작위로 받은 후 일상 진료 과정에서 치료를 받을 수도 있다. 무치료 대조군이라면 그들은 치료받지 않을 것이다. 실무에서는 이런 설계를 무작위 배정 실용 시험pragmatic randomised trial*이라고 부른다.

간단히 말해, 무작위 시험에 실험으로서의 성격이 있다는 말은 다만 연구진이 환자들을 시험군 또는 대조군에 할당하고, 치료를 실험 수행 과정 속에서 관리한다는 뜻이다.

무작위 시험이기 위해 실험 대상 치료 및 대조 치료를 실험 수행 과정 속에서 꼭 관리해야만 하는 것은 아니지만, 이런 관리가 가능하다는 특징은 무작위 시험에게 관찰 연구는 가질 수 없는 잠재적 이점을 두 가지 선사한다. 관찰 연구와 달리 무작위 시험은 양측 가면법과 '플라세보' 대조를 사용할 수 있다.

간단히 말해, (세부사항은 다음 장에서 논의하겠다) 양측 가면법은 누가 실험 대상 치료를 받는지 여부가 누설되면 생길 몇몇 교란요인의 잠재적인 영향을 줄일 수 있다. 만일 환자가 본인이 받는 치료가 최선이자 최신의 것이라고 알고 있다면, 실험 중인 치료법이 아니라 자신의 믿음과 기대 덕분에 건강이 좋아질 수도 있다. 우리는 다음 세 장에서, 환자 자신이 강

---

* (옮긴이) 실험적 조건이 아닌 '현실 생활 환경'하에서의 개입 효과effectiveness 평가를 목적으로 하는 시험 방법. 일상 진료 환경에서 일어날 수 있는 여러 상황(가령, 배정된 치료를 모두 받지 못하거나 병행 치료를 받는 상황)을 시험 내에도 허용한다. 이와 대비되는 개념은 설명적 시험explanatory trial으로, 이상적으로 통제된 조건 속에서 수행된 개입의 효능efficacy 평가를 목적으로 한다. 실험을 위한 · 여러 제약 조건을 엄밀하게 지켜야 설명적 시험이 가능하다.

력한 치료를 받고 있다고 믿기 때문에 여러 질환으로부터 극적으로 회복되는 경우가 있으며, 주관적 보고를 통해 결과를 측정하는 실험의 경우 환자들이 회복이 빨라졌다고 보고하는 경우 역시 있다는 사실을 확인하게 될 것이다. 예를 들어 우울증 환자들은 자신이 '진짜' 항우울제를 복용 중이라는 것을 알고 있을 때, '진짜' 항우울제를 복용했는지 확신하지 못할 때보다 더 빨리 회복되거나 그렇게 보고하는 듯하다.[190~193] 마찬가지로, 연구진의 태도 역시 쥐[194]와 인간 행동[195]에 대한 해석이나 혈구 수치[196]와 같이 '객관적인' 측정지표에도 영향을 끼친다는 점이 알려져 있다. 믿음과 기대의 교란 영향 외에도, 환자와 의사의 지식은 탈락률drop-out rate 차이나 동시투여 약물의 차이 등 다른 교란변수를 만들어낼 수 있다.

환자와 의사의 기대나 믿음에서 생겨나는 잠재적인 교란요인을 제거하기 위해, 우리는 환자나 개입 제공을 담당하는 의료진의 '눈을 가리거나blind', '가면을 씌울mask' 수 있다. 맹검법은 은폐처럼 누가 실험 대상 개입을 받는지 알 수 없게 만든다. '양측 맹검법double-blind' 또는 '양측 가면법double-masked' 연구란 개입을 받는 환자나 개입을 관리하는 의료진 모두 누가 실험 대상 개입을 받는지 모르는 연구다. 예를 들어 호르몬 치료와 플라세보의 효과를 비교하는 양측 맹검법 무작위 시험에서는, 환자나 의료진 누구도 환자가 복용하는 (또는 투여받는) 특정한 약물이 '진짜' 호르몬 대체 약물인지 여부를 알지 못할 것이다. 환자 자신이 실험군인지 대조군인지 여부에 대해 알지 못한다면, 환자의 기대나 기대에 따른 어떠한 효과도 교란요인이 되지 않을 것이다. 마찬가지로, 투약하는 의료진이 어떤 환자가 실험군에 속하는지 대조군에 속하는지 모른다면, 누가 실험 대상 치료를 받고 있는지에 대한 지식 때문에 연구 대상자에 대한 치료의 수준이 바뀌는 일은 없을 것이다.

관찰 연구는 일상 진료 현장에서 일어나는 일을 관찰하기 때문에, 관찰 연구를 양측 가면 조건에서 수행하는 것은 실무상 불가능하다. 무언가 잘못되지 않는 한, 의료진이 자신이 관리하는 개입에 대해 알고 있을 것이고, 이를 환자들에게 말하거나 적어도 말하기를 원할 것이다. 예외는 의료진이 실수로 무언가를 처방하거나, 환자가 의식이 없는 경우에나 벌어진다.

'플라세보 대조'는 흔히 양측 가면법을 달성하기 위해 필요하다. 연구 대상자들이 실험 대상 개입을 받고 있을지도 모른다고 속이기 위해서는, 대조 개입을 실험 대상 개입으로 위장할 수 있어야 한다. 이런 일을 달성하는 가장 쉬운 방식은 실험 대상 치료와 겉으로는 비슷해 보이지만 '고유' 특징characteristic feature은 포함하지 않는 개입을 설계하는 것이다. 예를 들어, 호르몬 치료 알약과 비슷하게 생겼지만 에스트로겐이 들어 있지 않은 알약을 만들 수 있다. 관찰 연구에서는 양측 가면법과 마찬가지로 플라세보 대조 역시 실무에서는 사용할 수 없다. 일상 진료에 사용되는 치료법에는 이미 입증되었거나 입증되었다고 가정된 효과가 있다. 평소 처방되는 몇몇 치료법은 사실상 플라세보와 다르지 않다. 예를 들어, 의사는 바이러스 감염에 대해 환자가 무언가를 해주기를 원할 때, 또는 자신이 무언가를 하고 있는 것처럼 보이려고 할 때 의도적으로 항생제를 처방할 수 있다. 이런 현실을 고려해, 관찰 연구에서 플라세보 대조를 실행해도 된다고 주장할 수도 있다. 하지만 이는 실무에서 불가능한 일이다. 예를 들어 모든 바이러스 감염에 항생제를 처방하지는 않으며, 상세한 기록이 없다면 일상 진료에서 플라세보 항생제로 치료받은 대조군을 확인하기란 어려운 일이다.

이 절을 요약해보자. 무작위 시험의 본질적인 특징은 사람들을 치료군과 대조군에 무작위로 할당하는 데 있다. 할당 작업이 은폐되지 않는다면 거의 불가능하지만, 무작위 할당규칙을 준수하면 연구 출발선 교란변수baseline confounder를 줄이는 데 도움이 된다. 무작위 시험이 지닌 실험으로서의 본성 덕분에, 이 방법은 관찰 연구에서 일반적으로 활용할 수 없는 두 가지 특징, 즉 양측 가면법과 플라세보 대조법을 사용할 수 있다. 무작위 시험의 이런 추가적인 잠재적 특징 덕분에, 대상자와 의료진이 누가 실험 대상 개입을 받게 되는지 알게 되어 생겨나는 잠재적인 수행 바이어스를 줄일 수 있다.

비록 겉보기에는 호소력이 있지만, 증거 위계 속에서 무작위 시험이 관찰 연구보다 높은 지위를 차지한다는 증거기반의학의 관점은 비판받았다. 다음 절에서 나는 이 비판을 검토한 다음, 이 비판이 무작위 시험이 관찰 연구에 대해 더 나은 증거를 제시한다는 증거기반의학의 입장을 깎아내리는 데 대체로 실패했다고 주장할 것이다.

4. 무작위 시험이 관찰 연구보다 더 나은 증거를 제시한다는 증거기반의학의 관점을 옹호하기

아마도 증거기반의학 위계에 대한 철학적 비판자로 가장 많이 인용되는 저자인 워럴은 어바Urbach[197]와 하우슨Howson[49]의 초기 작업을 발전시켜, 증거기반의학이 무작위 시험을 증거 위계의 정상부에 올려놓는 현 상황을 비판하기 위해 흥미로운 전략을 채택했다. 그는 무작위 배정의 다섯 가지 잠재적 이득을 검토했다.

① 무작위 배정은 고전적인 가설 검정에 필요하다.

② 무작위 배정은 확률적 인과성을 확립하기 위해 필요하다.
③ 무작위 배정은 알려졌거나 알려지지 않은 모든 교란변수를 통제한다.
④ 무작위 배정은 할당 바이어스를 통제한다.
⑤ 관찰 연구는 치료 효과를 과장한다고 '알려져' 있다.

분석을 마치면서, 워럴은 무작위 배정의 유일한 이득이 할당 바이어스를 제거하는 데 있다고 결론 내렸다. 하지만 이러한 이득은 그리 크지 않은 수준이므로, 잘 수행된 관찰 연구는 무작위 시험과 동등하게 강한 증거를 제공한다고 주장했다. 또, 몇몇 다른 비판들처럼, 워럴도 관찰 연구의 외적 타당도가 무작위 시험에 비해 더 크다고 주장했다.

나는 무작위 배정이 고전적인 가설 검정을 수행하거나, 확률적 인과* 를 성립시키기 위해 필요하다는 논증을 검토하는 일은 뒤로 미뤄두고자 한다. 증거기반의학 방법이 고전적인 가설 검정과 직접적인 연관성이 없기 때문이다. 사실 증거기반의학은 진단 추론을 할 때 비고전적인(베이즈적인) 방법을 장려해왔다. 또한 확률적 인과성에 대한 철학적 논쟁에서 어떠한 결과가 나오든 간에 이 논쟁은 증거기반의학에 그리 중요하지 않다(부록 2). 나는 오히려 증거기반의학 운동 자체가 제시하는 주장, 즉 무작위 배정은 모든 교란변수를 통제하고, 할당 바이어스를 통제하며,

---

* 옮긴이 어떤 이상적인 인과 관계의 경우, 원인이 일어나면 결과가 반드시 일어나거나, 원인이 일어나지 않았다면 결과는 일어나지 않았을 것이다. 그렇지만 현실 속의 많은 인과 관계는 그렇게 단순하지 않다. 원인이 일어나면 결과가 일어날 확률이 높아지는 경우, 그 원인을 결론적 원인 대신 확률적 원인이라고 부를 수 있고, 그러한 인과 관계를 확률적 인과로 부를 수 있다.

관찰 연구는 치료의 효과를 과장한다고 '알려져' 있다는 주장에 초점을 맞출 것이다.

미리 말하자면, 나는 무작위 시험에 대한 워럴의 비판이 비교임상연구에 대한 증거기반의학 위계를 오해한 허수아비 공격이라고 주장할 것이다. 다음으로 나는 왜 관찰 연구 등의 방법이 외적 타당도 문제를 해결할 수 없는지 설명할 것이다. 그러나 더욱 예리한 비평가들은 무작위 시험이 관찰 연구보다 우월한 범주에 있다는 증거기반의학의 예전 주장이 잘못되었음을 제대로 지적한다. 비록 예외적인 경우지만 몇몇 관찰 연구는 무작위 시험과 동등한 수준의 좋은 증거를 만들어낼 수 있다.

1) 무작위 배정은 모든 교란변수를 통제한다는 주장에 대한 워럴의 비판

증거기반의학 옹호자들은 무작위 배정이 알려져 있거나 알려져 있지 않은 모든 교란변수를 통제한다고 주장해왔다. 예를 들어 앞서 소개한 증거기반의학 교과서에는 다음과 같은 서술이 나와 있다.

> 무작위 할당은 이러저러한 예후 요인에 대해 치료 집단(실험군과 대조군)이 균형을 이루도록 한다. 심지어 우리가 충분히 이해하지 못하고 있는 요인의 경우에도 마찬가지다![32]

무작위 배정의 힘에 대한 이런 강력한 주장이 왜 실수인지 살펴보기 위해, 한 명의 남성과 한 명의 여성이 참여한 시험을 상상해보자. 대상자가 실험 대상 개입을 받을지 여부를 동전 던지기로 결정한다면, 이 시험은 필연적으로 심각한 출발선 차이를 나타낼 것이다. 두 대상자 모두가

한 집단에 들어가 다른 한편은 빈 채로 남을 수 있고, 아니면 남성은 대조군에, 여성은 시험군에 들어갈 수도 있다. 그 반대도 가능하다. 실제 사례를 살펴보자. 어떤 무작위 시험은 환자 32명을 대상으로 집단 인지 치료를 받은 환자들과 '무치료' 환자들을 비교했다. 대조군에 속한 환자들은 17명(여성 14명, 남성 3명)으로 총 44건의 경쟁 진단competing diagnoses*을 받았다(환자들은 각각 하나 이상의 경쟁 진단을 받을 수 있었다). 반면, 실험군에 속한 15명(여성 11명, 남성 4명)은 17건의 불안장애 진단과 총 29건의 경쟁 진단을 받았다. 두 집단에게는 결과에 영향을 끼친다고 알려진 분명한 차이점이 있다. 여성의 수가 더 많다거나, 실험군 내에서 경쟁 진단이 더 많이 내려졌다는 점 등이 그와 같은 차이이다. 이런 이유에서 많은 의학 연구자들은 알려진 교란변수가 동등하게 분배될 수 있도록 제한된 무작위 배정을 수행해야 한다고 주장한다(부록 1을 보라). 예를 들어 브래드포드 힐은 이렇게 말한다.

> 어떤 치료의 결과가 성별이나 연령 집단에 따라 변화하는 것처럼 보인다면, 비교 대상 집단 전체가 결국 동등해지도록 이 방법을 더욱 확대할 수도 있다.[2]

다른 저명한 의학 교과서 역시 비슷한 주장을 담고 있다.[174, 189] 하지만 알려진 교란변수가 동등하게 분포한다고 해도, 알려지지 않은 교란변수가 남아 있을 가능성은 있다.

---

* (옮긴이) 참고문헌이 제시되지 않아 하윅이 어떤 연구를 참조했는지 확인하지 못한 점을 양해 바란다.

무작위 배정을 옹호하면서, 무작위 배정이 알려지지 않은 교란변수까지 통제한다고 주장하는 저자들도 더러 있다. 예를 들어, 증거기반의학 교과서는 "심지어 우리가 어떤 질환을 충분히 이해하지 못한 경우에도" 무작위 배정은 교란변수를 통제한다고 주장한다.[32] 유사한 주장이 도처에서 반복되고 있다.

> 무작위 배정의 전체 절차는, [실험 과정의 일부로 이뤄지는 통제로는] 제거되지 않는 방해 요인 때문에 착오가 생겨나지 않도록 유의성 검정의 타당도를 보장해줄 수 있는 방법이다.[198]
>
> 우리는 측정하거나 관찰할 수 있는 특징만을 동등하게 만들 수 있으나, 우리가 알지 못할 수도 있는 다른 모든 특징에 대해서도 바이어스가 생기지 않게 할당해야 한다. 오직 무작위 배정만이 이렇게 할 수 있고, 다른 어떤 형태의 동등화equalisation도 이 역할을 만족스럽게 대체할 수 없다.[2]

하지만 무작위 배정으로 예를 들어 남성인 환자를 두 집단에 동등하게 배분할 수 있다는 보장이 없다면, 대체 어떻게 아직 알려지지 않은 요인을 동등하게 배분할 수 있다는 말인가?

물론, **충분히 큰** 무작위 시험이라면 큰 수의 법칙 덕분에 알려진 차이든 알려지지 않은 차이든 간에 희석하는 경향이 있을 것이다. 하지만 대부분의 시험은 충분히 크지 않다(아래를 보라). 그럼에도 무작위 배정은 알려졌거나 알려지지 않은 **모든** 교란변수를 통제하지 못한다는 [워럴의] 논증은 증거기반의학 위계에 대한 허수아비 공격이다. 그 이유는 두 가지다.

첫째, 무작위 시험이 알려졌거나 알려지지 않은 모든 교란변수를 통제한다는 증거기반의학 옹호자들의 의견은 맥락을 무시하고 인용되었다.

무작위 배정이 모든 교란변수를 제거한다고 주장하는 인용구 세 줄 아래에는 다음과 같은 문장도 실려 있다.

> 치료법에 대해 무작위 할당을 해야 한다고 주장하는 이유는, 그것이 시험을 시작하는 시점에 당신이 예방하기를 원하는 사건의 위험 측면에서 동일한 환자 집단들을 만들어내는 목표를 달성하는 데 다른 어떠한 연구 설계보다도 가까이 다가간 설계이기 때문이다.[32] (저자 강조)

이는 무작위 배정이 모든 교란변수를 배제한다는 주장과는 분명 다르다.

몇 쪽만 넘겨도, 이 교과서에는 우리가 "시험 시작 시점에서 환자들이 비슷한지 살펴봄으로써 무작위 배정이 효과적이었는지를 이중으로 점검"해야 한다고 나와 있다.[32] 만일 무작위 배정이 모든 교란변수를 제거한다면, 굳이 이중으로 점검할 필요가 없다. 무작위 배정이라는 방법이 지닌 능력에 대한 잘못된 주장을 질책하는 일은 중요하지만, 맥락을 무시한 채 증거기반의학 옹호자들의 주장을 다루는 일도 불공정하다.

둘째, 증거기반의학 옹호자들이 맥락과 무관하게 인용되지 않았다고 해도, 무작위 시험이 관찰 연구보다 우월한 증거를 제시한다는 관점을 뒷받침하기 위해 무작위 배정이 모든 교란요인을 제거해야 할 필요는 없다. 무작위 시험이 관찰 연구보다 더 많은 교란변수를 제거하기만 하면 된다. 은폐에 의해 강화된 엄격한 무작위 할당은 자기 선택 바이어스와 할당 바이어스를 제거하지만, 관찰 연구에서 사용되는 비무작위 할당법은 이들을 제거하지 못한다. 또한, 관찰 연구는 수행 바이어스를 줄이기 위해 양측 가면법이나 플라세보 대조를 실무에서 사용할 수 없다. 비록 워럴은 무작위 시험이 환자 선호 바이어스나 수행 바이어스를 제거한다는 점을 지적하지는 못했지만, 무작위 할당이 할당 바이어스(워럴은 '선택 바이어스'라고 불렀다)를 제거할 수 있다는 점을 받아들였으며, 이 점이 "무작위 배정을 위한 무쇠같은 논증"이 된다고 인정했다.[47] 따라서 증거의 품질은 교란요인을 얼마나 잘 제거하는지에 따라 달라진다는 규칙(이는 워럴도 명시적으로 인정한다)에 의하면, 다른 조건들이 같다는 전제하에(이 전제는 만족되지 않을 수 있다 – 아래를 보라), 무작위 시험은 비무작위 시험보다 우월한 증거를 제공한다.

2) 관찰 연구는 치료의 이득을 과장한다?

무작위 시험은 관찰 연구보다 더 많은 교란변수를 제거한다는 논증은 관찰 연구가 무작위 시험과는 다른 (통상 더 큰) 효과 크기를 제시한다고 말하는 경험 연구들에 의해 뒷받침된다.[199, 200] 이런 연구는 품질이 비슷한 무작위 시험과 관찰 연구를 비교한다(또는 그래야 한다). 최근 들어 라세티 등[124]은 관찰 연구의 증거가 이후 수행된 무작위 시험에 의해 반박된 22개 사례를 보고했다. 잘 알려진 사례 몇 가지만 나열해보면, 관찰 연구에서 불화 나트륨이 척추 골절을 감소시키는 것으로 나타났지만[201] 후속 무작위 시험에서는 그렇지 않았던 사례,[202] 비타민 E가 코호트 연구에서는 주요 관상동맥 질환을 감소시키는 것으로 보였지만[203] 대규모 무작위 시험에서는 그렇지 않았던 사례,[204] 저용량 아스피린이 관찰 연구에서는 고용량에 비해 덜 효과적으로 보였지만[205] 후속 무작위 시험에서는 저용량 아스피린이 더 효과적이었던 사례[206] 등을 들 수 있다.

내가 상세히 논의할 사례에서, 우리는 호르몬 치료가 관찰 연구에서는 폐경 이후 여성들에게 관상동맥 질환, 뇌졸중, 치매를 줄이는 결과를 볼 수 있었다.[181, 207] 하지만 후속 무작위 시험은 호르몬 치료를 받은 여성들이 관상동맥 질환, 뇌졸중, 치매, 심지어 유방암에 더 많이 걸린다는 결과를 보였다.[209, 210] 바로 내 어머니가 호르몬 치료를 받고 유방암에 걸린 분이었다.

하지만 무작위 시험이 때로 관찰 연구와 다른 결과를 내놓는다는 사실만으로는 무작위 시험으로 좀 더 정확한 결과를 얻을 수 있다고 볼 수 없다.[47] 관찰 연구에 대한 완고한 지지자를 가정해보면, 이들은 관찰 연구가 무작위 시험보다 치료 효과를 더 정확하게 추정할 수 있다고 주장할 수 있기 때문이다. 사실, 무작위 시험과 관찰 연구의 결과 사이에서 관찰된 차이를 기반으로 하여 무작위 시험이 더 정확한 결과를 제시한다고 주장하면 악순환에 빠지고 만다.*

하지만 더 나은 증거는 더 많은 교란요인을 제거한다는 규칙에 호소하면 이 악순환을 회피할 수 있다. 워럴조차도 인정했듯, 무작위 시험은 관찰 연구로 제거할 수 없는 할당 바이어스를 제거하며, 이로부터 무작위 시험은 관찰연구보다 우월하다고 받아들여야 한다는 점도 도출된다. 사실상 (무작위 시험 자체에 추가적인 교란변수가 있다고 보지 않는 한) 관찰 연구는 할당 바이어스, 자기 선택 바이어스, 수행 바이어스에 의해 교란될

---

* (옮긴이) 여기서 악순환은 순환 논증의 오류, 즉 논증을 통해 입증해야 할 진술을 논증의 토대로 삼을 수 있는 전제로 사용하는 오류를 말한다. 증거기반의학 옹호자들은 무작위 시험의 품질이 관찰 연구보다 낫다는 것을 입증해야 한다. 그런데 무작위 시험의 결과가 관찰 연구와 다른 경우가 많다는 사실은 무작위 시험의 품질이 높다는 것을 직접 지지하는 증거가 아니다. 이런 불충분한 증거만 가지고 무작위 시험의 품질이 높다는 결론을 내리기 위해서는 무작위 시험의 품질이 관찰 연구보다 낫다는 결론을 이미 전제해야 하며, 이 때문에 악순환이 성립한다는 것이 지은이의 지적으로 보인다.

가능성이 있기 때문에 잘못된 결과를 제시할 수 있다고 결론 내려야 한다.

무작위 시험이 최선의 증거를 제공한다는 경험적 논증에 대해 두 가지 추가적인 반론이 존재한다. 첫째, 여러 연구에서 더 최근에 더 잘 수행된 관찰연구는 무작위 시험과 유사한 효과를 얻는다고 지적한다.[36, 38] 예를 들어 벤슨과 하츠[36]는 이렇게 결론 내린다.

> 1984년 이후 보고된 관찰 연구에서 제시된 치료 효과 추정값이, 무작위 대조시험을 통해 얻은 값보다 일관되게 크다거나 양적으로 다르다고 할 만한 증거는 거의 없다.

무작위 시험과 관찰 연구의 결과가 명백히 수렴하고 있는 이유에 대해 벤슨과 하츠는 관찰 연구의 방법이 향상되었기 때문이라는 가설을 내놓았다. 실제로, 무작위 시험과 관찰 연구가 일반적으로 충분히 유사한 결과를 내놓는다면 이는 기뻐할 만한 일이다. 무작위 시험은 비윤리적이거나 실행할 수 없는 경우가 종종 있고, 또 비용이 더 많이 들기 때문이다.

불행히도, 관찰 연구가 일반적으로 무작위 시험과 유사한 결과를 내놓는지는 전혀 분명치 않다. 예를 들어, 유방암 검진은 컨케이토 등에 의해 검사된 다섯 가지 쟁점 가운데 하나다. 포콕과 엘번에 따르면, 양질의 무작위 시험에 대한 최근의 메타 분석 결과 유방촬영술의 예방 효과는 거의 없었다.[211] 좀 더 일반적으로, 앞서 언급했던 라세티 등은 무작위 시험이 관찰 연구의 결과와 일치하지 않는 사례를 22가지나 확인했던 바 있다. 관찰 연구가 무작위 시험만큼 강력한 증거를 제공할 수 있는지 여부가 핵심 쟁점이라면, 두 유형의 연구에서 나온 결과가 일치하는 사례가 아니라 일치하지 않는 사례를 중요하게 살펴봐야 한다. 비슷한 품질의 두 연구 결과가 충돌할 때, 하나는 무작위 배정 연구이고 다른 하나는 아니라면, 무작위 연구의 결과에 내기를 거는 편이 합리적이다. 이는 무작위 연구가 바이어스에 의해 왜곡될 가능성이 더 적기 때문이다. 실제로, 누구든 이런 원리를 부인하려 한다면 다음 질문에도 답해야 한다. "호르몬 치료에 이득이 있다고 말하는 양질의 관찰 연구와 해롭다고 말하는 양질의 무작위 연구가 있다면, 당신은 어떻게 할 것인가?"

컨케이토 등이나 벤슨과 하츠가 관찰 연구 가운데 대표성이 없는 표본들을 선택했다는 이유에서 여러 비평가들[44, 212]은 반론을 제기했다. 예를 들어 컨케이토는 오직 다섯 개 치료법만을 쟁점으로 삼아 분석했고, 벤슨과 하츠는 18개의 치료법에서 나온 증거들을 다루면서 겨우 네 문단과 그림 두 장으로 요약해 그들의 주장을 평가하기 어렵게 만들어놓았다고 비판받는다. 쿤츠 등[212]은 관찰 연구와 무작위 시험이 같은 결과를 제공할 수 있는지 결론을 내리려면, "모든 가능한 증거를 포괄하는 체계적 고찰이 … 요구한 답변을 내놓을 수 있다"고 상당히 올바르게 역설한 바 있다. 그와 같은 체계적인 비교가 없다면, 우리는 일반적으로 관찰 연구가 무작위 시험과 유사한 결과를 제공한다는 결론을 내릴 수는 없다.

관찰 연구가 다른 (대체로 더 큰) 효과 추정값을 내놓는다는 경험적 증거에 대한 두 번째 반론은 무작위 시험의 결과가 서로 모순될 수 있다는 내용이다. 최근 이오아니디스[213]는 1990년부터 2003년 사이에 발표되어 1,000번 이상 인용된 모든 임상연구를 분석한 바 있다. 그가 확인한 39개의 무작위 시험 가운데 9개(23%)는 후속 연구와 모순되었다. 전형적인 사례로, 패혈증 치료법에 대한 어떤 무작위 시험은 균내 독소에 대한 단클론항체*가 사망률을 절반으로 낮춘다고 보고했지만,[214] 뒤이어 수행한 10배 규모의 시험은 같은 항체가 사망률을 증가시킬 수 있다는 사실을 발견했다.[215] 무작위 시험이 서로 충돌하는 결과를 내놓는 주된 이유는 연구의 품질에서 유래한다. 많은 무작위 시험은 통계적 검정력이 낮고(즉 효과를 탐지하기에 규모가 너무 작고),[216] 할당 순서를 은폐하는 데 실패하고,[217~219] 양측 가면법을 시행하지 못하고,[220~222] '통계적으로 유의한' 결과가 우연히 생겨날 만큼 효과 크기가 작으며,[223~225] 다른 원천에 의해 발생한 교란요인 때문에 방해를 받는다.[226~229] 실제로 증거기반의학 옹호자들은 상당수 연구의 품질이 낮다는 사실을 한탄하기도 했다.[230~232]

하지만 많은 무작위 시험이 다른 시험과 때때로 모순되기도 한다는 사실이나 무작위 시험이 때때로 방법론적 한계를 가진다는 사실로부터 관찰 연구가 동등하게 믿을 만하다는 결론이 도출되지는 않는다. 실제로 관찰 연구는 무작위 시험보다 더 자주 다른 연구와 모순되는 것처럼 보인다.[213] 따라서 서로 다른 품질의 무작위 시험이 서로 다른 결과를 가져온다고 해도, 관찰 연구보다는 무작위 시험에 내기를 거는 편이 여전히 나은 듯하다. 동시에, 무작위 시험 결과가 서로 엇갈린다는 점은 증거기반의학의 회의주의를, 즉 모든 연구는 질문에 열려 있으며 절대적 진리를 제공하지 않는다는 주장을 입증해준다.[4] 게다가 무작위 시험에 방법론적 한계가 있다는 사실은 무작위 시험을 관찰 연구보다 우월한 범주에 놓는 방식이 잘못일 수도 있음을 시사한다(다음 3)항을 보라).

요컨대, 무작위 시험은 때로 관찰 연구 결과와 모순된다. 이런 모순을 지적한 경험적 연구는 무작위 배정에 의해 제거된 자기 선택 바이어스와 할당 바이어스가 중요한 효과를 가진다는 증거로 받아들일 수 있다.

---

* (옮긴이) 단 하나의 항원 결정기에만 항체 반응을 하는 항체로, 항암제에 이 항체를 결합하여 사용하면 정상적인 세포는 손상하지 않고 치료하는 효과를 거둘 수 있다고 알려져 있다. 이를 응용한 면역항암요법이라는 새로운 치료법이 임상 현장에 최근 도입되었다.

3) 무작위 시험은 관찰 연구보다 외적 타당도가 작은가?

지금까지 나는 무작위 시험이 관찰 연구보다 더 많은 교란요인을 제거한다는 주장을 검토했으며, 실제로 그렇다고 결론 내렸다. 지금 다룰 쟁점은, 관찰 연구가 정말로 무작위 시험에 비해 어떠한 장점도 없느냐는 부분이다. 사실 관찰 연구가 무작위 시험보다 외적 타당도가 더 크다는 주장이 많다.[46, 47, 62, 64, 140, 233] 외적 타당도 문제는 매우 현실적인 문제이며, 철학자들은 다음과 같은 다양한 해결책을 내놓은 바 있다. ① 관찰 연구를 사용하기, ② 메커니즘 추론에 호소하기,[52, 56] ③ 전문가 판단에 호소하기.[64] 나는 여기서 첫 번째 대안에 대해 검토할 것이며, 나머지 대안들은 각각 10장과 11장에서 살필 것이다.

워럴은 베녹사프로펜(미국에서는 오라플렉스, 유럽에서는 오프렌)의 사례를 검토했다. 이 약물은 무작위 시험에서는 18~65세 사이의 환자들에게 효과가 증명되었으나, 일상 진료에 도입되자 많은 노인들이 이 때문에 사망하고 말았다.[47] 그러나 다시 말하지만 이런 주장은 무작위 시험이 관찰 연구보다 더 강한 증거를 제공한다는 증거기반의학의 관점을 오해한 허수아비 공격이다. 관찰 연구에도 그 자체가 지닌 외적 타당도 문제가 있다. 예를 들어, 연구 대상 인구집단이 표적 인구집단과 어떤 면에서는 다른 관찰 연구에서도 워럴의 사례는 생겨날 수 있다. 관찰 연구는 대부분의 무작위 시험처럼, 치료 반응이 그다지 다양하게 나오지 않는 한, 개인에게 곧바로 적용할 수 없는 평균 결과만을 제공한다. 마찬가지로 관찰 연구가 무작위 시험보다 더욱 대표성 있는 인구집단을 사용하는 것도 일반적이지 않다. 물론 많은 무작위 시험에서는 해당 치료법을 일상 진료에서 받게 될 환자들이 다수 배제된다.[43, 146~149] 하지만 이는 무작위 시험의 필연적인 특징이 아니다. 실제로 어떤 무작위 시험은 거의 모든 대상자를 표적 인구집단에서 얻었다. 예를 들어, 급성 심근경색증의 혈전 용해제 치료 효과를 평가한 GISSI-1 시험은 명확한 진단을 받은 바 있으며 어떠한 금기contraindication도 없고 발병 후 12시간이 지나지 않은 환자 집단에서 90%의 대상자를 모았다. 또한 모든 관찰 연구가 높은 외적 타당도를 가지는 것도 아니다.[234]

게다가 경험적 증거는 대표성 없는 인구집단을 활용한 무작위 시험일지라도 그 결과는 표적 인구집단에 적용될 수 있다고 제안한다.[235~237]

이어서, 무작위 시험의 한 가지 유형, 즉 동일인 교차 대조n-of-1 시험은 비교임상연구 가운데 외적 타당도가 가장 크다고 볼 수 있다. 동일인 교차 대조시험에서는, 단 한 명의 대상자만이 있으며 또한 이 대상자가 실험적 개입을 받고 난 후 대조 개입을 받을지 그 반대 순서로 받을지는 무작위 할당에 의해 결정된다. 예를 들어, 어떤 무작위 방법이 비타민 C와 그 플라세보에 대한 동일인 교차 대조시험의 대상자가 처음 한 달간은 비타민 C를 복용하고 다음 달에는 플라세보를 복용할지 여부를 결정할 수 있고, 이런 과정은 여러 차례 반복될 수 있다. 통상 이런 시험은 양측 가면법이 적용된 상태에서 수행된다. 만일 대상자가 실제 비타민 C를 받았던 달에 감기에서 더 빠르게 나았다면, 우리는 비타민 C가 원인이라는 증거를 얻게 된다. 시험 결과가 개인에게 적용되지 않는다는 문제는 여기서는 제기되지 않는다.

동일인 교차 대조시험은 상대적으로 안정적인 조건에 대해서만 적용할 수 있지만, 관찰 연구에는 그와 동등한 연구 형태가 존재하지 않는다. 예를 들어 한 사람에 대한 관찰은 치료 효과인지 아니면 자연 경과natural history나 관해remission로 인한 효과인지 구별할 수 없다.

마지막으로, 외적 타당도 문제란 어떤 연구가 교란되어 '내적으로 타당'하지 않다면 논의할 필요조차 없는 문제다. 몇몇 예외도 있지만, 교란된 연구는 부정확한 결과를 내놓기 때문에 시험 대상자나 일상 진료를 받는 환자에게 치료 효과가 있는지 파악하는 데 믿을 만한 지침을 주지 못한다.

이 절을 요약해보자. 무작위 시험이 일반적으로 관찰 연구보다 증거 능력 면에서 우월하다는 증거기반의학의 주장은 면밀한 조사를 견뎌냈다. 비판자들도 무작위 시험은 관찰 연구보다 더 많은 교란요인을 제거한다는 점을 받아들인다. 또한 무작위 시험에 대한 대부분의 비판은 관찰 연구에도 동일하게 적용될 수 있다. 그러나 이런 관점은 우리를 역설적인 상황에 처하게 한다. 우리가 알고 있는 가장 효과적인 치료법인 하임릭 구명법부터 체외 제세동에 이르는 치료법들은 어떠한 무작위 시험도 거친 적이 없기 때문에, 훨씬 효과가 작은 다른 많은 치료법보다 오히려 증거 능력이 약하다는 점에서 역설적이다.

5. 효과성의 역설을 극복하기

효과성의 역설을 해결하려면, 교란변수를 제거하는 일이 도움이 되는 이유를 다시 생각해보아야 한다. 그 이유란 교란변수가 연구 결과에 대해 **대안적 가설**alternative hypothesis을 제시한다는 사실에 있다. 예를 들어, 호르몬 치료의 예방 효과에 대한 관찰 연구는 호르몬 치료를 받기로 선택한 여성들의 평균 건강 상태가 그렇지 않은 여성들과 다르다는 사실에 의해 교란되었다. 이 요법을 받은 여성과 그렇지 않은 여성 사이의 차이는 겉보기에 긍정적인 결과에 대한 대안적인 설명을 제공한다. 호르몬 치료가 긍정적 효과를 '일으킨' 것이 아니라, 호르몬 치료를 실제로 받은 여성들의 평균 건강 상태가 더 나았을 수 있다.

그러나 교란요인들이 연구의 결과에 대해 대안적 설명을 제공하지 못하는 경우들도 있다. 예를 들어 선택 바이어스와 기대 효과는 전신마취나 하임릭 구명법, 체외 제세동, 낙하산 사용 등에서 관찰된 효과를 설명할 정도로 충분히 강력하지 않을 것 같다. 이런 경우 비록 몇몇 교란변수가 연구 설계에서 제거되지 않고 남아 있더라도 관찰된 커다란 효과는 그 교란변수들이 결합된 효과를 압도한다. 따라서 이러한 치료법의 효과를 양측 가면 플라세보 대조시험을 통해 검사하지 못한다고 해도, 이런 경우가 전신마취로 의식을 잃었다가 다시 회복될 수 있다는 믿음과 같은 우리의 통념에 반하는 상황이라고 생각해서는 안 된다. 추상적으로 말하자면, 덜 교란된 무작위 시험이 관찰 연구에 비해 전신 마취의 효과 크기를 더 정확하게 추정할 수 있다는 말은 여전히 참이다. 그러나 임상 진료에 유용한 증거가 무엇인지에 비춰 보면, 그럴듯한 교란변수들의 결합 효과를 압도하는 효과 크기를 보여주는 관찰 연구라면 그것은 증거로서 충분하다. 사실 어떤 연구 결과가 극적인 효과를 보인다면 우리는 그 연구가 제공하는 증거의 힘이 기준선을 넘는다고 판단해도 좋다.

이를 염두에 둘 경우 우리는 어떤 연구의 타당성에 대해 묻는 방법을 바꿔야 한다. 즉 연구가 교란되었는지 아닌지 또는 그것이 범주 간 위계 체계에 들어맞는지 아닌지 묻는 대신, "쟁점 치료의 효과 크기가 여전히 남아 있을 법한 교란변수들의 결합 효과보다 큰가?"라고 물어야 한다.[46~48, 177, 238*]

증거를 이처럼 더욱 세밀하게 사용하려면 두 가지 사항에 유의해야 한

그림 5.1 비교 임상 연구에서 얻은 증거의 강도는 그럴듯한 교란변수들의 결합 효과를 능가하는 크기의 효과가 발생하는지 여부에 따라 정해진다

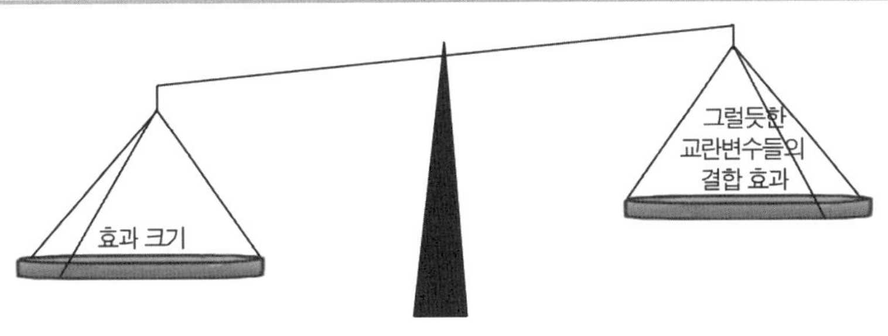

다. 첫째, 상대 효과는 크지만 절대 효과는 작은 경우들이 더러 있다. '약한' 원인은 '강한' 원인만큼 실재할 수도 있지만, 절대 효과가 큰 경우에 비해 작은 절대 효과는 더 적은 (또는 '더 약한') 교란변수의 효과로도 설명될 수 있다. 따라서 우리는 상대 효과 측면에서는 강하지만 절대 효과 측면에서는 약한 연관성으로부터 그 연관성이 인과적이라고 추론할 때 더욱 주의를 기울여야 한다. 그렇지만 절대 효과 측면에서는 작지만 상대 효과 측면에서는 큰 연관성은 인과적 가설에 대한 강력한 뒷받침을 제공하는 경우가 많다. 예를 들어, 브래드포드 힐이 흡연자에게서 발견한 위험 증가의 크기는 매우 작았으나(1,000명당 0.07명에서 1,000명당 0.57명으로 증가), 궐련 흡연자의 폐암 사망률은 비흡연자보다 아홉 배나 컸고 따라서 인과에 대한 좋은 증거를 제공했다.

둘째, 우리가 관찰 연구의 결과에 대해 확신을 지니려면 효과 크기가

* 증거의 규칙은 워럴이 영감을 준 것이며,[46, 47] 하윅·글래지우·애런슨에 의해 발전된 것이다. 이 절의 논의 구성은 하윅[178] 등의 문헌에 빚진 바 크다.

정말 극적이어야 한다. 경험적 연구들에 따르면, 무작위 배정, 할당 은폐, 양측 가면법을 수행하지 못하면 치료의 이득을 과장하는 것으로 드러났다. 위 요소들의 절대 효과 크기는 알려지지 않은 반면(3장을 보라), 오즈비*는 할당을 은폐하는 데 실패하면 평균 41%, 양측 가면법에 실패하면 17% 정도 과대평가된다. 따라서 치료 이득의 오즈비는 할당이 은폐되지 않고 또한 가면법이 사용되지 않은 연구에서 평균 65% 정도 과대평가되는 것으로 보인다.**

쟁점 효과의 크기가 그럴듯한 교란변수들의 결합 효과를 초과해야 한다는 규칙은 비교임상연구를 해석하는 데 몇 가지 중요한 의미가 있다. 첫째, 이 규칙은 관찰 연구가 특정 경우에는 무작위 시험만큼이나 강력한 증거를 제공할 수 있게 해준다. 둘째, 이는 증거의 강도를 검토할 때 반드시 효과 크기를 고려해야 한다는 직관을 명시적으로 받아들인다. 주의 깊게 통제된 관찰 연구가 큰 효과를 보인다면, 이 연구는 작은 효과만을 보여주는 교란된 무작위 시험보다 더 강한 증거다. 셋째, 내가 제안하고 있는 증거 능력의 규칙에 따르면, 어떤 치료가 임상적으로 의미 있는 이득을 산출한다는 주장을 뒷받침하는 데 무작위 시험과 더불어 관찰 연구도 사용될 수 있다(그림 5.2). 증거 위계 체계는 연구진에게 무작위 시험이 있으면 관찰 연구 결과를 받아들이지 말라고 권장한다. 하지만 만일 관찰 연구가 지금 개괄한 요건을 만족한다면, 어떤 치료가 임상적으로 의미 있는 효과를 창출한다는 주장을 받아들일 때 무작위 시험과 더불어 관찰 연구를 고려하지 말아야 할 이유는 없다.

---

* 오즈비 = (실험군 내 결과 사건의 오즈) / (대조군 내 결과 사건의 오즈)

** (옮긴이) 원래 어떤 연구를 인용한 것인지가 원저에서 누락되어 세밀하게 평가할 수 없었다.

그림 5.2 비교 임상 연구에서 얻은 증거의 힘을 평가하는 가이드라인 (물론 체계적 고찰은 언제나 모든 유관한 증거를 감안하여 수행되어야 한다)

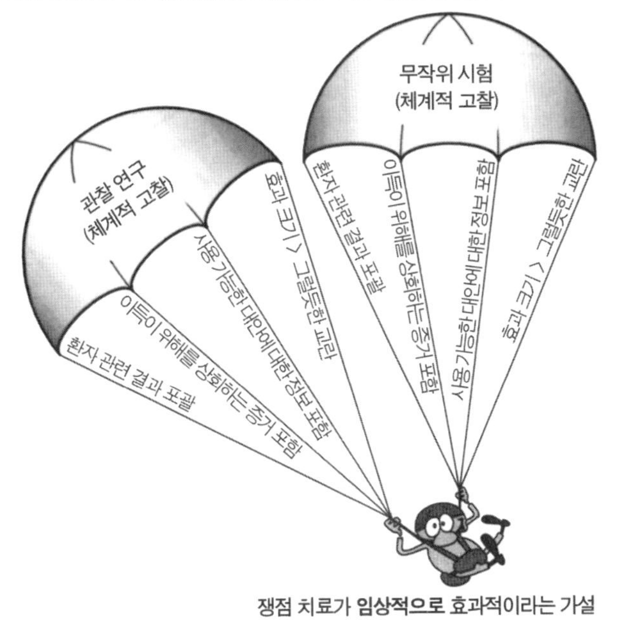

내가 제안한 증거에 대한 규칙은 증거기반의학 옹호자들이 내놓은 최신 지견recent development을 반영한다. 예를 들어, 글라스지우 등[31]은 최근 특정한 조건하에서 (효과의 크기가 극적인 경우를 포함해) 관찰 연구는 무작위 시험과 동등하게 강한 증거를 제공한다고 주장했다. 게다가, 최근의 증거기반의학 증거 순위 체계(GRADE – 3장 참조)는 관찰 연구가 더 큰 효과를 보여주는 경우 그 순위를 상향 조정할 수 있는 여지를 두고 있다. 하지만 GRADE는 무작위 시험에서 발견된 효과 크기가 아주 작다고 해서 이 증거의 순위를 하향 조정하지는 않는다. 작은 효과가 중요한 경우도 있지만, 효과 크기가 작으면 하나의 약한 교란요인만으로도 결과가 뒤바뀌어 위양성false positive 결과가 생겨날 수 있다. 이런 이유에서, 내가 제시하는 지침은 현행 증거기반의학의 증거 표준보다 더 설득력을 지닐 수 있다.*

GRADE에 따르면, 바이어스가 있을 위험이 낮은 무작위 시험은 흔히 '높은' 등급을 받게 된다. 나는 바이어스가 있을 위험이 낮아야 한다는 데 더해, 효과 크기가 나머지 바이어스들의 결합 효과를 능가해야만 한다고 요구하려 한다. 예를 들어 선택적 세로토닌 재흡수 억제제에 대한 양질의 무작위 시험에 대한 체계적 고찰은 이들 약물이 플라세보에 비해 통계적으로 뚜렷한 이득이 있음을 시사하지만,[239, 240] 그 절대 효과는 그리 크지 않은 수준이다. 최근의 한 연구는 그 값이 6%(2~9%) 정도라고 말한다.[241] 그런데 이런 연구에서 약물의 확인 가능한 부작용은 교란요인으로 이어질 수 있다. 만일 환자가 약물 부작용으로 인해 그 약물을 알아차리게 되면, 회복에 대한 기대는 자신이 플라세보만 받았다고 믿고 있는 사람보다 높아질 수 있다. 기대감 때문에 일어날 수 있는 교란 효과

---

* (옮긴이) 하윅은 증거의 품질을 평가할 때 효과 크기를 반영하라고 주장했다. 개입의 효과 크기가 잠재적 교란의 영향을 압도할 정도로 크면 관찰 연구도 무작위 시험보다 높은 수준의 증거가 될 수 있다. 또 관찰 연구와 무작위 시험의 효과 크기가 비슷하다면, 교란 및 바이어스의 영향을 덜 받는 후자를 택하라고 말할 것이다. 그러나 관찰 연구와 무작위 시험의 효과 크기가 비슷한데 연구 대상의 규모는 전자가 훨씬 큰 경우와 같은 변칙적인 경우에 이 원칙을 어떻게 적용해야 하는지는 그리 분명하지 않다. 한편 하윅의 견해는 확률적 인과에 증거에 대한 두 가지 대립적 견해를 서로 봉합하는 한 가지 방법이다. 무작위 시험처럼, 양질의 절차만이 기준선을 넘는 좋은 증거이고, 관찰 연구는 효과의 크기가 얼마나 되든 무관하게 그보다는 품질이 낮은 증거라는 주장을 할 수도 있다. 반면, 효과의 크기가 좋은 증거를 결정짓는 유일한 척도이며 좋은 증거와 나쁜 증거를 가르는 날카로운 기준선은 있을 수 없다고 주장할 수도 있다. 하윅은 이들 극단적 견해 가운데 받아들일 만한 부분을 골라 조합하였다.

를 배제하려면, 항우울제의 부작용과 유사한 효과를 일으키는 '활성 플라세보active placebo'를 사용할 필요가 있다. 항우울제와 '활성' 플라세보를 대조한 체계적 고찰은 플라세보와 약물의 차이가 실질적으로 감소되었다는 사실을 발견하기도 했다.[191] 기대감으로 인한 교란에 더해, 선택적 세로토닌 재흡수 억제제에 대한 체계적 고찰은 (다른 체계적 고찰과 마찬가지로) 출판 바이어스,[226, 242] 연구비 바이어스,[243] 1차 연구 데이터 마이닝[228] 등에 의해 일정 수준 교란되었을 가능성이 크다. 플라세보를 능가하는 선택적 세로토닌 재흡수 억제제의 이득이 실재한다고 믿기 전에, 이러한 교란변수들의 결합 효과를 세심하게 계산해야 한다. (내가 알기로는) 그와 같은 계산은 수행된 적이 없고, 따라서 내가 제안하는 증거 규칙은 GRADE와는 달리, 선택적 세로토닌 재흡수 억제제가 지닌 (비非플라세보) 효과가 존재할 것이라는 입장을 반드시 지지하는 것은 아니다.*

6. 결론: 양질의 비교임상연구와 저질 비교임상연구를 구분하는 좀 더 심원한 방법

무작위 시험은 자기 선택 바이어스와 할당 바이어스가 지닌 잠재적인 교란 영향력을 제거하지만, 관찰 연구는 그렇게 하지 못한다. 따라서 무

---

* (옮긴이) 여기서 하윅은 무작위 시험을 통해 뚜렷하지만 그리 크지 않은 이익을 확인할 수 있는 사례를 다룬다. 이익의 크기가 작으면 연구에 반영되지 않았을지도 모르는 여러 교란변수의 결합 효과가 그 이익보다 클 가능성도 높기 때문에, 무작위 시험에서 얻은 작은 크기의 이익은 그리 좋은 증거로 평가되지 않을 수 있다. 따라서 하윅의 제안은 무작위 시험의 증거 순위를 하향 조정해야 하는 경우의 수가 더 많다는 지적을 담고 있다.

작위 시험은 통상 관찰 연구보다 더 강한 증거를 제공한다. 무작위 시험에 대한 한 가지 흔한 반론에 따르면, 이 방법의 외적 타당도는 높을 수 없다. 그러나 외적 타당도 문제가 실재한다고 해도, 이에 대해 관찰 연구가 어떤 해결책을 내놓을 수 있는지는 분명하지 않다. 동시에, 초창기 증거기반의학의 증거 위계를 엄격하게 준수할 경우 우리 손에 있는 가장 효과적인 치료법, 즉 기도 확보를 위한 하임릭 구명법이나 멈춰버린 심장을 다시 뛰게 만들기 위한 체외 제세동과 같은 치료법들은 우리가 지닌 '최고의' 증거에 의해 지지받지 못할 것이다. 나는 이 역설에 대해 다음과 같은 해결책을 제안했다. 범주 간 위계 체계를, 비교임상연구의 효과 크기가 그럴듯한 교란요인들의 결합 효과를 초과할 때는 그 연구가 좋은 증거를 제공한다고 보는 관점으로 대체해야 한다. 3장의 그림 3.1은 이제 비교임상연구를 평가하는 방식에 대한 이런 기준을 고려해 수정할 수 있다(그림 5.2).

• 부록 1. 제한된 무작위 배정restricted randomization의 여러 유형

제한된 무작위 배정은 단순 무작위 배정에서 도출되며, 또 여러 형태를 지닌다. 어떤 경우라 해도, 제한된 무작위 배정의 목적은 알려져 있거나 그 존재가 의심되는 잠재적인 연구 출발선baseline 차이를 동등하게 만드는 데 있다. 예를 들어 블록 무작위 배정은 시험군 및 대조군을 원하는 비율로 조절해준다. 다시 말해 블록 무작위 배정은 n만큼의 개인이 블록 크기 m만큼의 치료 k를 받도록 무작위 배정한다(물론 전체 견본의 크기는 블록의 크기로 나눌 수 있어야 한다). 예를 들어 만일 10명의 개인과 두 개의 연구 대상 집단이 있다면, 우리는 두 개의 블록, 즉 "먼저 검사 대상 치료를 받고 나중에 대조 대상 치료를 받음"이라는 TC 블록과 "먼저 대조 대상 치료를 받고 나중에 검사 대상 치료를 받음"이라는 CT 블록을 사용하게 될 수도 있다. 블록 설정 다음에는, 동전 던지기가 둘 중 한 블록을 가리킨다면, 이 시험에 참여하는 다음 번 두 사람에게 어느 집단에 들어갈지 할당하는 지시가 내려질 것이다.[184] 더 큰 블록 크기 또는 무작위로 고른 블록 크기 역시 얼마든지 사용 가능하다.[174] 대체로, 검사군과 대조군에 배정되는 대상자의 수는 거의 비슷한 크기일 것이다.

다른 형태의 제한인 **층화**stratification, **가중치가 붙은 무작위 배정**, **최소화**는 블록 설정 없이 또는 블록 설정과 함께 사용할 수 있다. 제한이 이뤄지는 이들 무작위 배정의 서로 다른 방법은 블록 설정을 사용하는 방식에 따라 구분된다. **층화** 무작위 배정은 연령, 성, 질병 중증도, 집단 간 동등성equal across groups 등 환자 관련 특징을 보존하기 위한 시도다. 설계 내에서, 대상자들은 다수의 **층계**로 조직되며 또한 각 층계의 구성원들은 다양한 치료군에 무작위 배정된다. 예를 들어 남성으로 구성된 층계가 있다고 하자. 이 남성들은 그 층계 내에서 다양한 치료 집단으로 무작위 배정된다. 최소화 방법은 아래와 같이 이루어진다.

> 첫 번째 대상자는 진정으로 무작위하게 할당된다. 이후, 집단 간 불균형을 최소화시키기 위해 각 후속 대상자들이 어떤 치료군에 할당되었는지가 판정될 것이다. 이 할당은 그대로 적용될 수도 있고, 또는 불균형을 최소화시킬 개입에 높은 가중치를 부여하여 (예를 들면 80%의 확률을 적용하여) 무작위 할당이 이루어질 수도 있다.[244]

마지막으로, 연구진은 가중치가 붙은 무작위 배정을 채택할 수도 있다. 이들 사례에 대해, 이 방식의 무작위 배정은 평균적으로 더 많은 사람들을 연구 대상 집단 가운데 하나에 할당하기 위해 가중치를 부여한다. 추가적인 논의는 블랜드,[174] 아미티지 등[189]을 보라.

• 부록 2. 무작위 배정은 고전적인 가설 검정 및 확률적 인과를 위해 필요하다는 워럴의 논증

1) 고전적인 가설 검정의 논리

몇몇 의료 사가들은 고전 통계 이론이 현대적인 무작위 시험을 가능하게 했다고 주장해왔다(1948년의 MRC 스트렙토마이신 시험).[245~247] 만일 때때로 주장되었던 것처럼 무작위 시험이 고전적인 가설 검정에 필요하다면, 이는 무작위 배정이 지닌 추가적인 이점이 될 수 있다.

하지만 고전적인 가설 검정이 무작위 배정을 필요로 하는지 또는 현대적 임상시험이 고전적인 가설 검정을 요구하는지는 분명치 않다. 고전적인 가설 검정이 무작위 배정을 필요로 한다는 점을 부정하면서, 하우슨·어바는 이렇게 말한다.

> 유의성 검정이 무작위 배정을 필요로 한다는 점에 대해 널리 퍼진 합의가 있음에도, 어떤 시험을 분석하는 데 쓰이는 표준적 검정, 예를 들어 t-검정, 카이제곱 검정, 윌콕슨 순위합 검정 등은 매우 드물게 무작위 배정을 비출 뿐이다.[49]

더욱 중요한 부분으로, 증거기반의학 운동 일반 또는 현대적 임상 시험이라는 방법론은 통계적 이유에서 무작위 배정에 가치를 부여하지 않는다는 사실이 있다. 최근 돌Doll은 무작위 배정이 어떠한 통계적 이유보다도 할당 바이어스를 감소시키기 위해 의학 시험에 도입되었다고 주장한 바 있다. 마찬가지로 차머스는 1948년의 MRC 스트렙토마이신 시험의 세부사항을 자세히 살펴보면서 브래드포드 힐이 무작위 배정 은폐법을 사용했던 까닭이 어떤 것이든 비밀스러운 통계적 이유 때문이었는지, 그리고 할당 바이어스를 제거하는 것[2, 248] 이상의 이유가 그 까닭이었는지 조사했지만 어떠한 증거도 찾지 못했다. 차머스가 발견한 내용은 무작위화의 이점에 대한 라자냐의 1955년 보고서에 의해,[249] 그리고 최소한 하나 이상의 유사한 연구에 의해[250] 뒷받침된다. 간단히 말해, 무작위 배정이 고전적인 가설 검정을 입증하기 위해 도입되었는지는 그리 분명하지 않다. 오히려 무작위 배정은 바이어스 감쇄라는 좀 더 상식적인 이유에서 의학에 도입된 것으로 보인다.

증거기반의학과 고전적인 가설 검정 사이의 연결을 의심할 만한 추가적인 이유도 있다. 증거기반의학 옹호자들은 고전 통계학에서 벗어나야 한다고 주장해왔다. 간단한 예를 들자면, 지표보다 p-값 보고를 중시했던 입장을 비판했으며, 진단 추론에서 비고전적인 베이즈 분석Bayes analysis이 지닌 중요성을 강조했다. 증거기반의학 교과서에 수록된 부록에서는 신뢰구간에 대해 이렇게 말하고 있다. "전통적 방법과 베이즈 방법 가운데 통계적 분석과 표현의 방법으로 가장 적절한 것이 무엇이냐 하는 것은 많은 부분 개인이 판단할 문제다."[34] 간단히 말해, 고전적인 가설 검정이 무작위 배정을 요구한다는 주장이 참이라 하더라도(이는 불확실한 내용이다) 증거기반의학 옹호자들이 전통적 통계 분석에 얽매여 있어야 할 필연적인 이유란 없으며, 사실 그들은 실제로 그렇게 하고 있지 않다. 이로부터, 증거기반의학 또는 무작위 시험이 전통적 통계학에 대해 그들이 말하는 방식대로 연결되어 있다는 워럴의 공격은 허수아비 공격이라는 결론이 나온다.

2) 무작위 배정과 확률적 인과성

우리 모두는 확률적 인과를 받아들인다. 흡연은 폐암의 위험을 증대시키지만, 흡연하는 모든 사람들이 폐암에 걸리는 것도 아니고 폐암에 걸리는 사람들이 모두 흡연한 것도 아니다. 워럴에 따르면, 확률적 인과성이라는 영역에 대한 중요 기여자들은[251~253]

> 다음과 같이 명시적으로 주장했다. 임상시험에서의 무작위 배정은 치료와 결과 사이에 단순한 연관성이라기보다는 진정한 인과적 연결이 존재한다는 주장을 보증하기 위해서는 필수적인 성분이다(물론 이는 무작위 대조시험의 결과가 양성이라는 가정에 따른다).[47]

하지만 어떻게 무작위 배정이 우연한 연관성이나 공동 원인을 제거하여 진정한 인과성을 확보하는 데 도움이 되는지는 그리 분명하지 않다. 예를 들어, 비타민 C가 감기 환자의 빠른 회복을 일으킨다는 가설을 사람들이 비타민 C를 받을지 플라세보를 받을지에 대한 무작위 배정을 통해 검사한다고 가정해보고, 또 비타민 C를 받은 사람들의 평균 회복 시간이 상당히 짧다는 점을 발견했다고 상상해보라. 하지만 물론 40세 이하의 연령이라는 특징은 더 빠른 회복을 '일으킬' 것이며, 동시에 단순한 무작위 할당 역시 더 많은 40대 이하 환자를 시험군에 할당하는 결과를 얼마든지 가져올 수 있다. 워럴은 무작위 배정과 '진정한' 인과성 사이의 외견상 연결관계는, 비록 여러 다른 모습으로 분장했으나 결국 무작위 배정이 모든 교란요인을 통제한다는 논증일 뿐이라고 결론짓는다.

> 결국 카트라이트, 파피뉴, 펄 모두는, … 무작위 배정이 알려졌거나 알려지지 않은 모든 잠재적 교란요인을 통제할 수 있다는 주장을 보여주고 있다.[47]

간단히 말해 무작위 배정과 '진정한' 인과의 연결은, 무작위 배정이 모든 교란요인을 그것이 알려져 있든 아니든 제거할 수 있다는 관점에 의존한다. 그러나 무작위 배정은 모든 교란요인을 제거할 수 없으므로, 확률적 인과성은 무작위 배정을 요구할 수 없으며 동시에 확률적 인과를 성립시킬 수도 없다.

아마도 더 중요한 부분은, 증거기반의학 운동에 개입된 누구에게든, 확률적 인과가 어떻게 성립할 수 있는지에 대해 벌어지는 둔탁한 철학적 논쟁에 발을 담글 필요는 없다는 데 있을 것이다.

6장
양측 가면법은 과연 임상시험의 보편적 덕목인가?
필립의 역설 해결하기

… 많은 연구자와 독자들은 양측 맹검법이 무작위 대조시험이라면 반드시 갖춰야 할 요소로 생각하여, 무작위 시험이 '양측 모두의 눈을 가리고 있다면 높은 품질의 연구라고 여긴다. … 그러나 무작위 시험은 방법론적으로 견실하면서도 양측 맹검법을 사용하지 않을 수 있고, 역으로 양측 맹검법을 사용하면서도 방법론적으로 견실하지 않을 수 있다.

— K. F. 슐츠, D. A. 그림스[222]

1. 양측 가면법을 임상시험이 타당성을 갖기 위해 필요한 요건으로 볼 때 생기는 문제

'양측 맹검법double blind' 또는 '양측 가면법double masking'*, 다시 말해 대상자와 의료진 모두 누가 실험 치료를 받았는지 모르게 만드는 기법은 임상시험이 지녀야 하는 덕목이라고 많은 사람들은 생각한다. 예를 들어 공식 증거기반의학 교과서에서는 이렇게 말하고 있다.

* 옮긴이 대한예방의학회·한국역학회 용어위원회 편저 『예방의학·역학·공중보건학 용어집』에는 '이중'과 '양측'이 모두 수록되어 있다. 양측 가면법은 의료인과 환자 양편에 정보를 숨기는 것이 목적이다. 반면 임상에서 '이중'은 '두 겹'으로 이해하는 경우가 많아, 본문에서는 모두 '양측'으로 옮겼다.

맹검법은 쟁점 치료의 효과에 대한 환자의 추측이 환자의 증상 보고 또는 치료 준수율adherence에 영향을 주지 않도록 하기 위해 필요하다. 마찬가지로, 맹검법은 실험 개입의 효과에 대한 임상의나 결과 평가자의 추정이 증상 보고나 결과 해석에 영향을 주지 않도록 막는다.[34]

증거기반의학 옹호자 이외에도 많은 사람들이 양측 가면법을 찬양한다. 미국 식품의약품안전청,[254] 증거 품질 순위 체계,[19, 21, 255, 256] 저명한 의학 연구자,[184, 257] 의료 통계학자[174, 189] 모두는 양측 가면법이 방법론적으로 꼭 필요한 덕목이라고 명시적으로 주장한다.

양측 가면법이 유용하다는 견해는 직관적으로 당연해 보인다. 양측 가면 상태를 성공적으로 유지하는 데 실패할 경우 교란이 일어나기 때문이다. 만일 연구진이 어떤 시험 대상자가 실험군에 속한다는 사실을 알고 있을 경우, 연구진은 그 환자에게 많은 관심을 기울일지도 모른다. 이 연구진은 임상시험 대상자들이 시험 참여를 철회하지 않고 배정된 개입을 준수하도록 독려할 수 있다. 실제로, 대상자들에게 관심을 더 많이 기울일 경우 치료 이득therapeutic benefit 역시 증가할 수 있다는 증거가 있다.[258] 마찬가지로 대상자들이 자신이 (플라세보가 아닌) 최고의 치료를 받고 있다고 믿을 경우, 자신이 실험군에 포함되어 있다는 믿음은 결과를 더 좋은 쪽으로 보고하게 만들 뿐만 아니라 더 큰 이익으로 이어질 수도 있다.

양측 가면법이 매우 가치 있는 방법이라는 관점은 지지층이 넓고 설득력도 세지만 '필립의 역설'[259]을 초래한다. 필립의 역설이란 가장 극적인 효과를 보인 치료가 오히려 '최고의' (가면법이 적용된) 증거로 뒷받침되지 않았다는 역설이다. 극적인 효과를 보인 치료법, 예를 들어 기도 확보를 위한 하임릭 구명법, 멈춘 심장을 다시 뛰게 하는 체외 제세동, 아나필락틱Anaphylactic 쇼크에 대응하기 위한 에피네프린 투여 등은 그와 같은 치료를 '눈 가린' 또는 '가면이 씌워진' 채로 연구하려는 시도 자체가 가능하지 않을 정도로 효과적이다. 증거기반의학의 증거 평가 체계에 따라, 매우 효과적인 치료법이 '최고의 증거'에 의해 결코 뒷받침되지 않는다고 선험적으로a priori* 판정하는 장면은 상당히 이상해 보인다. 이런 치료법은 직관적으로 볼 때 중간 수준의 효과만을 보인 치료법보다 더 강력한 증거로 뒷받침되어야 할 듯하다.

이번 장에서 나는 양측 가면법이 언제나 교란요인을 제거하지는 못하며, 따라서 필립의 역설은 일어나지 않는다고 주장할 것이다. 무엇보다도 '양측 가면'의 의미를 분명하게 만들어야 할 것이다. 이어서 양측 가면법이 도구로서 좋은 이유를 설명할 것이다. 양측 가면법은 실험 개입을 받는 대상자와 의료진에 의해 생기는 잠재적 교란요인을 제거하는 데 유용하다. 양측 가면법의 도구적 유용성은 두 가지 결과를 지닌다. 첫째, 양측 가면법은 의도하는 기능을 구현하기 위해서 성공적이어야 한다. 둘째, 목표 질환에 실험 개입이 아주 극적인 효과를 일으키기 때문에, 가면법을 적용할 수 없을 경우 시험 대상 치료를 받는 대상자나 치료를 수행하는 의료진이 개입 사실을 안다고 하더라도 교란요인은 일어나지 않을 것이다. 양측 가면법을 수행하다 보면 내가 '양성benign'이나 '악성malicious'이

* (옮긴이) 철학에서 '선험적a priori'이라는 말은 구체적인 경험에 앞서거나 그것을 넘어서 있음을 뜻한다. 예를 들어, 대표적인 선험적 규칙인 논리적 규칙은 어떠한 경험 과학으로부터도 도출되지 않으며, 경험 과학의 내용과 무관하게 성립된다는 점에서 선험적이다. 하위의 맥락에서는 증거기반의학의 증거 규칙이 마치 논리적 규칙처럼 적용되는 상황을 강조하고 있다. 즉 하임릭 구명법과 같이 경험적으로 보아 강력한 치료를 증거기반의학 증거 규칙에 의해 미약한 치료라고 판정하는 상황을 강조하기 위해 쓰였다.

라고 부르는 실패를 겪을 수도 있다. 둘 사이에 있는 차이가 바로 필립의 역설을 해결할 기반이다.

2. 양측 가면법의 다면성: 명료한 용어 정의를 위하여

가면법은 실험 대상 개입이 무엇인지 알 수 없도록 연구 참여 집단 가운데 한 집단에게 은폐 기법을 적용하는 행위다. 가령 일반적인 감기에 대한 치료법으로 비타민 C와 플라세보를 비교한 단측 가면 무작위 시험의 경우, 시험 대상자들은 자신이 플라세보를 받았는지 진짜 비타민 C를 받았는지 모를 수 있다. 비타민 C와 겉보기에 구분할 수 없는 '비타민 C 플라세보'를 사용하면 그렇다. 여섯 종류의 집단, 즉 대상자, 의료진, 데이터 수집자, 결과 평가자, 통계학자, 논문 저자가 가면법의 대상이 될 수 있다. 물론 같은 사람이 둘 이상의 집단에 속해 여러 역할을 수행할 수도 있다. 한 명의 의료진이 할당을 책임지거나, 개입을 수행하거나, 결과를 보고하거나, 데이터를 모으거나, 결과를 평가하거나, 필요한 통계적 검정을 수행하거나, 논문을 저술할 수도 있다. 그러나 서로 다른 집단이 이런 역할을 나누어 수행할 수 있으며, 또 같은 사람이 한 연구가 진행되는 동안 서로 다른 단계에서 매번 가면법을 적용받을 수 있다. 이런 역할을 구분하면 분석에 유용하다.

널리 쓰이는 '맹검법' 대신에 '가면법'이라는 말을 쓰는 이유를 설명하려고 한다. '맹검법'이라는 말은 실제로 앞이 보이지 않는 사람들에 대한 시험을 의미할 수도 있으며, 특히 이는 안과 질환 연구자에게는 혐오스러운 말이다.[174] 둘째, 누군가에게 '가면을 씌운다'는 말은 은폐 절차가 완벽하지 않다는 뜻이다. 곧 논의하겠지만, 가면법은 본래 성공하기 어렵다. 셋째, '가면법'이라는 용어는 이 절차의 역사적 의미와 잘 들어맞는다. 초창기 시험은 그 내용을 대상자에게 은폐하기 위해 문자 그대로 가면을 사용했다.[260]

'양측 가면법'이 이뤄진 연구란, 위에서 말한 여섯 집단 가운데 최소한 둘 이상의 집단에게 가면법이 적용된 연구를 의미한다. 불행히도 연구진이 이 가운데 어느 집단이 가면법의 대상인지 밝히는 일은 드물고, 이 때문에 혼동이 일어나는 경우가 많다. 예를 들어 드브로Devereaux 등은 91명의 캐나다인 의사들이 '양측 가면법'을 서로 다른 17가지 방식으로 이해하고 있음을 발견했으며, 1990년 이후 발간된 25종의 교과서에서도 '양측 가면법'에 대한 정의를 아홉 가지나 찾아낼 수 있었다. 의사 세 명 가운데 한 명만 양측 가면법이 대상자와 의료진이 누구인지, 어떤 치료를 받고 있는지 등을 알 수 없게 은폐하는 기법이라는 점을 파악하고 있을 뿐이었다. 나머지는 가면법이 이뤄진 둘, 셋, 네 가지 집단을 다양하게 조합한 정의를 사용하였다. 이런 중의적 특징으로 인해 CONSORT(강화된 시험 보고 표준) 문서*는 '단측 가면법', '양측 가면법', '삼측 가면법' 같은 용어를 사용하기보다는 가면법의 대상이 된 특정한 집단이 누구인지 명시하라고 권고한다.[255, 261]

나는 대상자와 의료진에게 가면법을 적용하는 시험에 대해 '양측 가면법'이라는 용어를 계속 사용할 것이다. 이런 선택에는 두 가지 이유가 있다. 첫째, '양측 가면법'은 이들 두 집단에게 가면을 씌운 시험을 기술하

---

* (옮긴이) CONSORT는 무작위 임상시험 보고의 품질을 향상시키기 위한 목적으로 개발했고, 시험 설계와 수행 과정을 투명하게 보고하도록 안내하는 지침이다. CONSORT 2010은 25개 항목으로 구성된 점검표, 흐름도, 지침으로 구성되어 있다.

그림 6.1 임상시험의 다양한 단계, 각 단계에서 일어나는 바이어스 유형, 바이어스를 줄이기 위해 각 단계에서 가려질 수 있는 집단

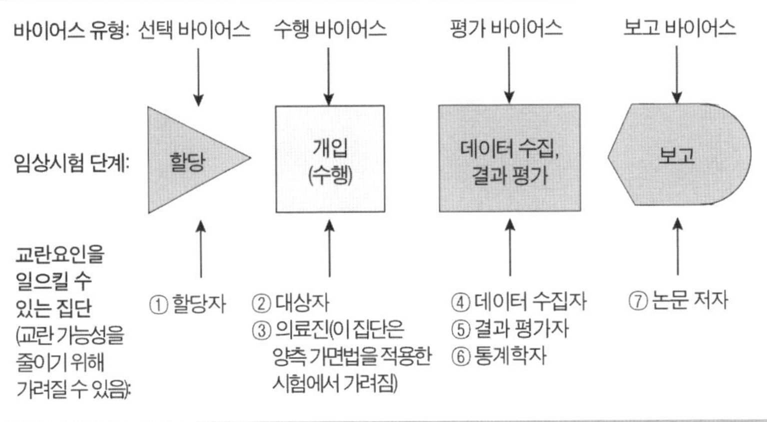

기 위해 가장 흔하게 쓰인다. 둘째, 여러 집단 가운데 오직 이들 두 집단의 믿음과 기대만이 수행 단계부터, 다시 말해 시험의 각 단계 가운데 할당이 이뤄진 다음 단계이자 데이터를 모으기에 앞서 이뤄지는 단계부터 영향을 받는다(그림 6.1). 양측 가면법, 예를 들어 대상자와 의료진에 대한 가면법의 가치를 인정할 수 있다는 내 논증은, 데이터 수집자, 결과 평가자, 통계학자, 논문 저자에 대한 가면법 적용의 중요성에 대해서는 별다른 주장을 담고 있지 않다(다른 여러 집단에 대한 가면법 적용에 대해서는 12장에서 논의할 것이다).

3. 대상자와 의료진의 지식에서 생겨나는 교란요인

II부의 서두에서, 나는 교란요인을 다음과 같이 정의했다.

① 결과에 잠재적으로 영향을 끼친다.

② 실험군과 대조군 사이에서 불균등하게 분포되어 있다.

③ 실험 개입과 무관하다.

연구 대상자와 의료진에게 적용된 가면법이 해제될 경우, 여러 교란요인이, 즉 '믿음' 효과, '관찰자 바이어스', 병행 투여 약물, 시험 탈락 등이 발생할 수 있다.

대상자의 믿음, 다시 말해 자신이 효과가 있는 약물로 치료받고 있다는 믿음은, 적어도 이론적으로는 해당 치료 결과에 영향을 줄 수 있다. 믿음이 대체 어떻게 실제로 효과를 낼 수 있는지 밝혀낸 몇몇 혁신적인 연구들이 있다. 베네데티 등[262]은 병리 검사 결과가 서로 다르며 흉부 수술을 받은 총 278명의 환자에게 부프레노르핀, 트라마돌, 케토롤락, 메타미졸이라는 흔한 진통제 네 종류를 투여했다. 수술을 받은 환자들은 자신이 "수술 이후의 상태에 따라 진통제를 맞거나 맞지 않을 수 있으며, 어떤 종류의 진통제 치료가 시작되더라도 꼭 알려주지는 않을 것"[262]이라는 설명을 충분히 듣고 동의를 하였다. 다음으로 환자들이 알지 못한 상태에서 성·연령·체중·통증과 같은 연구 출발선 요인을 감안하여 '들춘overt 집단'과 '감춘covert 집단'으로 무작위 배정되었다. '들춘' 집단을 치료한 의사는 "병상에서 누구나 알 수 있게 진통제를 투여하고, 환자들에게는 이 약을 투여하면 강력한 진통 효과가 있으며 통증이 몇 분 내로 사라질 것"[262]이라고 말해주었다. 진통제는 각 환자의 고통이 출발선 대비 50%

감소할 때까지 매 15분마다 투여되었다. 반면 '감춘' 집단에게는 병실에 의사나 간호사가 없는 상태에서 미리 프로그램된 주입 기계를 사용하여(이 기계는 다른 이유로 환자에게 이미 연결되어 있었다) 진통제를 투약했다. 이들 두 환자 집단의 통증 감소 수준은 0을 고통 없음, 10은 견딜 수 없는 통증으로 설정한 10점 통증 점수를 사용하여 15분마다 측정했다. 감춘 방식으로 치료받은 환자들은 들춘 방식으로 치료받은 환자들보다 진통제를 평균 30%가량 더 많이 요구했다(약물 종류별로 p-값은 0.02에서 0.007 사이에 분포했다). 이 결과는 자신이 '실제' 치료를 받고 있다는 환자의 믿음이 최소한 통증을 완화시키는 데는 실질적인 효과가 있음을 의미한다.

조금이라도 효과가 있을 것이라고 믿는 무언가에 의해 치료받고 있다는 정보의 효과를 '믿음 효과'라고 부르자(때로 이 효과는 '기대 효과' 또는 '조건화 효과'라고 불린다[262~264]). 이 가운데 어떤 단어가 좋은지, 또는 믿음 효과가 어떤 방식으로 일어나는지는 내가 논증하려는 목적에 비춰 보았을 때 중요하지 않다.

심지어 믿음이 강력한 효과를 내지 않는 사례라도 자신이 '실제' 개입을 받았다는 정보는 기분이 더 나아졌다는 보고나 더 빠르게 회복되었다는 보고로 이어질지 모른다. 마찬가지로, 자신이 플라세보를 받았을 뿐이라고 믿는 환자는 시험을 그만두거나 연구진에게 알리지 않은 채 다른 치료를 받으려 할지도 모른다. 두 집단 간 탈락 수준이나 병행 약물 투여 수준이 달라질 경우 연구 결과는 교란될 수 있다.

의료진의 정보 역시 대상자의 정보처럼 여러 교란요인을 만들어낼 수 있다. 비록 의학의 사례는 아니지만, 의료진의 정보가 어떤 효과를 내는지 보여주는 고전적 사례로 로버트 로젠탈과 레노어 제이콥슨에 의해 수행된 피그말리온 실험이 있다(피그말리온은 상아로 조각상을 깎아 그 조각상과 사랑에 빠져버린 사람의 이름이다. 사랑을 아낌없이 쏟은 덕분에, 조각상은 생명을 얻게 되었다고 전한다).

1964년 봄, 로젠탈과 제이콥슨이 '오크 스쿨'이라고 불렀던 주립 초등학교에서(실제 이름은 감췄다), 연구진은 1학년에서 5학년까지 모든 학생들(그 수는 500명 이상이었다)에게 '학습 변곡점에 대한 하버드 검사'를 수행했다. 교사들은 이 검사가 "미래에 어떤 아이가 변곡점 또는 급성장[급속한 학업 수준 향상 지점]을 보여줄 가능성을 예측한다"[265]는 설명을 들었다. 검사는 교사들이 관리했으며, 두 명의 눈가림된 평가자가 독립적으로 채점했다. 다음으로 교사들에게 가장 '급성장'할 것 같은 학생의 이름을 제시했다. 교사들에게 학생의 이름을 밝힌 이유는 어떤 학생이 재능을 꽃피울 가능성이 높은지는 그들에게도 흥미로운 정보이기 때문이라는 설명이 제시되었고, 동시에 그 결과를 학생이나 학부모에게는 알리지 말라는 주의 사항도 덧붙였다.

사실 문제의 검사는 표준 지능 검사였으며, '급성장'할 것이라고 예측된 학생들의 20%는 완전히 무작위로 선택되었다! 1년 뒤 동일한 지능 검사를 연구에 참여한 교사들이 수행했으며, 독립적이고 눈가림이 된 평가자가 점수를 매겼다. 검사 결과 1년 전 이름이 뽑혔던 학생들의 상위 20%는 지능지수를 포함한 모든 영역의 점수가 다른 학생들보다 유의하게 향상되었다(표 6.1).

오크 스쿨 실험은 교사의 기대가 학생의 성과에 객관적인 효과를 일으킬 수 있음을 보인다. 더 일반적으로 말해, "다른 사람의 행동에 대한 어떤 사람의 기대는 바로 그 기대로 인해 알게 모르게 다른 사람의 행동을 더 정확히 예측할 수 있게 만든다"(강조는 원문).[265]

표 6.1 학년별 실험 및 대조군 아동의 1년 후 총 IQ 증가 평균

학년	대조군		실험군		기대 우위	
	명	증가		증가	IQ 점수	단측 P< 0.05
1	48	+12.0	7	+27.4	+15.4	0.002
2	47	+7.0	12	+16.5	+9.5	0.02
3	40	+5.0	14	+5.0	−0.0	
4	49	+2.2	12	+5.6	+3.4	
5	26	+17.5(+)	9	+17.4(−)	+0.0	
6	45	+10.7	11	+10.0	−0.7	
합계	255	+8.42	65	+12.22	+3.8	0.02

* 실험군 참여자 수가 정확히 전체 학생의 20%는 아니라는 점에 유의하라. 이는 "교사별 학생 수나 비율이 정확히 같지 않다면 좀 더 그럴듯하게 느꼈기" 때문이다.

자료: 로젠탈과 제이콥슨이 쓴 논문 265의 표 7.1을 재구성.

피그말리온 효과의 메커니즘은 그리 신비롭지 않다. 교사가 어떤 학생이 '급성장'할 준비가 되어 있음을 믿는다고 해보자. 교사는 이 학생에게 관심을 기울일 것이고, 그 결과 이 학생은 학업 성적이 일취월장할지도 모른다. 동시에, 희소한 자원을 '급성장할 학생'에게 집중하고 학업 성취가 향상될 가망이 없는 학생에게는 '낭비'하지 않을 수 있다.

피그말리온 효과가 의학에도 있다고 생각해보자. 의료진이 플라세보가 아닌 최고의 실험 치료를 어떤 환자군에게 제공하고 있다고 믿는다면, 이들은 아마도 더 높은 기준을 두고 이 집단을 치료할 것이다. 반면 다른 환자가 플라세보를 받고 있다고 믿는 의료진은 이 환자에게 최고 수준의 치료를 제공하는 데 망설이게 될지도 모른다. 희소한 자원을 많은 환자들에게 나누어 써야 하는 상황에 처하게 될 경우, 플라세보를 받은 환자를 치료하는 데는 가치가 없다고 볼지도 모른다. 아니면, 의료진

은 연민으로 인해 앞서 했던 추론과는 반대로 행동하여, 플라세보를 받는 환자들에게 더 높은 수준의 치료를 제공하려 할지도 모른다. 의료진이 실험 치료의 효과를 보여주는 데 개인적이고 경제적인 관심을 지닌 경우에는 의료진의 정보가 어떤 효과를 일으키지 않기가 어려울 것이다. 이들 개인적이고 경제적인 관심은 의식적으로 그 역할을 하고 있을 수도 있고, 좀 더 관대하게 보면 무의식 중에 그 역할을 하고 있을 수도 있다.

더 나아가, 만일 의료진에게 가면법을 성공적으로 적용하지 못한 경우 의료진은 대상자들에게 실험 치료를 받는지 아니면 플라세보를 받는지를 알려줄 수도 있으며, 환자가 어떤 치료를 받는지에 대한 정보는 교란요인을 유발할 수 있다.

요약하자면, 어떤 시험을 수행할 때 양측 가면법에 실패한다면 실험 개입을 받는 대상자와 의료진의 정보 때문에 일어나는 여러 교란요인에게 문을 활짝 열어주는 셈이다. 이 책 4장에서 개괄한 방법론적 규칙에 따르면, 양측 가면법이 연구의 품질을 향상시킨다는 점을 밝힐 수 있다. 그러나 양측 가면법은 **본래적으로**intrinsic 좋다기보다는 **도구적으로**instrumental 좋다.* 이는 교란요인을 제거하는 경우에만 유용하다. 양측 가면법이 도구적 가치를 지녔다는 사실로부터 두 가지 논제를 얻을 수 있다.

① 양측 가면법이 의도한 기능을 내려면, 성공해야 한다.

② 양측 가면법이 유용하려면, 교란요인을 실제로 제거해야 한다.

---

* (옮긴이) 어떤 좋음은 다른 무엇을 위해 좋은 경우 도구적으로 좋다. 반면, 어떤 것이 다른 조건이나 상황과 무관하게 그 자체로 좋다면 그것은 본래적으로 좋다. 예를 들어 인간의 행복은 본래적으로 좋은 것이다. 반면 자동차는 인간의 행복에 기여하기 때문에 좋은 것이며, 따라서 도구적으로 좋다.

4. 성공적인 양측 맹검법의 중요성

> 비록 최신 의과학은 어떤 약물의 가치를 판정하기 위해 많은 경우 양측 맹검법에 기대고 있지만, 양측 맹검법 시험이 보고서를 읽는 사람을 제외한 누군가의 눈을 실제로 가리고 있다는 증거는 거의 없다.
>
> — P. G. 네이, C. 콜린스, C. 스펜서[259]

어떤 시험을 양측 가면법 상태로 만들기 위해서는 겉보기에 실험 치료와 대조 치료가 가능한 한 구분되지 않아야 한다. 예를 들어, 플라세보 알약은 실제 약물과 색깔, 무게, 맛이 같아야 한다. 만일 실험 개입과 대조 개입을 겉보기에 구분할 수 없다면, 대상자와 의료진은 자신이 실험 치료를 받는지 여부를 시작 시점에는 파악하지 못할 수도 있다. 그러나 비슷한 외관은 시험 진행 과정 속에서 양측 가면법이 성공적으로 지속되도록 보장하지는 못한다. 예를 들어, 대상자와 의료진은 생선 맛이 난다거나, 소변이 파랗게 되거나, 알아차릴 수 있는 부작용을 통해 실험 약물을 확인할 수도 있다. 가면법 적용이 성공적이지 않을 때 대상자와 의료진의 정보에서 나올 수 있는 교란요인은, 분명 양측 가면법이 전혀 이뤄지지 않았을 경우 생겨나는 교란요인만큼이나 우려할 만하다. 만일 양측 가면법이 가치가 있으려면 의도한 기능을 반드시 수행해야 한다. 즉, 양측 가면법은 대상자와 의료진이 실험 개입 여부를 모르는 상태를 성공적으로 유지해야만 한다.

대상자들에게 자신이 실험 개입을 받았다고 믿는지 물어보면, 종료 시점이나 다른 적절한 시점까지 가면법이 성공적으로 지속되었는지 평가할 수 있다. 만일 대조군에 속한 대상자 가운데 자신이 실험 개입을 받았다고 믿는 사람의 비율이 실험군에서의 비율과 같은 경우, 해당 시험은 성공적으로 양측 가면법이 이뤄진 상태라고 부담 없이 가정할 수 있다. 이 비율이 다르면 최소한 어느 정도는 "가면이 벗겨졌다"는 증거가 있는 셈이다.

양측 가면법을 유지하기 위한 시도가 성공했는지 검토한 몇 가지 경험적 연구에 따르면, 불행히도 대부분의 시도는 실패했다. 1986년, 네이 등[259]은 양측 가면법을 실제로 수행했다고 기록된 시험 가운데 이에 성공한 경우는 겨우 5% 이하였다는 사실을 발견했다. 네이 등은 연구 대상 시험에서 성공적으로 양측 가면법이 이뤄지지 않은 이유에 대한 양적 정보를 제시했다.

> 펜플루리달의 효과성을 평가하면서, 저자는 활성약active medication을 받은 환자 25명 가운데 16명의 환자들이 안절부절못하는 추체외로錐體外路, extrapyramidal 부작용을 나타냈고, '플라세보'군에서는 3명이 같은 부작용을 나타냈다고 밝혔다. 아미트립틸린amitriptyline에 대한 연구에서는 환자들의 45%가 부작용 때문에 활성약 투약을 중단했으며, 이 결과는 어떠한 치료 효과도 느끼지 못해 투약을 중단한 환자의 비율이 플라세보군에서는 27% 수준이라는 점과 비교된다. 이 연구의 저자는 비록 확인하지는 않았지만 환자들은 자신이 어느 집단에 속하는지 알고 있었다고 추론했다. 코카인 정맥주사 효과에 대한 조사에서 환자들의 수축기 혈압은 평균 48mmHg 상승하였다. 이처럼 환자가 투약 효과에 대해 알아낼 수 있었고 또한 플라세보를 받지 않았다는 점을 알아낼 수 있는 사례는 다양하다.[259]

네이 등의 연구 결과는 캐나다[266]와 스칸디나비아[267]에서 좀 더 최근에 이뤄진 연구로 재현되었다. 더 큰 규모의 연구에서, 페르구손 등[266]은 1998년부터 2001년 사이에 일반의학 분야 저널 상위 다섯 개와 정신의학 분야 상위 네 개 저널에 실린 무작위 '플라세보' 대조시험을 메드라인에서 조사했다. 연구 대상 저널은 《미국의사협회지》, 《뉴잉글랜드의학저널》, 《랜싯》, 《영국의사협회지》, 《내과학연보》, 《일반정신의학아카이브》, 《임상정신의학저널》, 《영국정신의학저널》, 《미국정신의학저널》이었다. 연구진은 총 473개의 의학 연구와 192개의 정신의학 연구를 분석했다. 그다음, 두 집단에서 100개의 연구를 무작위로 선택했다. 이 가운데 아홉 개의 연구를 배제했는데, 이들 연구가 저자의 주장과는 달리 플라세보 대조시험이 아니었기 때문이다. 이런 과정을 통해 페르구손은 97개의 의학 시험과 94개의 정신의학 시험을 추려냈다. 97개의 의학 시험 가운데 오직 일곱 편만이 양측 가면법의 성공 여부에 대한 증거를 제시했다. 이 가운데 가면법이 성공적이었던 경우는 오직 둘뿐이었다. 94개의 연구 중에서는 여덟 편이 양측 가면법의 성공 여부에 대한 증거를 제시했으나, 이 가운데 다만 네 편만 가면법이 성공적이지 않았다고 밝혔다.[266] 간단히 말해, 가면법이 성공했는지 검사하는 경우는 드물고, 또한 검사를 거쳐 가면법이 성공했음을 밝힌 경우도 드물다.

성공적이지 않은 가면법이 가져오는 문제는 '활성active' 플라세보를 채택한 시험과 '보통' 플라세보를 채택한 시험의 효과 사이에서 볼 수 있는 차이를 측정한 소수의 연구에서 잘 묘사된 바 있다. '활성'* 플라세보는

* '활성'이라는 말을 택하는 일[27, 190, 193, 268, 269]은 상당히 부적절할 수 있는데, 이는 모든 플라세보는 잠재적으로 활성이 될 수 있기 때문이다. 그러나 나는 통상적인 용법에서 벗어나지 않을 것이며, 실험 대상 치료의 부작용 일부를 모방하는 추가적 성분을 지닌 플라세보를 지시하기 위해 '활성 플라세보'라는 말을 계속 사용할 것이다.

검사 대상 시험과 감각을 통해서는 구분할 수 없을 뿐만 아니라, 시험 대상 치료의 부작용도 일부분 닮았다.[190~192] 몬크리프 등은 활성 플라세보가 항우울제의 드러난 고유 이익을 감소시킨다는 점을 발견했다. 관련 연구에서, 캠프 등[270]은 조현병 약의 드러난 고유 효과와 부작용의 '강도' 사이의 상관관계를 찾아냈다. '활성' 플라세보의 효과가 커진다는 사실에 대한 여러 가능한 설명 가운데, 어떤 부작용도 모방하지 못한 경우 플라세보를 대상자와 의료진이 정확히 식별해낼 수 있다는 설명이 가장 설득력이 크다. 이런 정보는 회복에 대한 믿음과 기대를 이끌고, 이는 교란요인이 되고 만다.

안타깝게도 성공적인 양측 가면법은 여전히 달성하기 어려운 일이라고 믿어야 할 정당한 이유가 있다. 가면법 적용을 유지하는 데 성공하기 위해서는 모양, 냄새, 맛, 실험 개입에 의한 부작용 등이 대조 개입에서도 흡사해야 한다. 정보에 따른 동의는 대상자들이 실험 개입의 특성에 대해, 다시 말해 이 개입으로 생겨날지도 모르는 이득과 부작용 등에 대해서도 알고 있어야 한다는 요구를 담고 있다. 이는 특정 부작용을 경험한 환자들은 자신이 플라세보가 아니라 실험 요법을 받고 있다는 추론을 할지도 모른다는 뜻이다. 분명, 플라세보가 음의 부작용(노세보 효과nocebo effect)을 일으킬 수 있다는 증거가 있다.[271~274] 동시에, 노세보 효과는 '비非플라세보 효과'보다 덜 강력해 보인다.[259]

성공적이지 않은 가면법에 대한 해결책은 다만 '활성' 플라세보의 사용을 늘리는 데 있다고 믿고 싶을 수도 있다. 물론 활성 플라세보는 가면법을 더 성공적이게 만들겠지만, 상당수의 부작용은 추가적인 문제를 만들어내지 않고서는 모방하기 힘들기 때문에 문제를 완전히 해결할 수 있을 가능성은 없다. 예를 들어, 선택적 세로토닌 재흡수 억제제의 부작용으로 성기능 장애의 가능성이 늘어난다는 점을 꼽을 수 있다. 성기능 장애를 일으키는 어떤 약물을 선택적 세로토닌 재흡수 억제제의 플라세보에 더할 경우, 더욱더 문제가 복잡하게 나타날 것이다. 성기능 장애를 일으키기 위해 플라세보에 더해진 성분은 우울증에는 (긍정적이든 부정적이든) 어떠한 효과도 나타내지 않아야 할 것이다. 이 주제에 대해서는 아마도 별도의 연구가 필요할지도 모르겠다. 이 문제는 대부분의 치료가 하나 이상의 부작용을 나타낸다는 사실 때문에 혼동에 빠져 있다. 게다가 '활성' 플라세보가 윤리적이냐는 문제 역시 분명하지는 않다. 무작위 시험 대조군으로 '활성' 플라세보를 받은 대상자들은 몇 가지 역효과를 경험하게 되며, 또한 실험 치료에 비해 어떠한 잠재적인 이득도 없게 될지 모른다(8장을 보라).

양측 가면법에 성공할 수 있느냐는 우려는 약물 시험뿐만 아니라 비약물 치료에 대해서도 제기되어야 한다. 예를 들어, 외과수술에 대한 '플라세보' 대조시험이 수행될 수 있다고 하더라도[275~279] 이는 일반적으로 비윤리적이라고 평가된다. 플라세보 외과수술이라 해도 본래 그에 결부된 위험을 배제할 수 없기 때문이다.[280] 더 중요한 부분은, 윤리적인 플라세보 외과수술이 가능하다고 하더라도, 거짓 수술을 수행하는 외과의사는 자신이 실제 수술을 하는지 거짓 수술을 하는지에 대해 알고 있다는 데 있다. 이는 외과의사의 태도를 잠재적 교란요인으로 만들게 된다. 외과수술 시험에서 양측 가면법을 유지하려면 수술 절차를 완전히 기계적으로 수행해야 한다. 그러나 로봇이 때로 의사를 도울 수 있다고 해도[281~284] 수술 절차 대부분을 수행하기에는 아직 충분히 정교하지 못하다. 외과수술 외에도, 정신 치료(또는 모든 유형의 '말하기' 요법)나 침 치료 분야에서, 양측 가면법을 유지하기 위해 치료를 모방한 개입을 수행하는 선택은 적어도 직접적으로는 불가능하다.

논의의 핵심은 다음과 같다. 성공적이지 않다면, 양측 가면법은 실험 개입을 받는 대상자와 의료진의 정보에서 일어나는 교란요인을 제거할 수 없다는 것이다.

양측 가면법이 도구로 훌륭하다는 사실의 다른 논점을 살펴보기에 앞서, 나는 어떤 시험이 가면법에 성공했는지 검사할 때 벌어지는 실무 측면의 문제에 대해 간략히 논의할 것이다.

1) 가면법 성공 여부 검사가 지닌 문제와 그 해결책

새킷은 가면법 성공 여부 검사가 '효능 직감hunches of efficacy'에 의해 교란될 수 있으나, 실제로 그런지 파악하기는 어렵다고 지적했다. 다음 일화는 그 이유를 보여준다.

> 우리 연구회가 처음 발족하던 30년 전으로 거슬러 올라가 보자. 이 당시에는 일과성 허혈 발작이 일어난 환자에게 아스피린과 설핀피라존을 투약하여 발작을 예방할 수 있는지 확인하는 시험이 수행되고 있었다. 시험이 마무리될 무렵, 연구 결과를 환자들에게 말하기에 앞서 연구에 참여한 신경과 전문의들은 전체 연구 결과와 개별 환자의 처방을 예측할 것을 요구받았다. 네 가지 처방이 사용되었으므로, 우리는 맹검법 대상 임상의 중 올바른 답이 무엇인지를 알아차리는 경우가 25%일 것이라고 예상했다. 실제로 시험이 수행되자, 결과는 통계적으로 유의하게 나쁘게 나타났다. 임상의들은 환자 가운데 18%에 대해서만 어떤 처방이 내려졌는지 올바로 맞췄기 때문이다. 전체 연구 결과에 대한 의사들의 예측을 검토해보니, 우리가 왜 잘못

추론했는지가 드러났다. 이들은 설핀피라존이 효과적이며 아스피린은 그렇지 않다고 예측했으나, 시험의 실제 결과는 정확히 거꾸로였다. 우리는 시험에 참여한 신경과 전문의들에게 맹검법이 성공했는지 검사했던 것이 아니며, 오히려 약물의 효능을 체감했는지 검사했던 것이다. 환자들이 회복되었을 때, 신경과 전문의들은 설핀피라존을 투약했다고(이들은 이 약이 효과적이라고 잘못 생각했다) 예측하는 경향을 보였으며, 환자가 악화되었을 때는 '플라세보' 또는 아스피린(의사들은 이 약이 효과가 없다고 잘못 생각했다)을 투약했다고 예측하는 경향을 보였다.[285]

이 사례에서, 가면법 성공 여부 검사는 가면법이 성공적이지는 않았으나 실제로 신경과 전문의 역시 실험 약제(설핀피라존)를 확인하지는 못했다는 결과를 내놓았다. 이들은 아스피린에 대해 잘못 생각했다. 가면법 성공 여부 검사를 액면가 그대로 받아들일 경우, 시험 주관자는 시험 결과에 대해 잘못된 방식으로 질문했을지도 모른다. 사실 신경과 전문의들은 설핀피라존을 실제보다 덜 효과적이라고 체감하는 경향이 있었다. 새킷은 이런 결론을 내린다.

시험의 끝 무렵에 행해지는 '맹검법 여부' 검사는 타당할 수 없는데, 이런 검사로는 효능 직감 때문에 맹검법이 이뤄졌는지를 구분할 수 없기 때문이다. 게다가, 비록 시험에 앞서 두 요인이 구분될 수 없다는 점을 확실히 하려면 처방을 검사할 필요가 있으나, 시험 수행 초기에는 어떠한 사건도 벌어지지 않아 아무것도 체감할 수 없으므로 이 시점에 '맹검법 여부'를 검사했다고 해서 시험 후반부에도 맹검법이 유지된다고 볼 수는 없다.[285]

새킷을 비롯해 여러 연구자들이 반대한 결과,[286] CONSORT 임상시험 보고지침 개정판은 가면법 성공을 평가할 때 사용한 방법을 기술하도록 하는 보고 항목을 더는 포함하지 않는다.[261]

새킷은 가면법 성공 여부 검사를 통해 교란요인이 사라졌는지를 측정할 수 있다고 보는 대신, 성공적이지 못한 가면법에서 유래하는 교란요인이 정말 있는지 직접 검사해보라고 제안한다. 예를 들어 환자들이 시험과 무관한 약물을 투약했는지는 혈액 또는 소변검사를 통해 측정할 수 있으며(이를 새킷은 일과성 허혈 발작 연구에서 실제로 수행했다), 또한 보고 바이어스는 결과 평가자에게 가면법을 적용하면 제거될 수 있다. 또한 다양한 부작용의 유병률을 시험 대상이 된 여러 집단에서 측정할 수 있을지도 모른다(네이 등은 앞서 제시한 체계적 고찰 논문에서 이를 수행한 바 있다). 만일 어떤 부작용의 유병률이 실험군에서 높을 경우, 우리는 가면법이 성공적이지 않았다고 의심할 수도 있고 해당 연구가 가면법을 준수하지 못했다는 점이나 잠재적 교란요인 역시 우려할 수도 있다(최신 CONSORT 문서는 가면법이 성공했는지 보고하라는 지침을 가면법이 이뤄지지 않아 일어나는 교란요인을 직접 측정하라는 새킷의 제안으로 대체하지 않은 상태다).*

새킷은 가면법 성공 여부 검사를 효능 직감이 교란시킬 수 있다는 데서, 그리고 (특정한 교란요인이 제거되었는지 여부를 파악하기 위한) 가면법 성공 여부 검사는 다른 수단에 의해서는 그 목적을 달성할 수 없다는 데서 옳았다. 아마도 새킷의 지적은 무엇보다도 생각하기 위해 멈추지 않은 채로 아무 검사 결과나 성급하게 받아들이는 문제를 강조한다는 점

---

* 옮긴이 2018년 현재도 저술 당시와 같은 CONSORT 2010년판이 통용되는 상태다.

때문에 중요할 것이다.

동시에, 새킷은 가면법 성공 여부 검사의 성공 가능성을 성급하게 일축해버렸다. 가면법 성공 여부 검사가 효능 직감에 의해 교란되었는지 여부는 충분히 확인할 수 있다. 의료진과 대상자에게, 참여 중인 연구에서 왜 (의료진에게는) 대상자가, 또는 (대상자에게는) 자신이 시험군에 속한다고 보는지 여부를 물어보기만 하면 된다. 새킷은 일과성 허혈 발작 연구에서 의료진이 특정 환자가 설핀피라존을 복용했다고 믿는 이유를 (분명 질문을 통해) 찾아낼 수 있었다. 가면법 성공 여부 검사는 대상자와 의료진이 실험군에 속한다고 믿는 이유에 대한 질문을 포함하도록 확대될 수 있다. 이론적으로 의료진이나 대상자는 이들 질문에 부정확하게 답변할 수 있지만,[286] 경험적 증거는 사실상 정확한 답변이 가능하다는 점을 보여준다.[266, 267]

두 번째 문제는, 새킷이 제시한 대안 전략 자체에 있다. 예를 들어 대상자들이 어떤 다른 약물을 복용하는 일종의 반칙을 범했는지 측정할 수 있다 해도, 다른 요인들을 그렇게 측정하기는 더욱 어렵다. 최소한 특정한 결과(우울감이나 통증)의 경우에는 환자가 나아졌다고 느끼거나 운동량이 늘어나거나 수면의 질이 좋아지는 등의 요소가 결과에 영향을 끼칠 수 있겠지만, 객관적 측정은 훨씬 더 어렵다.

마지막으로, 가면법 성공 여부 검사와 교란요인 존재 측정을 병행하면, 이 두 검사는 교란 제거 검증 능력을 직접적으로 상호 강화시킨다. 가면법 성공 여부 검사는 변형된 방식으로 수행하더라도 업무 부담이 늘지 않고, 합리적으로 해석할 경우 유용한 정보를 제공할 수 있다. 더 일반적으로 말해, 샤피로가 지적했듯 "데이터 수집을 하지 않으려는 태도는 증거기반 접근과는 반대되는 듯한데, 이는 우리가 싸울 지점은 그 데이터

에 대한 해석이기 때문이다".[287]

실제로 가면법 성공 여부 검사는 효능 직감에 의해 교란되더라도 유용하다. 새킷이 인용한 일과성 허혈 발작 연구를 살펴보자. 신경과 전문의들은 성공적으로 회복한 환자들이 설핀피라존을 처방받았다고 믿는 경향을 보였다. 이런 성격의 다른 믿음은, 이번 장 전반부에 언급된 다양한 방식으로 쟁점 연구를 교란할 수 있다. 예를 들어 신경과 전문의들은 결과를 실제와 다르게 보고할 수 있으며(보고 바이어스), 플라세보 또는 아스피린을 받았다고 믿는 환자들이 외부의 도움을 찾도록 부추길 수도 있고, 또한 자신의 믿음을 환자에게 전달하여 문제를 악화시킬 수도 있다. 이들 교란요인은 설핀피라존의 효과를 어떤 것이든 감쇄시킬 것이며, 또한 그 효과에 대한 평가를 부정확하게 만들 것이다.

가면법 성공 여부 검사는 새킷이 추천한 것처럼 양측 가면법에서 발생하는 교란요인들에 대한 검사를 통해 보강될 수도 있다.

아마도 이 장의 목적에 비춰 보아 가장 중요한 점은 다음과 같다. 현 시점의 가면법 성공 여부 검사에 몇 가지 실무적 문제가 있다 하더라도 양측 가면법이 그 기능을 달성하기 위해서는 반드시 성공적이어야 한다는 내 주장에는 어떠한 영향도 끼치지 않는다. 새킷조차도 이에 동의할 것이다. 그는 가면법 성공 여부 검사가 지닌 몇 가지 실무적 문제에 대해 반대 의견을 제시했을 뿐이다. 결국 어떤 시험이 교란되었는지 여부를 측정하려면 가면법 성공 여부 검사와 다른 교란요인이 있는지에 대한 측정을 조합하는 방법이 가장 좋다.

5. 필립의 역설에 대한 반쪽짜리 해결책

필립의 역설은 양측 가면법이 교란을 감쇄시켜 시험의 품질을 증대시킬 수 있다는 관점 때문에 등장한다. 나는 어떤 치료의 효과가 극적이라면 양측 가면법은 연구의 품질을 증대시키지 못하며, 이에 따라 필립의 역설은 발생하지 않는다고 주장할 것이다. 이 주장은 좋은 증거이기 위해서는 본질적으로 그 효과의 크기가 교란 효과를 낼 수 있는 요인들의 결합 효과를 초과해야 한다는 규칙, 다시 말해 증거의 규칙에 호소하여 필립의 역설을 해결할 수 있다는 뜻이다.

1) 필립의 역설에 대한 반쪽짜리 해결책: 때로 효과 크기는 가면법 실패와 연관된 잠재적 교란 효과를 상회할 만큼 크다

대상자와 의료진이 지닌 믿음의 효과가 중요하지 않을 수도 있다.[168, 169] 더 중요한 부분은, 성공적인 양측 가면법에 의해 제거된 잠재적 교란요인은 극적인 효과를 해명할 가능성이 낮다는 데 있다. 급성 충수돌기염이나 뇌수막염은 성공적인 가면법을 통해 제거되는 잠재적 교란요인에 의해 물론 영향을 받을 수도 있다. 그러나 충수돌기절제술과 수막염에 대한 항생제 치료의 극적인 효과를 이런 교란요인은 충분히 해명할 수 없다. 이들 사례에서 볼 수 있는 효과 크기는 실험 개입을 받는 대상자 또는 의료진의 정보에서 일어나는 교란요인들의 잠재적인 영향력을 수장시키는 수준이다. 따라서 5장 5절에서 설명한 증거의 규칙에 따라, 어떤 연구의 품질은 그 연구가 제시하는 효과 크기가 충분히 극적이라면 교란요인에 의해서 감소되지 않는다고 말할 수 있다. 물론 이는 실무에서 늘 일어나는 일이다. 어떤 요법에 대한 증거의 품질을 평가할 때, 증거기반의학 운동은 "어떤 치료의 효과에 대한 연구 결과가 거짓양성이라고 생각할 수 없을 만큼 막대한 경우"[32]에는 비무작위 시험이 양질의 증거를 제공할 수 있다고 본다. 하지만 이보다 더 근본적인 해결책이 존재한다.

6. 필립의 역설에 대한 완전한 해결책: 치료가 명백히 극적인 경우 양측 가면법이 교란요인을 제거할 수 있다는 관점에 대한 도전

치료를 받는 대상자가 자신이 문제의 치료 대상임을 알고 있음에도 그와 같은 지식이 교란요인이 되지는 못하는 몇몇 사례가 있다. 아나필락틱 쇼크에 대해, 에피네프린과 플라세보를 놓고 양측 가면 시험을 한다고 해보자(이는 분명 비윤리적인 일이다. 이런 가상의 상황은 오직 설명을 위해 도입했음을 염두하라). 에피네프린의 효과는 의식을 잃은 환자의 의식이 돌아오는 데 있으며, 이 때문에 양측 가면법을 유지하려는 시도는 실패하고 말 것이다. 환자와 의료진은 투여 약물이 진짜 에피네프린인지 플라세보인지를 금세 알아차릴 것이며, 동시에 그와 같은 정보에서 비롯된 잠재적 교란요인 역시 일어날 것이다. 예를 들어 환자와 의료진은 에피네프린 치료를 알아보고 그 효과성을 믿게 될 것이지만, 플라세보군에 배정받은 사람들은 분명 병행 약물을 투여하기 위해 시험 참여를 그만둘 것이다. 그런데 이들 잠재적 교란요인은 교란요인이 되기 위해 충족해야 할 세 번째 조건을 만족하지 못한다. 교란요인이 되려면 실험 개입과 연관되어야만 하기 때문이다(그림 6.2). 어떤 치료의 극적인 효과 때문에 시험이 더는 양측 가면법에 성공하지 못할 경우, 대상자와 의료진의 정보

그림 6.2 성공적인 양측 가면법 유지에 실패한 경우 생기는 교란과 비교란 요인 간 차이

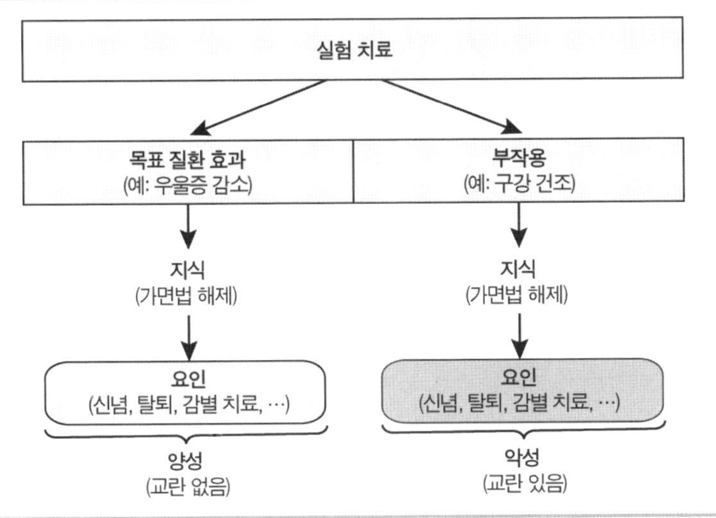

에서 생기는 결과 요인은 교란되지 않는다.

하지만 여기서도 좀 더 정확한 구분을 제시할 필요가 있다. 시험 중인 치료 때문에 발생할지도 모를 부작용(목표 질환에 대한 효과와는 반대로)에 대한 믿음은 역시 시험 중인 개입과 연관되어 있으며, 따라서 교란요인이다. 이는 앞서 인용한, 표준 플라세보와 활성 플라세보를 대조한 우울증 시험에서 명백하게 드러났다.[29, 190~192] 여기서, 어떤 시험에서 가면법에 실패하는 일은 실험 치료의 부작용 때문에 일어났고, 또 우리는 대상자와 의료진의 정보로 인해 생긴 요인을 교란요인이라고 불러왔다.

물론 이러한 차이는 목표 질환에 대한 치료 효과에서 나오는 정보와 부작용에서 나타나는 다른 효과에서 나오는 정보 사이에 있다. 이를 염

두에 두면, 교란요인이라고 생각하기 위해 파악해야 할 세 번째 조건을 수정해야 할 필요가 있다. 무언가를 교란요인으로 간주하려면 그 요인은 반드시 다음 조건을 만족해야 한다.

③′교란요인은 목표 질환과 관련된 실험 치료의 현저한positive 고유 효과와 관련이 없어야만 한다(부작용은 이와 반대다).

부작용, 실험 치료와 대조 치료를 비슷하게 만들어버리는 효과적이지 못한 시도, 노골적인 속임수 등으로 인해 가면이 해제될 경우 교란이 일어나며, 이런 가면 해제를 악성malicious 가림 해제라고 부르자. 반면, 목표 질환에 대한 치료 결과 일어난 극적인 고유 효과로 인해 가면이 해제될 경우 교란이 일어나지 않으며, 이런 가면 해제는 양성benign 가림 해제라고 부르겠다(그림 6.2).

어떤 가면 해제가 양성이거나 악성인지 고찰하면, 성공적인 양측 가면법이 언제 방법론적 가치가 있는지, 그리고 어떤 경우에는 시험에 어떠한 가치도 더해주지 못하거나 오히려 그 가치를 깎아내리게 되는지 구분할 수 있다. 목표 질환에 대한 어떤 치료가 극적이고 현저한 고유 효과를 보이고, 이에 따라 시험이 양측 가면법과 무관하게 되는 상황을 생각해보라. 이때 가면법 적용에 실패한다고 해도 이 시험의 품질은 감쇄되지 않는다고 지적하면 필립의 역설은 해소된다. 이는 대상자와 의료진의 정보로 인해 생겨나는 교란요인이 없기 때문이다. 사실 우리는 어떤 치료의 극적 효과 때문에 양측 가면법을 유지하지 못하는 상황에서 이뤄진 시험이 더욱 가치 있다고 평가할지도 모른다.

물론 나는 목표 질환에 대한 고유 효과로 인한 가면 해제, 또는 그보다는 좀 덜 양성인 가면 해제가 포함된 단순한 사례에 대해서만 논의했다.

실무에서는 두 이유 모두가 작용하여 가면법이 실패하게 될지도 모르고, 그 이유를 규명하기 어려운 경우도 매우 많다. 이런 더욱 복잡한 사례가 어떤 성격을 지녔는지 판정하기 위해서는 이론적이고 경험적인 연구가 더 많이 필요하다.

7. 양측 가면법은 치료 효과가 명백히 극적이지 않은 경우에 가치 있고, 따라서 필립의 역설은 일어나지 않는다

양측 가면법은 믿음 효과, 연구 탈락, 병행 약물과 같이 시험이 수행되는 동안 일어날 수 있는 교란요인을 감쇄시킬 수 있기 때문에 도구적으로 가치가 있다. 따라서 양측 가면법을 임상시험이 갖춰야 할 방법론적 덕목으로 보는 사람이 매우 많다. 무작위 시험이 관찰 연구와는 달리 양측 가면법을 적용할 수 있다면, 이는 무작위 시험이 관찰 연구를 능가하게 만드는 추가적이고 잠재적인 이점이 될 것이다. 그러나 양측 가면법이 방법론적 덕목이라는 관점은 필립의 역설, 즉 극적인 효과를 지닌 치료를 양측 가면법으로 지지할 수 없다는 역설을 일으킨다. 이 역설은 양측 가면법이 교란을 감쇄시켜 언제나 시험의 품질을 증대시킨다는 잘못된 전제에 의존한다. 이런 역설은 치료의 효과가 극적인 경우, 대상자와 의료진의 정보로 인해 일어나는 교란요인의 효과는 상대적으로 중요하지 않다는 점을 지적하여 해결할 수 있었다.

이번 장의 논의 결과는 무작위 시험이 관찰 연구에 비해 대체 무엇이 우월한지를 놓고 진행 중인 논쟁에 대해서도 의미가 있다. 무작위 시험(특히 은폐 할당 시험)은 관찰 연구보다 할당 바이어스나 환자 수행 바이어스에 덜 시달린다는 지적을 떠올려 보자. 무작위 시험은 양측 가면 조건하에서 수행될 수 있으나 관찰 연구는 그렇지 않다. 만일 양측 가면법이 무작위 시험 연구가 지녀야 할 보편적인 덕목이라면, 이에 따라 양측 가면법이 이뤄진 무작위 시험은 관찰 연구를 상회하는 방법론적 이점을 지니게 될 것이다. 그러나 일부 예외적인 사례의 경우, 즉 치료 효과 크기가 극적이고 명백한 경우 양측 가면법은 무작위 시험의 방법론적 덕목이 아니며 따라서 관찰 연구를 상회하는 무작위 시험의 상대적 이점을 증대시키지는 않는다.

다음 장에서 나는 무작위 시험을 관찰 연구보다 우세하게 만드는 또 다른 잠재적 이점에 대해, 즉 '플라세보' 대조를 적용할 수 있다는 실무적으로 독특한 능력에 대해 검토할 것이다.

7장
플라세보 대조
효과성에 대한, 문제투성이이며 오해를 불러일으킬 수 있는 출발선 측정 방법

'플라세보' 대조시험에서, '플라세보'를 대조할 필요는 있는가?

— A. J. 데 크라인 등[288]

따라서 플라세보가 완벽하려면 쟁점 효과를 제외할 경우 연구 대상 약물과 모든 성질 및 효과에서 정확히 같은 약물일 것이다. 많은 사례에서 완벽한 플라세보를 만들어내는 일은 분명 현실적으로 불가능하다.

— L. 라자냐[249]

1. 플라세보 대조시험의 필요성

'플라세보 대조시험' 또는 '활성' 대조 무작위 시험이 더 나은 증거를 제공하는지 여부를 평가하려면 먼저 플라세보 대조가 무엇인지 이해할 필요가 있다. 곧 살펴보겠지만, 플라세보 대조라는 명칭은 서로 다른 여러 치료를 기술하기 위해 사용된다. 이런 치료의 범위는 자문을 더 오래하거나, 설탕으로 만든 알약을 투약하거나, 피부를 관통하지 않는 침을 사용하거나, 트레이너에게 지도를 받아 유연성 훈련을 수행하는 데까지 이른다. 더 나아가, 상세히 살펴볼 경우 '플라세보'라는 명칭이 붙은 특정한 대조 치료에는 플라세보라고 할 수 없는 성분이 포함될 수 있다. 일례로, 올리브유는 그 자체가 혈중 콜레스테롤을 낮춘다는 증거가 알려지기 전에는 콜레스테롤 저하제 임상시험에서 플라세보로 사용되어왔다.

심장 질환을 예방하기 위해 콜레스테롤 저하제의 사용법을 탐구했던 몇몇 초창기 논문들은 사실 사용된 플라세보의 이름을 밝혔다. 한 논문에서는 올리브유를, 다른 논문에서는 옥수수유를 썼다. 올리브유와 옥수수유 같은 단일 또는 고도불포화지방이 저밀도 지질을 감소시킨다는 사실은 이제 널리 알려져 있으며, 이제 와서 돌이켜보면 이 약제들은 심장 질환과 관련하여 불활성inert 물질이 아닐 수도 있었다. 실제로, 한 연구는 심장질환 사망률이 '플라세보' 집단에서 예상보다 더 낮았다고 지적했다.[289]

이들 사례를 통해, '플라세보 대조'라는 애매한 용어를 사용하면 무작위 시험에 대한 평가와 해석에서 심각한 오해를 불러일으킬 수 있다는 점을 알 수 있다. 우리는 플라세보 대조에 대한 표준이 필요하다. 많은 사람들은 여기서 내가 제기하는 우려가 현학적일 뿐이라고 일축하면서, 플라세보 대조는 단순히 '불활성' 또는 '비특이적'[290] 물질, 즉 대상자가 '진짜' 치료를 받고 있다고 믿게 만들 물질을 사용하는 방법에 지나지 않는다고 주장할 것이다. 그러나 이러한 규정은 많은 오해를 불러일으킨다.[264, 291] 특정한 측면에서는 불활성인 물질이 있을 수는 있으나 생리학적으로 완전히 불활성인 물질이라고 알려진 것은 현재 없다. 최소한 몇몇 플라세보는 활성이며, 더 나아가 그 효과는 상당히 특이적일 수 있다.[291, 292] 실제로, 기능성 자기공명 영상과 양전자 방출 단층촬영법을 사용하는 최근의 연구들은 플라세보 진통과 노세보(음성 플라세보 부작용) 진통 모두를 가능하게 하는 (특이성이 있는!) 활성 메커니즘을 밝혀왔다.[274, 293~298]

다른 사람들은 플라세보 효과를 믿음과 기대에 연관 짓는다. 믿음과 기대는 플라세보 대조가 통제를 해야 하는 요인이지만, 믿음과 기대를 통제하기만 하면 정당한legitimate 플라세보 대조가 되는 데 충분하다는 가정은 잘못이다. 어떤 사람은 올리브유를 포함한 알약이 진짜 콜레스테롤 저하제라고 믿을지도 모르지만, 이런 믿음이 있다고 해서 그 알약이 정당한 플라세보가 되지는 않는다.

플라세보 대조 표준을 수립하지 못한 이유는 플라세보 자체를 적절히 개념화하기 어렵기 때문이다. 플라세보를 정의하려는 수많은 시도[290, 291, 299, 300] 가운데 어떠한 것도 널리 수용되지 않았다. 플라세보를 적절하게 정의하지도 못했고 플라세보 대조 표준을 수립하지도 못했기 때문에, 연구자들은 플라세보 효과를 추정할 때 의심스러운 전략을 수용하고 말았다. 예를 들어 흐로뱌르트손Hrobjartsson과 괴체Gøtzche[168]는 플라세보를 '임상시험 보고서에서 플라세보라고 이름 붙인 개입'이라고 실무적으로 규정한다. 하지만 임상시험 내에서 플라세보 대조라는 이름이 붙은 어떠한 치료든 그것을 플라세보로 간주해도 된다면, 올리브유 플라세보 사례가 보여주듯 이런 입장은 치료 효과에 대해 부정확한 결론을 불러오고 말 것이다.

여기서 내 논지는, 플라세보 그 자체를 정의할 때 어떠한 어려움이 있든, 정당한 플라세보 대조 표준을 정하는 일은 가능하고 또한 바람직하다는 데 있다. 정당한 플라세보 대조는, 실험 치료의 비고유 특징non-characteristic feature* 모두를, 그리고 오직 그것만을 포함한다. 플라세보 대

---

* (옮긴이) 어떤 치료 과정 t, 그에 대한 플라세보 p, t의 결과 Ot, p의 결과 Op가 있다. 고유 특징 c는,
① t에서 c를 뺀 과정의 결과는 Ot가 아니라 Op가 된다.

조 정당성 표준의 내용이 이렇다는 사실은, 정당한 플라세보 대조가 통념보다 훨씬 드물다고 볼 좋은 이유다. 하지만 현재로서는 부당한 플라세보 대조와 연결된 문제의 범위를 정확하게 포착할 수 없는데, 이는 플라세보 대조시험이 그 정당성을 판단할 수 있을 만큼 충분히 자세하게 기술되는 경우가 거의 없기 때문이다. 나는 '플라세보'라는 이름을 실제로 수행된 치료에 대한 상세한 서술로 대체하거나 아니면 최소한 보완해야 한다고 제안한다. 플라세보 대조는 시험 대상 치료 그 자체를 통해 가장 잘 개념화된다.[301~303]

2. 정당한 플라세보 대조

> '플라세보'를 좀 더 비판적으로 검토해보자. 이는 플라세보와 '양측 맹검법'이 우리의 생각과 문헌 속에서 일종의 물신과도 같은 지위에 도달했기 때문이다. 많은 사람들에게, 이들 방법이 경외로움, 오류 불가능성, 과학적 자격savoir-fair을 지녔다는 믿음을 주는 자동적 후광 효과는, 특정 환경하에서는 손쉽게 무력화되고 만다.
>
> — L. 라자냐[249]

정당한 플라세보 대조는 고유 특징만을 제외한 다른 모든 측면에서 실험 치료와 동일하다. 더 상세히 말해, 다음과 같은 조건을 만족시킬 경우

---

② p에 c를 더한 과정의 결과는 Op가 아니라 Oa가 된다.
③ c는 a에만 있으며 p에는 없다.

오직 그 경우에만 어떤 치료는 정당한 플라세보 대조다.

① 플라세보 대조는, 임상시험 치료 t의 관련 비고유 특징을 모두 포함해야 하며, 이들 특징은 실험 치료 과정에서 드러나는 수준과 동등한 수준으로 나타나야 한다.

② 플라세보 대조는, 실험 치료의 비고유 특징 이외에는 어떠한 추가적 관련 특징도 지니지 않는다.

여러 요소로 이뤄지지 않았다고 간주되는 치료조차 여러 성분으로 이뤄져 있다. 예를 들어, 우울증 치료를 위한 프로작 요법에는 염산 플루옥세틴(특정 시점에 몇 차례 복용하는)을 소화하는 과정, 알약과 그 외피에 들어 있는 다른 성분을 소화하는 과정, 알약을 삼키기 위해 함께 마시는 액체를 소화하는 과정, 프로작 처방전을 보고 생겨나는 여러 믿음과 기대, 그 외의 다른 특징이 깊이 결부되어 있다. 따라서 환자는 프로작만을 따로 뚝 떼어 복용하지 않으며, 오히려 '프로작이 결부된 치료 과정', 또는 짧게 말해 '프로작 요법'을 받는다. 프로작이 포함된 우울증 치료의 '고유' 특징은 염산 플루옥세틴이다. 다른 모든 것은 고유하지 않다.

어떤 플라세보 대조시험은 플라세보군에서 볼 수 있는 평균 효과(모든, 그리고 오직 비고유 특징의 효과에만 결부된)를 실험 치료의 평균 효과(고유한 특징과 비고유 특징의 효과를 합계한 값)에서 빼는 방식으로 고유 특징의 효과를 추정하기도 한다(그림 7.1).

만일 플라세보 대조가 실험 치료의 비고유 관련 특징의 일부를 놓친 경우(즉 정당성의 첫 번째 조건을 위배했다면), 관찰된 차이의 수준은 놓쳐버린 비고유 특징의 효과만큼 증가할 것이다(그림 7.2). 반면 만일 플라세보 대조 치료 과정이 실험 치료 과정의 실제 비고유 특징뿐만 아니라 추

그림 7.1 플라세보 대조시험이 의료적 개입의 '고유' 효과를 측정하는 방법

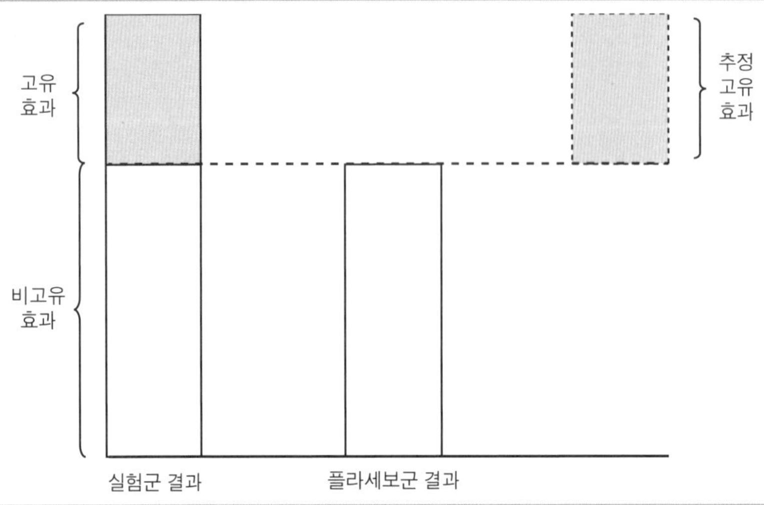

그림 7.2 부당한 플라세보 대조가 실험 개입의 겉보기 고유 이득을 과대추정하는 경우

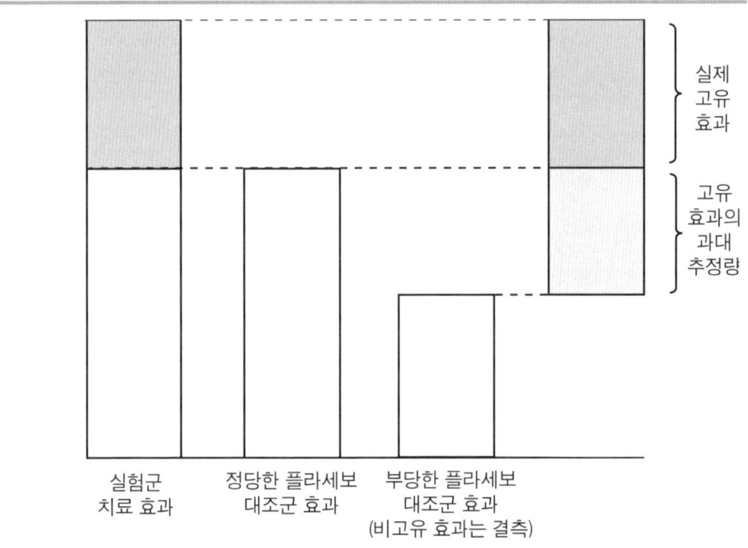

그림 7.3 부당한 플라세보 대조가 실험 개입의 겉보기 고유 이득을 과소추정하는 경우

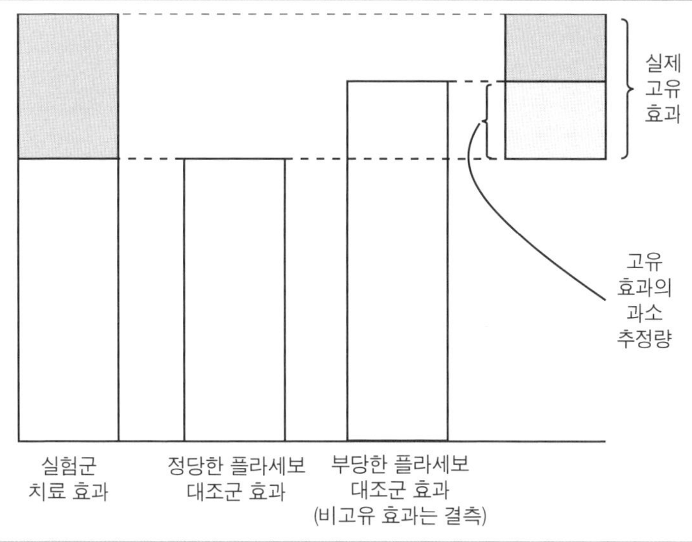

가적 관련 특징도 포함할 경우, 겉으로 드러난 고유 특징의 이익은 이 추가적 관련 특징의 효과만큼 감소할 것이다(그림 7.3).

3. 플라세보 대조는 어떻게 정당성의 첫 번째 조건을 흔히 위반하는가

언뜻 보면 약물 플라세보 대조는 정당성의 첫 번째 조건을 손쉽게 만족시킬 수 있을 것 같다. 대조군에 속한 모든 대상자는 진짜 약물처럼 보이지만 고유 활성 물질이 포함되지 않은 알약(또는 물약)만 투여받기 때문이다. 고유한 물질은 통상 유당처럼 무해해 보이는 물질로 대체할 수

있다. 고유 화학 물질은 진짜 알약의 질량 가운데 그리 중요하지 않은 부분만을 차지할 수도 있다. 이때, 이 알약 속에는 이미 실제로 들어 있기 때문에 플라세보에 추가할 필요가 없는 충전재가 포함될 것이다. 이러한 플라세보 대조 치료 과정은 추가적인 특징(유당)을 지닐지도 모르지만, 놓쳐버린 특징은 없는 듯하다(나는 대체 물질의 도입으로 인해 일어나는 잠재적 문제에 대해서도 아래에서 논의할 것이다).

하지만 만일 대조 요법이 실험 요법만큼의 믿음 또는 기대를 일으키지 못한다면, 실험 치료가 보여주는 고유 이득의 크기는 기대 또는 믿음의 감소(또는 일부 경우 증가[285])만큼 과대평가될 것이다(그림 7.2). 우울증 치료를 위한 프로작 요법 임상시험에서, 시험군은 '프로작'이라고 쓰여 있는 실제 알약을 받지만 대조군은 '플라세보'라고 쓰여 있는 유당 알약을 받는 경우를 상상해보라. 자신이 다만 플라세보를 받았을 뿐이라고 믿는 대상자는 진짜 프로작을 받은 대상자와 비교했을 때 자신이 치료될 가능성이 더 낮다고 생각할 것이다.*

이 경우 플라세보 대조시험은 실험 요법에 의해 일어나는 기대의 효과를 어느정도 놓칠 것이며 이에 따라 부당하게 될지도 모른다. 염산 플루옥세틴의 어떠한 잠재적 효과보다도, 서로 다른 수준의 기대가 실제 프로작 요법과 플라세보 요법을 통한 치료 사이에서 관찰된 차이를 더 많

---

* 이는 늘 일어나는 사례는 아니다. 신경증 환자에 대한 한 흥미로운 연구[304]에 따르면, 연구진은 들춘(맹검법이 이뤄지지 않은) 조건하에서 작동하는 플라세보 효과를 시험했다. 즉 연구진은 환자에게 플라세보 치료를 하고 있다고 말했다. 여기서, 문제의 환자들은 심지어 자신이 플라세보를 받았다는 사실을 알았음에도 플라세보에 반응했다. 하지만 이 연구는 그 규모가 상당히 작았다. 또한 연구 대상자들은 바로 자신의 질병 덕에 자신이 플라세보 약물을 처방받는다는 사실을 믿지 않았다는 점 역시 결과를 해석할 때 매우 중요했다.

이 설명할 수 있을지 모른다.

대상자들에게 맹검법(또는 가면법)을 적용하면, 실험군과 대조군 양측 모두의 기대를 동일하게 만들 수 있다. 하지만 6장에서 보았듯, 성공적인 양측 가면법은 많은 사람들이 가정했던 것보다 훨씬 성공시키기 어렵다. 부작용이 있거나 맛 또는 냄새가 구분되는 개입은 플라세보 대조 치료 과정을 통해 모방하기 쉽지 않으며, 이런 개입이 대상자 또는 의사에게서 동등한 기대를 이끌어낼 수는 없다.

만일 성공적인 가면법이 플라세보 대조를 정당하게 만들 조건이라면, 그리고 무작위 시험에서 가면법이 성공하는 일은 드물다면, 가면법이 실패한 플라세보군을 정당한 플라세보군으로 볼 수 없다. 이는 회복 기대의 수준 측면에서 시험군과 플라세보군은 서로 다르기 때문이다.

플라세보 효과에 대한 회의론자들은 분명 기대가 실제로 효과를 발휘하는 경우가 드물다고 반론할 것이다.[168~169] 예를 들어 급성 충수돌기염 때문에 충수절제술을 받은 환자의 기대가 '플라세보' 수술을 받은 환자의 기대보다 더 큰 효과를 지닐 수도 있다. 그러나 이 기대의 효과는 충수절제술의 고유 효과성에 비해 그리 중요하지 않을 수 있다. 가면법이 성공하지 못해 생긴 낮은 수준의 기대가 효과를 보이지 않는다면, 가면법에 성공하지 못했다고 해도 플라세보 대조의 정당성이 위협받지는 않는다. 하지만 앞서 6장에서 살펴보았듯, 서로 다른 기대와 믿음은 직접적 효과가 없는 경우에도 플라세보군과 실험군 사이에 차이를 만들어낼 수 있다. 자신이 대조군이라는 점을 알고 있는 대상자(그리고 이에 따라 실험 치료에서 빠지려고 하는 대상자)는 시험 참여를 철회할지도 모르며, 또한 (환자에게는 더 중요할 수도 있지만 연구에는 영향을 미칠 수 있는데) 시험과 무관한 '실제' 치료를 몰래 받으러 다닐지도 모른다. 만일 플라세보 대조를 받는 대상자가 시험 치료 외에도 다른 치료들을 받게 된다면, 플라세보 대조군의 치료 과정과 실험군의 치료 과정 사이의 차이는 더 크게 벌어질 것이며, 결국 이러한 플라세보 대조 치료 과정 전반은 정당성을 잃고 말 것이다. 요약하자. 대상자와 개입 제공자dispenser에게 가면법을 성공적으로 적용하지 못한다면, 플라세보 대조를 정당하게 만드는 첫 번째 조건이 위배될 수 있다. 이는 믿음과 기대의 효과가 유의하지 않은 경우에도 마찬가지다.

4. 플라세보 대조는 어떻게 정당성의 두 번째 조건을 흔히 위반하는가

어떤 치료는 성공적인 양측 가면 조건하에서 수행될 수도 있으나, 실험 치료의 비고유 특징조차 아닌 추가 요소를 포함할 수도 있다. 실험 치료에 포함된 고유한 화학물질은 통상 다른 물질로 대체될 것이다. 예를 들어, 프로작 플라세보 알약에는 염산 플루옥세틴 대신 유당이 들어갈 수 있다. 이렇게 바뀐 물질은 목표 질환에 대한 효과를 지니지 않는다고 가정되기 때문에, 플라세보 대조 치료 과정을 정당하게 만든다. 하지만 올리브유를 콜레스테롤 저하제에 대한 플라세보 대조를 위해 사용한 사례에서처럼, 겉보기에 효과가 없는 대체 물질이 연구 대상 질환에 영향을 끼치는 경우가 있을 수 있다. 다른 사례도 있다. 기침약 속에 들어 있는 당분이 쟁점 실험 치료에서 관찰된 효과 가운데 상당 부분을 설명하는 사례를 살펴보자.[305, 306] 만일 기침약에 고유한 화합물을 대체하기 위해 좀 더 달콤한 액체를 사용한 플라세보 대조 치료를 수행했다고 하자. 이 경우 플라세보 대조는 실험 치료의 비고유 특징만 포함했을 때보다 좀 더 효과적일 것이다.

추가 물질을 투입하여 이뤄지는 플라세보 대조가 [무작위 시험의] 정당성을 어디까지 위협하게 되는지에 대해서는 알려진 것이 많지 않다. 이는 비교임상연구 논문이 플라세보 성분을 모두 밝히는 경우는 드물기 때문이다. 골롱 등[301]이 최근 연구에서 보였듯, 플라세보 알약이 개입된 무작위 시험은 플라세보 성분을 밝혔지만, 비약물 플라세보 시험 가운데는 10% 이하만이 그 성분을 밝혔다. 심지어 이렇게 추가된 특징은 목표 질환에 대해 **직접적** 효과가 없다고 하더라도 이런 특징이 대상자의 가면을 벗겨버리는 효과를 일으킬 수도 있다. 이렇게 되면 문제의 특징들은 쟁점 플라세보 대조 치료 과정을 부당하게 만들지도 모른다.

정당한 플라세보 대조를 구성할 때 생기는 문제는 복합적인 치료를 다루는 시험에서 더 두드러진다. 외과적 기법에 대한 플라세보 대조시험이 수행된 사례가 있기는 하다.[275~279] 그러나 어떠한 외과 수술이라도 그 안에는 위험이 내재하기 때문에 이런 시험은 비윤리적이라고 평가받는다.[280] 게다가 외과 수술 시험이 윤리적이라 할지라도, 이 거짓sham 시험을 시행하는 외과의만큼은 자신이 실제 수술을 하는지 거짓 수술을 하고 있는지에 대해 알기 때문에 성공적인 양측 가면법은 성립할 수 없다. 이런 사실은 외과 시험 분야에서 이뤄진 플라세보 대조 대부분이 정당한지 의심하게 만든다. 외과수술 시험에서 양측 가면법에 성공하려면 아마도 전체 수술 절차를 로봇으로 수행하지 않으면 안 될 것이다. 현재 시점에서도 많은 경우 의사들은 로봇의 보조를 받아 수술을 수행하고 있지만,[281~284] 아직 로봇이 스스로 수술을 수행할 수 있을 만큼 정교하지는 않다. 지금부터는 운동 시험과 침술 시험 사례를 통해 좀 더 복잡한 치료법에 대하여 정당한 플라세보 대조를 구성하는 일이 얼마나 어려운지 살펴보자.

5. 복합 치료에 대한 플라세보를 구성할 때 감안해야 할 특별한 문제: 운동과 침술 사례 연구

1) 부당한 운동 플라세보

확장된 운동 프로그램의 특징(비고유 특징이든 고유 특징이든)으로, 최소한 다음과 같은 사항들이 포함되어야 한다고 해보자.

① 운동으로 치료된다는 믿음

② 대상자와 연구자(헬스 트레이너) 사이의 상호 작용

③ 운동으로 인한 여타 '심리학적' 이득(일상과 걱정에서 벗어난 덕분에 이뤄지는 기분 전환, 성취감, 사회적 상호 작용)

④ 대사율 증가

⑤ 체온 증가

⑥ 일정 시간 내의 심박수 증가

⑦ 운동으로 인한 엔도르핀과 에피네프린 수치의 증가.

누군가는 엔도르핀과 에피네프린의 수치 증가(⑦)를 우울증에 대한 운동 요법의 고유 특징이라고 받아들일지도 모른다.[307, 308] 비록 이 특징이 개념적으로는 구분될 수 있다고 해도, 엔도르핀과 에피네프린 수치 증가 이외에 운동이 지닌 다른 모든 특징을 포함한 대조 치료를 설계하는 일은 불가능하거나 적어도 대단히 어려울 것이다.

운동의 비고유 특징을 모두 확인하고 배제하는 일이 어렵거나 불가능하다는 점을 깨달은 연구진은, 운동 요법과는 상당히 다른 대조 치료를 사용하기에 이르렀다. 이런 방침에는 이완 요법 지도[309]와 유연성 훈련지도[310] 그리고 이들을 운동에 대한 플라세보 대조라고 부르는 조치가 포함되었다. 나는 이들 대조 요법이 운동 요법에 대해 정당한 플라세보 대조가 아니라고 주장하고자 한다.

좀 더 최근의 연구는 저강도부터 고강도까지 운동의 '일정 분량'(각 회차는 일주일에 세 번에서 다섯 단계로 분산되어 있다)이 주요 우울증 질환을 치료하는 데 지닌 효과를 플라세보와 비교했다.[311] 연구진은 대상자 80명에게 12주 동안 다섯 가지 치료 가운데 한 가지를 받도록 무작위 배정을 수행했다. 17점으로 평가한 해밀턴 우울증 평가척도HRSD 17*를 사용하여 연구 출발선에서부터 12주간 연구를 진행해 변화를 측정하여 최초 결과를 얻었다. 가면법이 적용된 평가자가 매주 해밀턴 우울증 평가척도의 점수를 측정했다.

이 연구는 더 높은 운동 빈도를 지닌 치료 과정에서 해밀턴 우울증 평가척도 점수가 평균 47%가량 감소했다는 점을 발견했다. 낮은 빈도의 운동은 해밀턴 우울증 평가척도 점수를 평균 30%가량 낮췄으며, 평균 29% 정도 점수가 떨어진 '플라세보' 치료과정과 값이 비슷했다.

이런 결과에도, 유연성 훈련이 우울증 치료에 정당한 운동 플라세보인지 의심할 만한 이유는 많다. 첫째, 이 플라세보 대조 치료는 양측 가면법을 적용한 상태에서 시험을 수행하지 못하였으며, 이에 따라 실제 운동 수행 효과에 대한 기대에서 유래한 어떠한 잠재적 효과도 포함하지 않는

---

* HRSD 17은 우울증 증상의 중증도를 측정한다. 이는 17개의 질문을 담고 있는 설문지이며, 불면증, 불안, 우울, 죄책감과 같은 증상에 대해 그 중증도를 3단계 또는 5단계로 자문자답할 수 있도록 되어 있다. 10~13점(69점이 최대이다)은 환자가 가벼운 우울감에 시달린다는 증거로 볼 수 있다. 14~17점은 환자가 약간 또는 어느 정도 우울감에 시달린다는 증거다. 17점을 초과하면 환자는 심각한 우울감에 시달리는 것으로 간주된다. HRSD 17은 1960년대 이래 우울증 증상을 측정하는 데 널리 쓰였다.

다. 분명, 플라세보군에 속한 대상자들은 자신이 플라세보군에 속해 있다고 추측할 것이다. 유연성 훈련에 참여한 사람과 이를 연구하는 사람들은 개입이 지닌 잠재력에 대해 서로 각기 다른 믿음을 지닐 수 있다. 더 나아가, 더 강한 운동일수록 더 효과적일지도 모른다는 믿음은 치료군에서 더 높았으나, 유연성 훈련이 효과적이지 못하다는 믿음은 플라세보 대조군에서 더 높은 비율로 나타났다. 이는 기대 효과가 시험군(운동 치료군)에서 더 강하고 플라세보군에서 더 약했다는 의미이다. 만일 대상자의 기대가 효과를 지닌다면, 그리고 우울증에 대한 치료에서 이들이 효과를 발휘할 가능성이 크다면, 플라세보 치료는 실험 개입과 관련된 치료의 비고유 특징을 놓치게 될 것이다. 이는 이 플라세보 대조가 지닌 정당성에 의문을 제기하게 만드는 데 충분하다. 이러한 플라세보 대조 치료 과정은 또한 높은 심박수를 유지하는 상태와 같이 운동 치료가 지닌 여러 다른 특징을 빠뜨릴 것이다.

유연성 훈련은 동시에 우울증에 고유한 추가적 관련 특징('관련'은 없으나 7장 2절의 정의와 맞추기 위해 삽입)을 보유하고 있을지 모르며, 이에 따라 플라세보 대조의 정당성에 대한 두 번째 조건 역시 위반한다. 예를 들어 운동에 대한 시험에서 유연성 훈련보다 조금 더 흔히 사용될 수 있는 요법인 요가의 경우, 최소한 하나의 시험에서는 해밀턴 우울증 평가척도 점수에 비춰볼 때 우울증의 증상을 줄인 것으로 보인다.[313] 마찬가지로, 이완 훈련(운동 시험에서 플라세보 대조용으로 쓸 수 있는 다른 대안) 역시 우울증에 대해 고유한 효과를 지닐지 모른다. 운동은 동물 실험에서는 이완 반응과 연관되어 있다.[314] 1975년에 초판이 발행되고 2000년에 재판이 나온 벤슨의 베스트 셀러 『이완 반응』에 따르면, 이완 훈련을 하루에 10분만 해도 우울증을 치료하는 데 긍정적인 영향을 줄 수 있다. 만일 유연성 훈련이나 이완 훈련이 운동의 고유 특징을 능가하며 또한 여러 추가적인 효과를 지닌다는 주장이 참이라면, 이들은 운동에 대해 부당한 플라세보 대조일 것이다. 나는 우울증에 대해 유연성 훈련이 지닌 잠재성에 대해서는 어떠한 주장도 하지 않을 것이다. 다만, 유연성 훈련이나 이완 훈련은 운동의 비고유 효과 그 자체보다도 더 큰 효과가 우울증에 있을 수 있다는 점을 지적하고 싶을 뿐이다.

믿음과 기대가 지녔으나 시험에서는 놓친 특징의 잠재적 효과, 그리고 추가적 관련 특징의 잠재적 효과가 서로 상쇄되는 상황이 벌어질지도 모른다. 하지만 이는 그다지 벌어질 것 같지 않은 일이며, 또한 이런 경우가 벌어지지 않는 한 우리는 이들 플라세보 대조를 정당하다고 보는 일을 피해야 할 것이다.

2) 부당한 침술 플라세보

전통 중의학에서 유래한 침술은 '경혈'이라고 알려진 몸 특정 지점에 가느다란 침을 꼽아서 다양한 질환을 치료하는 방법이다. 사용되는 침은 매우 가늘며, 경혈 위치에 따라 5~40mm가량 깊이로 찔러 넣는다. 환자들은 침이 피부를 뚫고 들어가는지 대개 알아차리지 못한다. 미국 식품의약품안전청은 침술용 침이 더는 '실험적'이라고 말하지 않으며, 영국 국립보건임상연구소 역시 침술을 몇몇 질환에 대한 치료법으로, 특히 통증을 일으키는 질환의 치료법으로 추천하고 있다.* 그러나 아주 최근까

* (옮긴이) 2009년 발표된 지침의 내용이다. 하지만 2016년 11월, 영국국립보건임상연구소는 이러한 권고를 번복했다. 진료지침 개발 그룹은 좌골신경통이 있거나 그렇지 않은 요통 환자들에 대해 침과 다양한 대조 치료를 비교한 32편의 무작위 시험을 검토했으며, 14

지 침술 시험에서 플라세보 대조시험을 설계하는 일은 매우 어려운 일이었다.

플라세보 또는 '거짓' 침술 절차에 쓰기 위해 고안된 한 가지 장치로 스트라이트버거Streitberger 침이 있다.*315 이 침은 손잡이(침병)가 움직일 수 있는 뭉툭한 침이며, 실제 침을 놓듯이 뭉툭한 침 끝으로 피부를 누르면 침의 몸체가 손잡이 안으로 미끄러져 들어가 마치 침이 피부를 관통하는 것처럼 보이게 된다. 스트라이트버거 침이 옆으로 쓰러지지 않고 자리를 잡게 하기 위해 경혈 위에 플라스틱 고리를 테이프로 붙인다. 위장을 유지하기 위해 이 고리는 치료군이 받는 실제 침술에도 적용된다. 몇몇 연구진은 이 거짓 침이 '타당성을 입증받았다'고 주장하는데, 이는 이 거짓 침을 사용한 임상시험이 가면법을 성공시킬 능력이 있다는 뜻이다.

편의 거짓 침 무작위 대조 연구에서 실제 침 치료와 거짓 침 치료 사이에 통증, 삶의 질, 일상기능 등 결과 지표 상 큰 효과 차이가 없다는 점을 발견하였다. 비록 침 치료가 일상관리에 비해 임상적으로 단기 효과 면에서 이점이 있긴 했지만, 고유 효과를 입증하려는 의도하에 이뤄진 플라세보 대조시험 결과가 비고유 효과를 포함하는 일상관리 대조 시험 결과에 비해 임상적 의사 결정에 더 중요하다는 것이 이들의 관점이었다. 그 결과 당국은 권고를 번복하였다.

* (옮긴이) 스트라이트버거 침의 모양은 아래 그림과 같다.

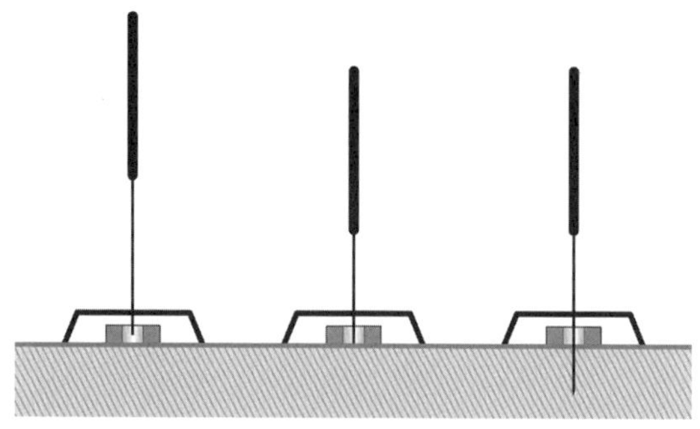

거짓 침이 피부에 닿기 전(왼쪽), 침병 속으로 거짓 침이 들어간 후(가운데), 진짜 침(오른쪽).

그런데 이런 거짓 침이 침술 플라세보 대조로 정당한지는 그리 분명하지 않다. 첫째, 옹호자들의 주장처럼 이 거짓 침이 성공적인 양측 가면법 조건을 만족시킬 수 있을지는 그리 확실하지 않다. 캡척 등의 연구가 타당성의 증거라고 인용한 연구들은 스트라이트버거 침이 실제 침과 식별 불가능하다는 관점을 오직 조건부로만 지지할 수 있을 뿐이다. 첫 번째 연구[315]에서, 연구진은 침 관통 덕분에 어떤 식으로든 통증을 느꼈는지 대상자에게 물었다. 통증의 주관적 강도 면에서 플라세보군과 치료군 사이에는 통계적으로 유의한 차이가 없었다. 그러나 플라세보군(47/60)보다 실제 침술군(54/60) 가운데 둔탁한 통증을 느낀 사람이 더 많은 것은 사실이다. 저자들은 결론부에서 "침은 '플라세보' 침보다 약간 더 통증을 일으키는 것으로 보인다[이에 따라 플라세보와 구분되는 것으로 보인다]"[315]고 주장했다. 두 번째 연구는 앞선 연구를 단순히 인용하기만 했으며 새로운 데이터를 포함하지는 않았다. 세 번째 연구[317]는 대상자들이 침과 플라세보 침의 피부 투과를 정확히 구분하지는 못했지만, 플라세보 침이 (특정되지는 않은 방식으로) 실제 침과 구분된다고 생각하는 경우가 40% 가량은 있다는 증거를 제시했다. 화이트 등[317]은 거짓 침이 가면법에 성공한 상태에서 시험을 수행하지는 못했다고 결론 내렸다.

> 만일 어떤 플라세보가 타당하기 위해서는 이 플라세보가 실제 치료와 구분되지 않아야 한다면, 환자 중 이들 두 가지 개입이 다르다는 점을 알아챈 경우가 거의 40%에 이른다는 사실은 우려를 불러일으킨다. … 만일 이 시험이 약물 시험이었다면, 두 개입이 다르다는 점을 알아차린 환자가 약 40%라는 결과에 만족할 수 있었을까?[317]

더 나아가, 침술 시술자는 자신이 실제 침을 쓰는지 스트라이트버거 침을 쓰는지에 대해 알고 있었으며, 또한 직간접적 방식으로 시험 대상자 가운데 누가 실험 치료를 받았는지를 밝힐 수도 있었다.

간단히 요약하겠다. 거짓 침을 사용한 치료가 정말로 '타당한지'(즉, 가면법에 성공할 수 있는지)는 의심스럽다.

더 중요하게도, 이런 의미의 타당성은 정당성의 조건으로는 불충분하다. 정당한 플라세보 대조는 같은 수준의 믿음과 기대를 일으킬 뿐만 아니라, 실험 치료의 고유 특징 가운데 어떠한 것도 포함해서는 안 된다.

실제로, 스트라이트버거 침은 실제 침술이 지닌 모든 고유 특징을 지니지 못한다는 주장을 둘러싸고 벌어진 주목할 만한 논쟁이 있다.[318~323] 이 논쟁을 평가하기 위해서는 연구 결과를 산출하는 데 일정한 역할을 수행할지도 모를 침술 치료의 특징을 짚어보는 일이 유용할 것이다.

① 침 시술에 대한 환자와 시술자의 믿음, 태도, 기대

② 침 치료를 위한 상담

③ 침 자입의 일반적인 생리적 효과(이는 몸의 어느 지점에 침을 놓더라도 나타나며, 침 이론에 의거한 '경혈'에만 국한되지 않는다)

④ 정확한 위치에 적절하게 침 자극을 가했을 때 나타나는 추정상의 효과

⑤ (경혈)압박의 생리적 효과

⑥ 정확한 위치에 (경혈)압박이 이뤄졌을 때 일어날 추정상의 효과.

스트라이트버거 침 치료가 최소한 치료사들에게는 실제 침술과 구분될 수 있느냐는 문제를 한쪽으로 치워둔다면, 이 거짓 치료의 효과는 정확한 위치에 이뤄진 적절한 침 자극에 의한 효과라는 특징(네 번째)과 대

조해볼 수 있다. 그러나 특징 하나만 뺀 다른 모든 특징을 통제한 대조 치료와 모든 비고유 특징을 통제한 대조 치료는 서로 다른 것이다. 왜 그런지 기술하기 위해 아밀로프루스 합성약co-amilofruse, 즉 고혈압과 부종에 대해 긍정적인(비플라세보) 효과를 지닌 두 물질인 아밀로라이드와 프루세마이드를 포함하는 약물 사례를 검토해보자. 만일 우리가 채택한 대조 치료가, 아밀로라이드를 그 성분으로 포함하지 않는다는 (그러나 프루세마이드는 포함한다는) 점만 제외하고 실제 아밀로프루스 합성약과 동일하다면, 이를 대조군으로 포함하는 시험은 아밀로라이드의 효과를 정확하게 측정할 수 있을 것이다. 그러나 그와 같은 플라세보 치료를 정당한 플라세보라고 보는 것은 잘못인데, 이는 문제의 '플라세보'는 프루세마이드를 포함하고 있기 때문이다. 아밀로프루스 합성약이 플라세보보다 더 효과적인지를 검사하려면, 대조 치료는 아밀로라이드도 프루세마이드도 포함하지 않아야 한다.

물론 각각의 잠재적인 고유 특징의 효과를 측정하기를 원하는 사람이 있을지도 모른다. 내가 제시한 사례에서, 아밀로라이드와 프루세마이드는 분리되어 평가될 수 있으며 또한 각 요소들의 효과는 하나로 합쳐져 전체 효과를 결정할 것이다. 그러나 이런 접근에는 최소한 두 가지 문제가 있다. 첫째, 이들 고유 특징은 개별 효과를 합산해서는 그 결합 효과를 예측하기는 어려운 방식으로 상호 작용한다(8장을 보라). 둘째, 실무에서 다수의 고유 특징을 구분해내는 일은 많은 경우 불가능하다.

거짓 침이 정당한 플라세보 대조가 아닐지도 모른다고 의심할 수 있는 첫 번째 이유는, 거짓 침이 플라세보 알약보다 효과적이고 심지어 기존 요법보다도 더 효과적이라는 결과가 나왔기 때문이다. 거짓 침을 사용하는 치료를 검사한 다른 연구에서, 캡척 등[324]은 반복 사용으로 인한 지속성 상지 통증에 대해 스트라이트버거 침을 사용한 치료는 플라세보 알약을 이용하여 이뤄진 치료보다 더 효과적이라는 것을 발견했다. 이들은 270명의 대상자에 대한 연구를 통해 두 가지를 비교했다. 하나는 실제 침술 요법과 플라세보 침(스트라이트버거 침이 쓰인)의 비교였고, 또 하나는 아미트립틸린과 플라세보 알약 요법의 비교였다. 저자들은 이렇게 말한다. "타당한 거짓 침술 장치는, 경구 '플라세보' 알약보다 주관적 결과 측면에서 더 큰 '플라세보' 효과를 지닌다."[324]

다른 연구는 거짓 침술이 바로 플라세보가 아닌 실제 약물 치료보다 더 효과적이라고 말한다. 독일 침술 시험에서, 침술 플라세보*는 만성 요통을 치료하는 데 기존 요법(의사나 운동을 관리하는 물리치료사와의 격주 단위 상담, 비스테로이드 소염제)을 능가했다.[325] 그 결과는 통증에 대한 주관적 측정지표, 즉 격심한 통증을 10점으로, 통증이 없는 상태를 0점으로 매기는 방식을 통해 측정했다. 성공적인 치료 반응은 6개월 뒤 통증 지수가 최소 33% 줄어든 상태로 정의되었다.[325] 가면법 적용 상태를 유지한 연구진이 평가한 결과, 6개월 뒤 치료에 성공한 환자의 비율은 진짜 침 집단의 경우 47.6%, 거짓 침 집단에서는 44.2%, 기존 약물 사용 집단의 경우에는 27.4%였다.

독일 침술 시험에서 실제 침과 거짓 침 사이의 차이는 통계적으로 유의하지 않았지만, 이들 모두는 기존 요법보다 더 효과적이었다. 하케 등은 언급하지는 않았으나, 기존 치료가 플라세보 알약보다 더 낫다는 상당한

---

* 독일 침술 시험은 스트라이트버거 침과 구별되는 가짜 절차이다. 독일 침술 시험에서, '플라세보' 바늘은 피부를 관통하기는 하지만 혈 자리는 모두 피한다. 지금의 논의와 관련된 부분은 독일 침술 플라세보가 정당한지 여부가 아니며, 이 방법이 전통적 치료법에 비해 더 효과적이라는 사실이다.

그림 7.4 여러 플라세보 치료의 서로 다른 효과

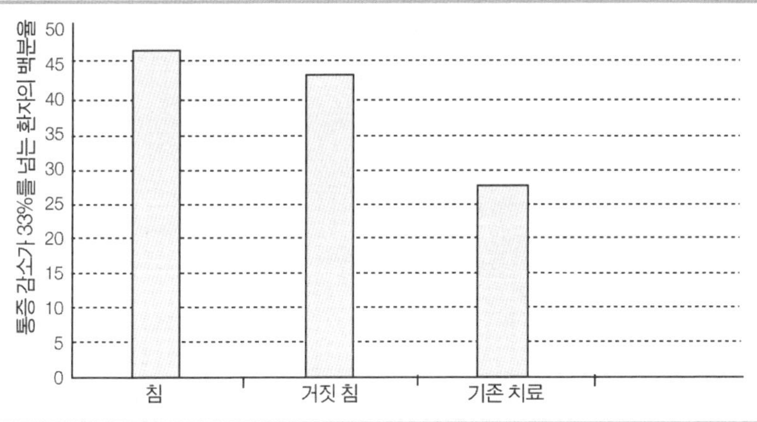

수준의 증거가 있다는 점 또한 이 결과와 관련이 있을 것이다. 비스테로이드 소염제, 즉 기존 요법의 일부분으로 사용되는 약물은 만성 요통에 대해 비스테로이드 플라세보를 사용하는 치료보다 더 효과적이다.[326, 328] 이들 결과는 그림 7.4의 도움을 받으면 가장 잘 이해할 수 있다.

침술 플라세보가 알약 플라세보보다 더 효과적이라는 점을 보여주는 이들 시험은 플라세보 대조시험이 어떤 혼동을 일으킬 수 있는지 밝혀준다. 시험 구성이 모호하고 부정확하게 이뤄지지 않더라도, 동일한 이름('플라세보 대조')을 이처럼 서로 매우 다른 효과를 지닌 치료를 기술하는 데 쓰게 될 경우 오해가 일어날 수 있다. 예를 들어 침술은 어떤 시험에서는 플라세보에 대해 우위를 보이지 못할지도 모른다. 그러나 다른 치료, 예를 들어 이부프로펜ibuprofen은 다른 시험에서 (다른) 플라세보에 비해 통계적으로 유의하며 임상적으로도 유관한 수준의 우월성을 보일 수 있다. 환자, 임상의, 정책결정자 모두는 이부프로펜이 침술보다 더 효과적이라고 결론짓는 함정에 빠질 수 있다. 하지만 문제가 된 다양한 플라세보들이 각기 지닌 비고유 특징은 서로 다르기 때문에, 이런 결론은 잘못이며 오해를 부른다.

서로 다른 종류의 치료를 동일 선상에서 비교할 수 있는 치료로 보는 문제는 스트라이트버거 침을 실제로 침술 요법에 대한 부당한 플라세보 대조였다고 보아야 하느냐, 아니면 다만 특별히 효과적인 플라세보라고 보아야 하느냐는 문제를 제기한다. 비록 캡척은 스트라이트버거 침은 플라세보라는 해석을 선호하지만, 나는 부당한 플라세보 대조라는 주장이 더 설득력 있다고 생각한다. (경혈) 압박이 통증 완화에 효과적이라는 독립적 증거가 있다.[327~331] 나는 여기서 이들 문헌에 대해 논의하지는 않을 것이다. 다만 경혈 압박이 통증 치료의 비고유 특징이라는 견해는 자명하지는 않다는 점만은 지적하고자 한다. 만일 이를 고유 특징으로 본다면, 스트라이트버거 침은 정당성의 두 번째 조건에 위배된다.

침술 상담(이는 일반 상담보다 좀 더 길다)을 고유 특징으로 분류해야 한다는 주장은 문제를 더 복잡하게 만들고 만다.[332] 상담이 길어지면 유관한 긍정적 효과가 일어난다는 지적은 분명 옳다. 그러나 11장에서 좀 더 상세하게 살펴볼 또 다른 흥미로운 연구에서, 캡척은 플라세보 침술(스트라이트버거 침이 쓰인)과 세심한 상담의 조합을 플라세보 침술과 제한된 상담의 조합과 비교했다. 이를 통해, 과민성 장 증후군에 대해서는 세심한 상담이 제한된 상담에 비해 통계적으로 유의하며, 임상적으로 유관한 이익이 있다는 결과를 얻었다.[258]

정당한 침술 플라세보를 구성하기 어려운 이유 가운데 하나는, 침술에 대해서는 치료 이론therapeutic theory이 완전히 발전하지 않았다는 데 있다. 플라세보 개념에 대한 세밀한 연구에서, 그륀바움은 무엇을 플라세보로 간주할 수 있는지는 필연적으로 치료 이론에 상대적이라고 주장했다.[291, 333] 그륀바움이 치료 이론이라는 말로 무엇을 나타내려 했는지를 아주 상세하게 논의하는 일은 이 책의 한계를 한참 뛰어넘는 일이지만, 치료 이론이 실험 요법이 지닌 고유 특징을 상세히 규정하는 내용을 포함한다는 점은 분명하다. 침술의 고유 특징은 확인하거나 분리하기 어렵기 때문에, 침술에 대해 정당한 플라세보를 구성하려는 시도는 초점이 잘못 맞춰진 작업처럼 보인다.

고유 특징을 확인하거나 분리하기 어렵다는 사실은 침술을 과학적으로 평가하기 어렵다는 허무한 결론을 뜻하지는 않는다. 다만 이는 우리가 정당한 플라세보를 찾을 때까지는 침술에 대한 이른바 '플라세보' 대조시험은 임상적으로 의미 있는 결과를 제시할 수 없으며 다른 연구 설계, 예를 들어 '활성' 대조시험, '무치료no treatment' 대조시험, 용량 반응 연구 등의 설계를 통해 연구를 수행해야 한다는 뜻일 뿐이다.

물론 '무치료' 대조시험이든 '활성' 대조든 이들 방법에는 힘겹게 풀어야 할 문제가 여럿 있다(8장을 보라). 이는 여기서 다룬 어떠한 상세 내용과도 관계가 없는 문제다. 하지만 이 문제의 범위는 많은 경우 확실히 과장되어 있다.[334, 335] 극적인 효과를 밝혀낸 '무치료' 대조시험이 하나라도 있다면 분명 강력한 증거가 되기에 충분하다.

6. 요약과 부당한 플라세보 대조가 지닌 문제에 대한 해결책

의사: (환자에게) 먼저, 하얀 알약을 물 한잔과 복용하세요. 다음엔 노란 알약을 물 한잔과, 또 빨간 알약을 물 한잔과 복용하시면 돼요.

환자: 대체 왜 그렇게 약을 많이 먹어야 하는 거죠?

의사: 환자분은 물을 충분히 안 드시잖아요.

— 익명의 농담

플라세보 대조는 임상시험 결과를 보고할 때 그 시험 구성에 대해 완전하게 기술할 필요가 있는 치료의 일종이라고 규정하면 가장 좋다. 플라세보 대조가 정당하지 않은 한, 이들은 실험 요법의 고유 특징이 어느 정도 크기인지 잘못 추정할 것이다. 나는 많은 플라세보 대조 요법이 정당하지 않다는 점을 보였다. 게다가 임상 현장에서의 한계 때문에, 정당한 플라세보 대조를 구성하려는 시도는 최선을 다하더라도 대개 실패할 것이다. 비록 정당한 플라세보 대조가 가능하다고 하더라도, 상이한 종류의 플라세보 대조는 매우 다른 효과를 나타낼 수 있다. 서로 다른 두 '플라세보' 대조 임상시험의 결과를 비교하길 원하는 환자, 의료진, 정책 결정자들은 이 때문에 혼란에 빠질 수 있고, 문제는 더욱 복잡해진다.

플라세보 대조가 적합하게 이루어졌음을 정당하게 설명하기 위해, 연구진은 플라세보 대조가 실제로 어떻게 이루어졌는지, 플라세보로 대조하려 한 고유 특징이 무엇인지에 대해 상세하게 설명해야 한다. 그래야 플라세보 대조가 정당했는지 독자들이 판단할 수 있기 때문이다. 예를 들어 연구진은 프로작 시험의 대조 요법을 플라세보 대조라고 부르기보다는 다음과 같이 좀 더 명확하게 기술해야 한다.

> 실제 프로작의 모든 특징에 대한 대조를 의도한 어떤 치료는, 염산 플루옥세틴을 배제한 물질로 이뤄진다. 이 알약은 프로작 알약과 겉보기에 똑같아 보이지만 염산 플루옥세틴을 유당으로 대체하며, 또 실제 프로작과 같은

방식으로, 즉 가면법이 적용된 의료진이 역시 가면법이 적용된 대상자에게 약을 지급하는 방식으로 취급된다. 이 시험이 종료되는 시점까지 가면법이 성공했는지 검사하면 다음 사항을 알 수 있을 것이다. …

상세하고도 적절하게 기술된 이상, 이 치료는 결국 플라세보 치료라기보다는 대조 치료라고 불러야 한다. 실제로 최근에는 '플라세보'라는 말 자체를 포기하는 경우도 있다.[302, 303] 비록 약물 시험에 대해서는 이것이 과잉 대처처럼 보이지만, 올리브유 플라세보 사례나 성공적이지 않은 가면 시험 사례는, 상세하고도 적절한 기술이 생각보다는 훨씬 자주 필요할 수도 있다는 교훈을 준다. 운동 요법이나 침술 요법과 같은 비약물 치료를 다룰 경우, '거짓 운동' 또는 '거짓 침'같이 매우 애매한 말보다는 '코어 유연성 훈련, 주당 3회, 가면법이 적용되지 않았으며 자격을 보유한 물리치료사가 관리'와 같은 상세한 기술이 혼동을 막는 데 도움이 될 것이다.

8장
'플라세보' 대조시험이 '활성' 대조시험보다 과연 방법론적으로 우월한가?

> '플라세보'를 좀 더 비판적으로 검토해보자. 이는 플라세보와 '양측 맹검법'이 우리의 생각과 문헌 속에서 일종의 물신과도 같은 지위에 도달했기 때문이다. 이 방법이 경외스러움, 오류 불가능성, 과학적 자격savoir-fair을 지녔다고 많은 사람들이 믿게 되는 자동적 후광 효과는, 특정 환경하에서는 손쉽게 무력화되고 만다.
>
> — L. 라자나[249]

1. 플라세보 대조시험의 사용에 대한 윤리적 논쟁의 인식론적 토대

오직 플라세보 대조시험만이 치료 효과에 대해 믿을 만한 지식을 제공하며, '활성' 대조시험active controlled trials은 그렇지 않다고 주장하는 사람이 많다.[334~338] 오직 플라세보 대조시험만이 필요한 지식을 제공한다고 해보자. 오직 무작위 시험만이 플라세보 대조를 사용할 수 있기 때문에, 무작위 시험의 이득은 관찰 연구를 능가하게 될 것이다.

그러나 플라세보 대조시험이 방법론 측면에서 유리하다는 주장은 옹호하기 어려울 정도로 강하다. 예를 들어 헬싱키 선언 개정판에는 다음과 같은 설명이 있다.

플라세보 대조시험은 아래와 같은 상황에서는 효과가 입증된 치료가 있더라도 윤리적으로 받아들여질 수도 있다.

— 그 사용을 강제하며 과학적으로 견실한 방법론적 이유로 어떤 예방·진단·치료 방법의 효능 또는 안전성을 결정하는 데 플라세보 대조시험이 꼭 필요한 경우.*

그러나 이 선언은 플라세보 대조시험이 필요하도록 '강제하는 이유'가 무엇인지 상세히 보여주지는 않는다. 왜 우리가 플라세보 대조시험을 꼭 받아들여야 하는지에 대한 논증은 제시되어 있지 않다. 마찬가지로, 밀러와 보틀리[338]는 활성 대조시험은 방법론적 결함이 있다는 주장을 정당화하기 위해 한 문단을 할애하고 있으나, 단 두 개의 참고문헌[334~335]만을 제시하고 있다. 미국·유럽연합·일본의 규제 당국이 만들었으며 서명한, 국제조화회의International Conference on Harmonization E10 문서[336]는 활성 대

---

* (옮긴이) 2013년 포르투알레그레 제64차 세계의사회 총회에서 개정된 최신 서술은 다음과 같다. 번역문 출처는 《대한의사협회지》, 2014 Nov. 57(11): 899~902.

"위약의 사용

33. 새로운 시술의 이익, 위험, 부담 및 효과는 입증된 최선의 시술의 이익과 위험, 부담, 효과와 비교하여 검증해야 한다. 다음의 경우는 제외한다. 입증된 시술이 없는 경우, 위약을 사용하거나 시술을 하지 않는 것을 허용할 수 있다; 또는 설득력 있고 과학적으로 타당한 방법론적 이유로 입증된 최선의 시술보다 효과가 낮은 시술을 사용하거나, 위약을 사용하거나 시술을 하지 않는 것이 시술의 효능과 안전성을 결정하는 데 필요하며, 입증된 최선의 시술보다 효과가 낮은 시술을 받거나, 위약을 받거나, 시술을 받지 않는 환자라도 입증된 최선의 시술을 받지 않은 결과로 중대하거나 돌이킬 수 없는 위해를 입을 추가적인 위험이 없는 경우 이러한 선택의 남용을 방지하기 위하여 최대한의 주의를 기울여야 한다."

하윅은 입증된 시술이 없는 경우를 제외하면 플라세보 대조시험을 수행해서는 안 된다고 주장했다. 그러나 세계의사회의 최신 권고에 따르면 그런 경우에도 플라세보 대조시험을 수행하는 것은 허용될 수 있을지도 모른다. 이 부분은 추후 지속적인 논의를 진행할 필요가 있다.

조시험에는 다음과 같은 방법론적 결함이 있다고 지적한다.

① 활성 대조시험은 플라세보 대조시험만큼의 '검사 민감도assay sensitivity'를 보여주지 못한다.

② 활성 대조시험은 플라세보 대조시험과 달리 절대 효과 크기를 직접 측정하는 지표를 산출하지 못한다.

③ 활성 대조시험은 플라세보 대조시험보다 대상자가 더 많이 필요하다.

하지만 E10 문서는 이런 주장을 논증으로 옹호하지 못한다. 나는 이번 장에서 이 문서가 무엇을 놓쳤는지 살펴보고자 한다.

미리 말하자면, 나는 이미 입증된 치료가 없는 예외적인 경우를 빼면 플라세보 대조시험이 방법론적 측면에서 우월하다는 어떠한 주장도 납득하기 어렵다고 말하고자 한다. 게다가 활성 대조시험은 플라세보 대조시험보다 환자와 더 관련된 증거를 내놓는 방법이기도 하다. 보통의 환자, 임상의, 정책 입안자는 새로운 치료가 플라세보보다 나은지는 알 필요가 없고, 다만 새로운 치료가 지금 사용 중인 치료보다 나은지 알 필요가 있을 뿐이다. 만일 활성 대조시험에 대한 플라세보 대조시험의 우월성을 지탱할 수 없다는 논증이 옳다면, 무작위 시험이 플라세보 대조를 사용할 수 있기 때문에 관찰 연구보다 더 좋은 증거가 되는 경우 역시 드물 것이다(그러나 무작위 시험이 지닌 다른 종류의 이득에는 변함이 없을 것이다). 다른 논의에서처럼,[1, 47] 여기서도 윤리학과 인식론은 서로 떼려야 뗄 수 없는 관계를 맺고 있다. 히포크라테스 선서에서부터 현대의 여러 지침까지, 임상진료 윤리 표준[339~341]에 따르면 임상의는 최선의 치료를 제공해야 한다. 이러한 도덕적 의무에 따르면, 이미 입증된 치료법이 있다면 임상의는 플라세보 대조시험을 수행해서는 안 된다. 윤리적으로 올바른 선택을 하려면, 임상의는 플라세보 대조시험 대신 새로운 치료법과 현재 입증된 최선의 치료를 비교하는 방식으로 설계된 활성 대조시험을 적극 지지해야 한다. 그러나 만일 플라세보 대조시험만이 믿을 만한 지식을 제공한다는 주장이 참이라면, 활성 대조시험은 윤리적으로 올바른 선택이 아닐 것이다. 저질 연구로는 바람직한 지식을 얻을 수 없기 때문에, 활성 대조시험은 희소한 자원을 낭비하는 방법일 뿐만 아니라 불필요한 위험과 부담을 환자에게 전가시키는 방법이기도 하다.[342~346] 짧게 말해, 활성 대조시험이 방법론적으로 열등하다는 주장은 임상의와 연구진에게 상반된 윤리적 의무를 부과하는 것으로 보인다. 그러나 만일 활성 대조시험 역시 동등하게 믿을 만한 지식을 산출한다는 내 주장이 옳다면, 임상 윤리와 연구 윤리 사이에 있던 긴장은 해소될 것이다. 입증된 치료법을 쓸 수 있을 경우 임상의에게는 플라세보 대조시험을 피해야 할 윤리적 의무가 있다는 생각은 방법론적으로 논쟁의 여지가 없다.

2. 활성 대조시험에 반대하여 제기된 검사 민감도 논증의 몇 가지 문제점

검사 민감도는 실험 요법과 대조 요법 사이의 차이를 구분할 수 있는 임상시험의 능력으로 정의된다. 그런데 이 개념은 두 가지 방식으로 정의할 수 있으며, 각각은 활성 대조시험에 대해 서로 다른 반대 논증을 제시한다. 템플과 엘런버그[334]는 검사 민감도를 "활성[비플라세보] 그리고 비활성[플라세보] 치료를 구분하는 어떤 연구의 능력"이라고 정의한다. 다른 사람들은 검사 민감도를 "더 효과적인 치료를 덜 효과적인 치료[플라세보 대조와 무관하게]와 구분하는 능력"[336, 337]이라고 정의한다. 첫 번째 견해는 활성 대조시험이 아니라 플라세보 대조시험이 플라세보와 비플라세보를 구분할 수 있다는 내용인 반면, 두 번째 견해는 활성 대조시험이 아니라 플라세보 대조시험이 덜 효과적인 치료를 더 효과적인 치료와 구분할 수 있다는 내용이다. 각각의 견해에 따른 논증을 차례대로 검토해보자.

3. 활성 대조시험에 반대하는 첫 번째 검사 민감도 논증의 문제점

첫 번째 검사 민감도 논증이 지닌 동기는 명백하다. 최소한 19세기 중반까지, 대부분의 치료는 플라세보보다 더 낫지 않거나 오히려 더 나빴다.[348~349] 심지어 최근에도 널리 쓰이는 몇 가지 치료법이 쓸모없거나 해롭다는 사실을 밝혀낸 연구가 조심스럽게 수행된 바 있다.[24, 209, 350~356] 이처럼 역사를 돌이켜보면 현행 치료가 '플라세보보다 더 효과적'이므로 늘 효과적이라고 가정할 수는 없다(주의: 어떤 치료가 효과적이라는 점을, 즉 플라세보보다 어떤 치료가 우월하다는 점을 보이기 위해 플라세보 대조시험이 반드시 필요하지는 않다. 여러 차례 말했듯, 우리는 낙하산이 플라세보보다 더 효과적인지 확정하기 위해 플라세보 대조를 할 필요가 없다. 여기서 '플라세보'를 어떤 식으로든 정의할 수 있다면 말이다[30]). 만일 현재 입증되어 있으나 플라세보보다 덜 효과적인 치료와 비교하여 실험 치료가 우월하다면, 새 치료가 효과적이라는 결론을 내릴 수는 없다. 다시 말해, 쓸모없거나 해로운 대조 치료를 적용한 활성 대조시험에게 첫 번째 종류의 검사 민감도(플라세보와 비플라세보를 구분하는 능력)는 없다. 다른 식으로 말해, 활성 대조시험에 검사 민감도가 있다고 주장하려면 대조 치료가 효과적이라고 가정해야 한다. 쓸모없거나 해로운 대조 치료가 사용되는 한(의심할 바 없이 그렇지만), 모든 활성 대조시험에게는 검사 민감도가 없을 것이다.

반면 플라세보 대조시험은 아마도 이러한 문제에 시달리지 않을 것이다. 플라세보 대조시험의 '양성' 결과는, 실험 치료가 플라세보보다 우월할 경우 어떠한 외부 가정 없이도 '효과성'에 대한 추론을 정당화한다.

> 대조 치료보다 어떤 치료가 우월하다는 점을 보여주는 잘 설계된 연구는, … 새 치료의 효과성에 대한 강력한 증거를 제공한다. 다만 그 결과가 지닌 통계적 불확실성만이 그 한계일 뿐이다. 시험 바깥에 있는 어떠한 정보도, 효과성이 있다는 결론을 뒷받침하기 위해 필요하지 않다.[335]

또는 적어도 그렇게 보인다.

나는 이와 같은 방식으로 활성 대조시험에 반대하는 검사 민감도 논증이 두 가지 문제를 지닌다고 본다. 첫째, 임상시험에서는 현실의 플라세보 대조 치료가 '실제' 플라세보보다 더 효과적이거나 덜 효과적일 수 있기 때문에, 플라세보 대조시험도 검사 민감도가 부족할 수 있다. 둘째, 이 논증은 그 범위가 심각하게 제한적이다.

1) 왜 플라세보 대조시험은 검사 민감도에 문제가 있을 수 있는가: 활성 플라세보 대조는 실제 플라세보보다 더 효과적이거나 덜 효과적일 수 있다

우리는 앞 장에서 임상시험에 사용되는 많은 활성 플라세보 대조가 '실제' 플라세보보다 더 효과적이거나 덜 효과적이라는 의미에서 부당하다는 점을 확인한 바 있다. 부당한 플라세보 대조 문제는 염두에 두지 않더라도, 플라세보 대조시험이 첫 번째 종류의 검사 민감도를 나타내지 않는 또 다른 이유가 있을 수 있다. 모어먼[299]은 궤양을 완화하는 시메티딘cimetidine의 효과가 여러 시험에 걸쳐 일정하게 유지된다는 점을 발견했으나, 플라세보는 시메티딘의 효과를 100%로 했을 때 10%에서 90%의 범위에 걸쳐 있다는 점 또한 발견했다. 최근 고찰에 따르면 결과가 좀 더 극적이었다. 상대적으로 일정한 시메티딘의 효과를 100%라고 했을 때 플라세보는 0%에서 100% 범위에 걸쳐 있었다.[357] 과민성 대장증후군 치료에 대한 신경위장관학 연구에 따르면 대체로 일정한 실험 치료의 효과를 100%라고 했을 때 플라세보 반응의 범위는 16.0%에서 71.4%에 걸쳐 있었다.[358] 비록 문제의 플라세보가 부당하기 때문에 플라세보의 효과가 이토록 큰 변이를 보여준다고 하더라도, 플라세보의 효과는 본래 다양할 수 있다.

상대적으로 일정한 실험 치료 효과가 있는 임상시험에서 발생한 다양한 플라세보 효과는 검사 민감도 문제를 일으킨다. 시메티딘과 과민성 대장증후군 치료는 효과적인가? 이에 대한 답은 우리가 '옳다'고 보는 플라세보의 상대적 반응에 달려 있다. 하지만 이런 답은 첫 번째 종류의 검사 민감도 문제에서는 플라세보 대조시험을 활성 대조시험과 동등하게 만든다. 활성 대조시험이 검사 민감도가 있다고 주장하려면, 우리는 현재 확립된 대조 치료가 효과적이라고 가정해야 한다. 플라세보 대조시험이 검사 민감도가 있다고 주장하려면, 우리는 특정한 수준의 플라세보 효과가 '옳다(그리고 정당하다)'라고 가정해야 한다.

한 줌의 연구로부터 얻은 플라세보 반응의 다양성 또는 부당성을 일반화하는 일은 합리적이지 않다고 반대할 사람들이 있을지도 모르겠다. 경험적 사례가 더 많아져야 여기에 답할 수 있다. 어떤 치료가 결국 효과적인지 결정할 때 플라세보 대조가 빼놓을 수 없는 역할을 한다면, 방법론적 탐구의 범위를 플라세보 대조의 효과성이 다양하게 변하는 범위에 맞추는 일도 유용할지 모른다. 나아가, 어떤 플라세보 대조시험에게 검사 민감도가 없는 상황은 이들 플라세보 대조시험이 활성 대조시험만큼이나 검사에 민감하지 않게 만드는 데 충분하다. 내가 이제부터 논증하겠지만, 대부분의 활성 대조시험은 검사 민감도가 있다.

2) 첫 번째 검사 민감도 논증은 제한된 범위에만 적용된다

입증된 대조 치료가 지닌 효과성을 의심할 만한 좋은 이유가 있을 때 활성 대조시험의 검사 민감도는 사라진다. 그렇다면 우리가 입증된 요법의 효과를 의심해야 하는 상황은 얼마나 흔한가? 1990년대 초반, 스미스[359]는 현행 치료의 80~90%는 증거기반 측면에서 견실하지 못하다고 주장했다. 그러나 이런 계산은 '증거'를 '무작위 대조 시험의 증거'와 같은 것으로 보고 나온 값이므로 허점이 있다. 하임릭 구명법에서 기관절개술에 이르는 많은 치료법은 여전히 플라세보 대조시험을 통해 검증되지 않았으나 의심할 바 없이 효과적이다. 최근 연구에 따르면 현행 치료 가운데 76%(소아외과)에서 96%(마취통증의학과)는 강력한(무작위 배정되었든 아니든) 증거에 기초한다.[360~362] 현행 치료 가운데 다수는 효과적이기 때문에, 활성 대조시험 가운데 다수 역시 검사 민감도가 있을 것이다. 나아가, 현행 치료의 효과성이 의심스러운 경우에도 새로운 치료가 대조 치료보다 더 효과적임을 보여야 한다고 요구할 수 있다. 현행 치료가 플라세보보다 그리 나쁘지 않다면 활성 대조시험에는 검사 민감도가 있을 것이다. 곧 보게 되겠으나, 비록 내가 보기에는 정당화되기 어렵긴 하지만, 새로운 치료는 이미 입증된 치료와 대체로 동등해야 한다는 (또는 열등하지 않아야 한다는) 요구를 받는 경우가 많다.

템플과 엘런버그는 검사 민감도에 대한 첫 번째 논증이 그 범위 면에서 제한적이라는 점을 인정했으나, 이들은 활성 대조시험이 내 지적보다 더 혹독한 검사라는 데는 반대할지 모른다. 이들은 (꽤 이상한 일이지만) 어떤 치료가 분명히 효과적이지만 이를 일관되게 보여주지는 못할 수 있다고 주장했다. "어떤 약물의 효과성이 플라세보보다 우월하다는 점을 입증하지 못하는 경우가 가끔 또는 자주 있다."[334] 여기서 문제는, 세간의 평가처럼 임상시험의 품질이나 규모 때문이 아니라 오히려 임상시험이 어떤 알려지지 않은 이유에 의해 실험 치료의 효과를 규명해내지 못할 때 벌어진다. "각각의 경우, [검사 민감도] 문제는 연구를 본격적으로 시작하기 전에는 확인할 수 없다. 이는 오직 쟁점 약물과 플라세보 치료를 구분하기 위한 임상시험이 실패하는 상황을 관찰했을 때만 확인할 수 있다."[334]

만일 템플과 엘런버그가 옳다면, 첫 번째 검사 민감도 논증은 내 지적보다 더 넓은 범위에 적용될 것이다. 템플과 엘런버그는 검사 민감도 문제가 있는 치료 가운데 11종류를 언급한 바 있는데, 4종류에서만 증거가 제시되었으며, 오직 선택적 세로토닌 재흡수 억제제에 대해서만 상세한 논의가 이뤄졌다. 나는 검사 민감도 문제가 있는 치료법이 있지만 여전히 첫 번째 검사 민감도 논증의 시각은 너무 좁다고 주장할 것이다.

그러나 이보다 더 어려운 문제도 있다. 검사 민감도 문제가 있는 치료라는 생각 자체가 받아들이기 어렵다는 문제다. 실제로, 정확히 말하자면 치료에는 검사 민감도가 있을 수 없다. 검사 민감도란 치료보다는 임상시험의 속성이기 때문이다. 템플과 엘런버그의 말은 이런 뜻이다. 어떤 치료가 일관된 효과를 보여주지 못할 경우, 이를 대조 치료로 사용한 활성 대조시험은 검사 민감도가 없어질 위험에 처할 수 있다. 그렇지만 어떤 치료의 효과가 있는지 결정하려면, 대조가 잘 이뤄진 시험을 통해 문제의 치료를 검정해야 한다. 만일 임상시험으로 효과를 탐지하는 데 실패했다면, 이는 곧 효과가 있는지 여부를 의심할 만한 좋은 이유다. 어떤 시험이 효과를 탐지하지 못한다고 비난하는 일은 곧 선결문제 요구의 오류다.*

템플과 엘런버그는 검사 민감도 문제를 지닌 치료가 존재함을 받아들이려는 확률 논증으로 응수할지도 모르겠다.[334]

> 잘 설계되어 수행된 연구의 50%에서만 어떤 약물이 플라세보보다 통계적으로 유의하게 우월하다고 해도, 이는 여전히 쟁점 약물이 효과적이지 않을 경우 우연에 의해 일어나게 될 작은 분율보다 매우 큰 값일 것이다.

그러나 이러한 확률 논증은 두 가지 이유에서 받아들일 수 없다. 첫째, 이 논증은 체계적 바이어스의 가능성을 무시하고 있으며, 둘째, 시험 가운데 나머지 50%가 해롭게 나타날 가능성을 고려하지 않고 있다. 출판 바이어스,[363] 연구비 바이어스,[364] 가면법을 준수하지 못하는 경우처럼 제대로 드러나지 않은 방법론적 문제에 의한 바이어스[266, 267]의 규모는

---

* (옮긴이) 선결문제 요구의 오류, 또는 논점선취의 오류begging the question는 논증을 통해 입증해야 할 사항을 이미 입증되었다고 가정하는 오류 추론을 말한다. 여기서는 임상시험이 효과를 꼭 탐지해야 한다는 주장이 이미 입증된 것으로 잘못 가정된 주장이다. 어떤 시험은 효과를 탐지할 수 없다. 이는 그 시험 대상이 실제로 효과를 가지고 있지 않을 수도 있기 때문이다. 있을지도 없을지도 모르는 효과를 탐지하지 못했다고 해서 임상시험에 검사 민감도가 없다는 문제가 있다고 볼 수는 없다. 결국 먼저 현행 치료에 효과가 있는지 확인하고 나서, 활성 성분이 효과가 있는지 검사하는 활성 대조시험을 진행하는 것이 좋다. 이렇게 하면 활성 대조시험이 플라세보와 비플라세보를 구분할 수 없기 때문에 문제가 있다는 첫 번째 검사 민감도 문제 논증을 회피할 수 있다.

시험 대상 치료 효과의 드러난 크기를 넘어서는 경향이 있다. 선택적 세로토닌 재흡수 억제제 사례처럼 치료의 절대 효과가 작은 경우, 이들 바이어스를 제거하게 되면 다른 원인이 아니라 우연 때문에 일어났다고 볼 수 있는 범위 내로 '양성' 연구의 수가 줄어들지도 모른다(결론을 보라). 나아가, 임상시험 가운데 50%의 시험에서 효과적이었던 치료는 나머지 50%의 시험에서는 해로울 수도 있다. 템플과 엘런버그는 논의하지 않았으나, 체계적 고찰은 검사 민감도 문제가 있는 치료들이 전반적으로 양성 효과를 보고한다는 주장을 입증하는 좋은 방법이다. 사실 선택적 세로토닌 재흡수 억제제에 대한 체계적 고찰은 애매한 결과를 보여줄 뿐이다. 템플과 엘런버그가 선택적 세로토닌 재흡수 억제제를 검사 민감도 문제가 있는 약물의 전형적인 사례로 사용했음에도 그렇다. 코크란 리뷰에 따르면 활성 플라세보와 선택적 세로토닌 재흡수 억제제 사이에는 미약한 차이가 있으나, 다른 체계적 고찰에 따르면 플라세보에 비해 선택적 세로토닌 재흡수 억제제의 이익은 통계적으로 유의하지 않다.[25~28, 365]

나는 선택적 세로토닌 재흡수 억제제의 우울증 감소 효과에 대한 논쟁에는 말을 보태지 않으려고 한다. 오히려 나는 효과 크기와는 무관하게 선택적 세로토닌 재흡수 억제제의 우울증 감소 효과를 탐지하는 데 실패한 어떠한 시험이라도 결함이 있다고 보아야 할 만큼 중요한 효과가 선택적 세로토닌 재흡수 억제제에게 있다는 주장을 논박하고자 한다. 규모가 크고, 대조가 잘 이뤄진 시험에서 효과가 드러나지 않았다는 사실에 대해서는 문제의 치료는 효과가 없다는 대안적 설명이 가능하다.

가장 중요한 문제가 남아 있다. 대조 치료에 검사 민감도 문제가 있을지도 모른다는 사실은 플라세보 대조시험 역시 활성 대조시험과 같은 우려를 피할 수 없다는 뜻이다. 다른 선택적 세로토닌 재흡수 억제제처럼 검사 민감도 문제가 있는 새로운 선택적 세로토닌 재흡수 억제제를 개발했다고 하자. 만일 이 새로운 선택적 세로토닌 재흡수 억제제 효과를 검정하기 위해 이뤄진 처음 몇 차례의 임상시험에 검사 민감도가 없다면, 그리고 이 약물이 플라세보보다 우월한 점을 보이지 못했다면, 이 약물의 의심할 수 없는 효과성이 탐지되지 않는 한 검사 민감도는 극히 낮아질 것이다. 따라서 검사 민감도 문제가 있는 약물이 있을 수도 있다는 사실은 플라세보 대조시험을 선호할 만한 이유가 결코 될 수 없다.

첫 번째 검사 민감도 논증의 범위는 새로운 물질이 대조 치료에 비해 **우월성**을 보여야 하는 경우 더욱더 제한될 것이다. 심지어 어떤 입증된 치료가 효과적이지 않거나(다만 플라세보보다 나쁘지는 않은 수준이다) 검사 민감도 문제가 있다고 하더라도, 이 치료가 이전 치료보다 우월하다면 우리는 새로운 물질이 플라세보보다 더 낫다고 결론 내릴 수도 있다. 그러나 임상에서는 우월성을 보여야만 하는 물질은 그리 많지 않다. 이 경우 **비非열등성** 시험에서 대체로 동등한 결과를 보이면 충분하다.

간단하게 말해, (더 상세한 이야기는 조금 뒤에 할 것이다) '비열등성' 시험은 시험 개입이 최소한 대조 치료에 비해 효과성 측면에서(동등성 한계범위 내에서) 동등한지 여부를 탐지하는 설계다(그림 8.1). 반면 '우월성' 시험은 실험 치료가 대조 치료보다 더 효과적인지 여부를 탐지하는 설계다.

비열등성 시험 역시 특정한 경우에는 정당화된다. 예를 들어, 두개내외문합우회술 연구진은 뇌졸중 고위험군 환자를 대상으로 삼아 얕은관자동맥 - 중간대뇌동맥 문합술을 받은 군, 그리고 어떠한 수술적 치료도 받지 않은 군을 대조 연구했다.[366] 비열등성 분석 결과, 무치료 집단의 결과가 수술 치료 집단보다 나쁘지 않다는 점이 밝혀졌다(3% 이내). 이 사례, 그리고 또 다른 사례에서,[367] 비열등성 시험은 상대적으로 위험하고

그림 8.1 우월성 시험과 비열등성 시험의 차이

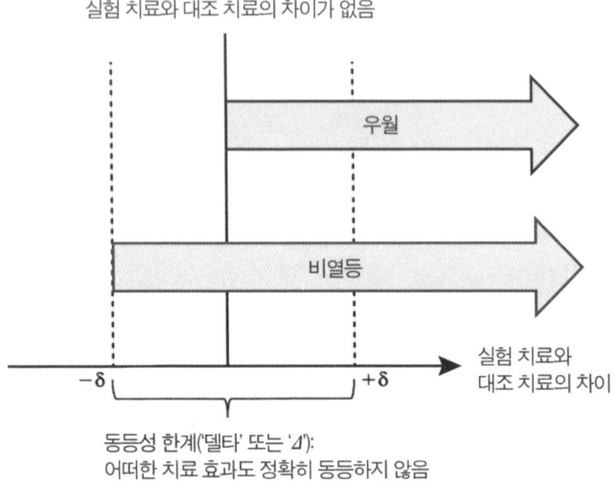

침습적이며 비싼 시술을 기각시켰다. 반면 최근 비열등성 시험은 현행 치료보다 낫지 않으며 더 비싸기도 한 여러 치료를 받아들이는 선택을 정당화시키기도 했다.[368]

일차 결과 (효과성) 측면의 우월성이 없더라도 치료가 실제 개선되었음을 보여줄 수 있다는 측면에서, 비열등성 시험이 정당화되는 경우도 있다. 좀 더 상세히 설명하자.[369, 370]

① 새로운 치료는 부작용이 더 적을지도 모른다.
② 새로운 치료는 더 싸거나 덜 침습적일 수 있다.
③ 새로운 치료는 사람들이 현행 치료를 거부할 경우 필수적일 수 있다.

비열등성 시험을 정당화할 만한 이유를 납득할 수 있다 해도, 나는 비열등성 시험을 통해서는 새로운 치료가 세 가지 이점을 지녔는지 파악하기 어렵다고 주장하려 한다.

부작용 비교는 부주의하게 이뤄지는 경우가 많다. 현행 치료는 통상 더 긴 기간 동안 수행되어왔으며, 따라서 그 부작용에 대해서도 좀 더 많은 데이터를 축적해왔다. 분명 새로운 치료의 일부 장기적 부작용은 비교적 덜 연구되었을 것이다. 따라서 새로운 치료와 오래된 치료의 부작용 비교는 많은 경우 대칭적이지 않다. 게다가 이 새로운 치료의 부작용이 더 적을 경우 우리는 연관된 부작용에 대해 우월성 시험을 수행해야 한다. 물론 관심 대상 부작용에 대해서만 우월성 시험을 시행하고, 동시에 주요 결과에 대해서는 비열등성 시험을 수행할 수도 있다.

만일 새로운 치료가 덜 침습적이거나 더 편리하다면(예를 들어 하루에 두 번 복용하는 대신 한 번만 복용해도 된다면), 이 새로운 요법의 이득은 주요 결과 면에서 우월해야 한다.[371] 예를 들어, 우리는 대상자들이 하루 한 번 약을 먹는 용법을 더 준수하리라고 예상할 수 있다. 준수율이 높으면 결과도 더 좋게 나와야 한다. 만일 그렇지 않다면, 편의성 향상에 무슨 가치가 있는지는 그리 분명하지 않을 것이다. 최소한 원칙적으로는 명백히 덜 편리하거나 더 침습적인 요법은 일차 결과를 향상시킬 수 있는데, 이는 아마도 플라세보 반응이 강화된 덕택일 것이다.

세 번째 주장을 검토해보자. 사람들이 현행 치료를 거부하거나 예상치 못한 부작용에 시달릴 경우, 여러 비열등 치료가 허용된다고 하더라도, 우리가 여러 비슷한 요법을 필요로 한다는 주장이 도출되지는 않는다. 오히려 비열등성 시험으로는 대체로 동등한 여러 치료 사이의 차별성을 보여줄 수 없을 뿐이다. 예를 들어, 현재 선택적 세로토닌 재흡수 억제제 항우울제는 여섯 종류가 있으며 또한 무수히 많은 여러 다른 항우울제가 존재한다(삼환계약제, 모노아민 산화효소 억제제, 세로토닌/노르에피네프린 재흡수 억제제, 노르에피네트린과 특정 세로토닌성 항우울제, 노르에피네프린 재흡수 억제제, 노르에피네프린 - 도파민 재흡수 억제제). 게다가, 예를 들어 성 요한초Saint John's wort, 인지행동치료, 운동, 자조self-help처럼 비非약제 치료도 우울증에 사용되고 있다. 이 중 어떠한 것도 다른 치료법보다 지속적으로 우월하다는 점을 임상시험을 통해 보여주지 못했다. 비록 몇몇 치료(예를 들어 운동)는 다른 치료와는 그 성격이 크게 다르지만 역시 우월하지 않았다. 이 중 어떤 방법이 갑작스럽게 해롭다고 판명되거나 환자에게 저항성이 있는 치료로 드러나 다른 방법이 쓸모 있게 되는 경우가 있을지도 모르나, 이토록 많은 치료법을 모두 정당화하기는 어렵다.

마지막으로, 비열등성 시험은 임상의에게 윤리적 문제를 던져준다. 만일 실험 치료가 기껏해야 대체로 동등하고 심지어 더 나쁠 수도 있다면, 사용할 수 있는 최선의 치료는 아마도 현행 치료법일 것이다. 윤리적인 임상의로서는 자신의 환자가 열등한 치료를 받아들이게 되는 위험을 쉽게 허락하기 어려울 것이다.

간단히 말해, 비열등성 시험은 특별한 정당화 없이는 가치 있는 것으로 인정될 수 없다. 이에 따라, 기관생명윤리위원회IRB는 비열등성 시험을 더욱 신중하게 승인해야만 할 것이다. 시장이라는 제약 조건 아래서 비열등성 치료의 수를 공식적으로 제한하는 조치는 대단히 어려울지도 모르지만, 이로부터 비열등성 시험이 윤리적으로 정당화된다는 결론이 나오지는 않는다.

지금까지 논의한 내용을 요약하겠다. 플라세보 대조시험은 활성 대조 시험처럼 검사 민감도 문제에 시달리며, 이는 플라세보 대조는 부당할 수 있으며 그 효과성 또한 편차가 매우 크기 때문이다. 게다가, 대조 치료의 효과에 의문을 제기할 만한 이유가 있는 상황에서 첫 번째 검사 민감도 논증은 비열등성 활성 대조시험에만 유효하다. 이러한 비열등성 활성 대조시험은 아주 드물게 정당화될 뿐이다.

두 번째 검사 민감도 논증을 검토하기에 앞서, 나는 활성 대조와 플라세보 대조 모두에 발을 담그고 있는 혼합hybrid 시험 설계에 대해 먼저 논의할 것이다. 예를 들어, 세 집단을 대상으로 하는 시험이 가능하다. 실험군, 현행 치료군, 플라세보군이 그 셋이다. 이런 시험이라면 실험 치료를 현행 치료와 비교할 수도 있고, 동시에 이 시험이 검사 민감도를 지녔는지 여부도 검사할 수 있을지도 모른다. 그러나 이런 해결책 역시 사용 가능한 최선의 치료를 해야만 하는 도덕적 의무를 지닌 임상의들에게는 여전히 문젯거리다. 한편, 이러한 해결책은 플라세보군을 추가하면 해당 시험이 검사 민감도가 있다고 믿을 경우에만(이에 대해 나는 앞서 그렇지 않다고 답한 바 있다. 이들 논의는 곧 다시 확인할 것이다) 통상적인 활성 대조시험보다 향상된 방법일 것이다.

또 다른 혼합 시험 설계로, 플라세보 대조와 활성 대조를 모두 사용하는 방법인 플라세보 대조 부가add-on 시험이 있다. 이 시험에 참여하는 모든 환자들은 현행 최선의 요법으로 치료를 받게 된다. 여기에 일부 환자들은 새로운 요법을 추가한 치료를 받으며, 다른 환자들은 플라세보를 추가한 치료를 받게 된다.[372] 이 설계는 플라세보 대조시험의 기존 방법에 대해 이뤄진 윤리적 비판을 극복할 수 있으며, 또한 새로운 치료를 현행 치료에 추가해도 좋은지 여부를 판정하는 데 유용하다. 또한 이 방법은 현행 치료에 반응하지 않는 사람들에게 새로운 치료가 이익이 있는지 살펴보는 데도 유용하다. 그러나 현행 치료로부터 효과를 보지 못하는 사람들에게는 입증된 기존 치료가 없는 셈이며, 이 경우 우월성 활성 대조시험이 좀 더 수행하기 쉬운 방법이다. 이 연구 설계에는 다른 문제도 있다. 현행 치료와 새로운 치료의 병행이 불필요하거나 실행 가능하지 않은 경우, 둘 중 어떤 치료가 일반적으로 더 이득일지 알 수 없다는 점이다. 또한 이 방법은 새로운 약물과 현행 약물이 상호 작용하는 경우에도 적합하지 않다(5절을 보라).

플라세보 대조와 활성 대조를 함께 사용하는 또 다른 종류의 시험 설계가 있다. 이러한 '이중 모조약double-dummy' 설계에서 환자들은 플라세보와 활성 치료를 모두 받게 된다. 이 기법은 양측 가면법 조건하에서도 겉으로 구분할 수 있는 두 요법을 비교할 때 특히 유용하다. 예를 들어 주사와 알약을 비교하기를 원할 경우, 한 집단에게는 '활성' 주사와 '플라세보' 알약을 투여하는 한편, 또 다른 집단에게는 '플라세보' 주사, 그리고 '활성' 알약을 투여할 수 있다. 이 설계는 플라세보를 사용하지만, 위에서 규정한 뜻에 따른 플라세보 대조시험이라고 볼 수는 없다. 이 시험의 목적은 새로운 물질이 플라세보보다 우월한지 여부를 측정하는 데 있기보다는 두 개의 활성 치료를 비교하는 데 있기 때문이다.

4. 활성 대조시험에 반대하는 두 번째 검사 민감도 논증의 문제점

'검사 민감도'라는 용어는 더 효과적인 치료와 덜 효과적인(플라세보이든 아니든) 치료를 구분하는 임상시험의 능력으로도 정의된다. 두 번째 검사 민감도 논증은, 활성 대조시험과는 달리 플라세보 대조시험은 실험 치료와 대조 치료 사이의 차이를 탐지할 수 있다는 주장이다. 우월성 활성 대조시험과 우월성 플라세보 대조시험의 구조는 치료 사이의 차이를 탐지한다는 관점에서 보면 똑같기 때문에, 이 논증은 비열등성 활성 대조시험에만 배타적으로 적용된다. 따라서 두 번째 논증은 오직 정당화되지 않은 비열등성 활성 대조시험에 대해서만 적용되기 때문에 그 범위는 제한적이다.

게다가, 비열등성 시험의 목적은 차이를 탐지하는 것이 아님에도 우월성 시험과 마찬가지로 비열등성시험은 차이를 탐지할 수 있다. 왜 내가 이 논증이 실패했다고 보는지를 이해하려면 고전 통계학에 대한 논의가 약간 필요하겠지만, 나는 모든 논의를 가능한 한 직관적으로 이해할 수 있고 전문기술적이지 않은 방식으로 이어갈 것이다. 이 주제에 대한 상세한 논의를 살피려면 우선 이 장의 부록을 보길 바라며, 더 상세한 논의가 이뤄진 다른 문헌 역시 검토하면 좋다.[189, 334, 347, 370, 393~376]

우월성과 비열등성 모두는 신뢰구간을 사용해 검정할 수 있다. 신뢰구간이란 실험 치료와 대조 치료 사이의 평균 차이가 그 안에 위치하는 어떤 범위를 나타낸다(그림 8.2). 만일 전체 신뢰 구간이 차이 없음을 나타내는 선(그림 8.2의 수직 실선) 오른쪽에 위치한다면, 우리는 (확률적 의미에서) 시험 대상 치료가 우월하다고 결론 내릴 수 있다. 만일 전체 신뢰구간이 동등성 하한선($-\delta$, 그림 8.2) 오른쪽에 위치할 경우, 우리는 (확률적 의미에서) 문제의 시험이 비열등성을 띤다는 결론을 내릴 수 있다. 비열등성 시험에서 양성 결과가 나왔다고 하더라도 그것은 차이에 대한 증거가 아니다. 어떤 치료는 비열등성을 띨 수 있으며 동시에 대체로 동등할 수 있다(신뢰구간은 $-\delta$와 $+\delta$를 경계로 하는 동등성 한계 안에 있을 수 있다). 또한 비열등성 시험의 목적이 차이를 탐지하는 데 있는 것이 아니라는 말도 참이다. 우리는, 실험 치료가 [현행 치료와] 대체로 동등하다면 그에 만족할 것이다. 그러나 이로부터 비열등성 시험이 차이를 탐지할 수

그림 8.2 우월성 시험과 비열등성 시험의 차이: 신뢰 구간

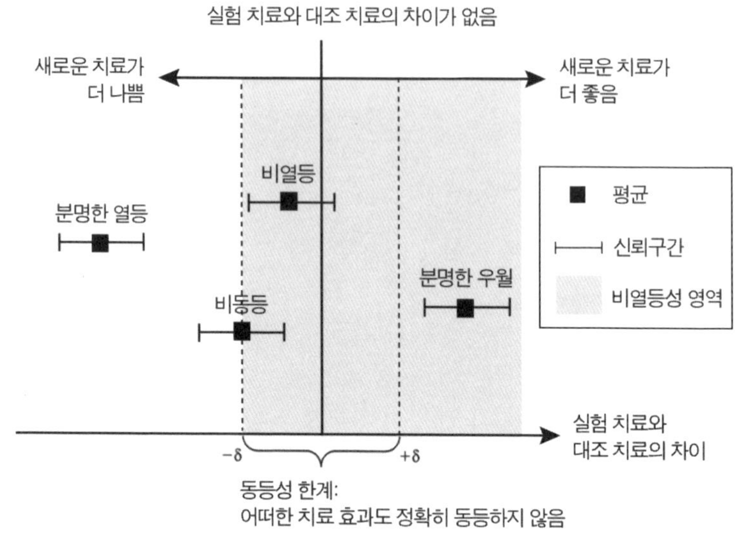

없다는 결론이 나오지는 않는다. 비록 이 시험의 목적이 비열등성을 탐지하는 데 있다고 하더라도, 실험 치료 효과의 신뢰 구간 전체가 차이 없음을 나타내는 양쪽 선 사이에 있을 경우, 이 시험은 해당 치료와 관련된 차이가 있는지 여부에 대한 증거를 제공하게 될 것이다. 따라서 비열등성 활성 대조시험이 플라세보 대조시험보다 차이를 탐지하는 능력 면에서 뒤떨어진다는 비판은 사소한 지적이며 또한 거짓이다.

나는 이제 플라세보 대조시험이 절대 효과 크기에 대한 측정지표를 제공한다는(그러나 활성 대조시험은 그렇지 않다는) 논증을 검토할 것이다.

5. 플라세보 대조시험이 절대 효과 크기에 대한 측정 지표를 제공한다는 견해에 대한 도전

다음 인용문에서처럼, 오직 플라세보 대조시험만이 절대 효과 크기의 측정지표를 제공한다는 것을 기반으로 하여 플라세보 대조시험이 활성 대조시험보다 우월하다는 주장이 흔히 제기된다.

> 플라세보 대조시험은 치료가 지닌 약리학적으로 매개된 전체 효과를 측정한다. 반면 활성 대조시험은 다른 치료와 비교한 상대적 효과를 측정한다. … 절대 효과 크기 정보는 매우 가치가 있다.[336] (저자 강조)

나는 플라세보 대조시험이 절대 효과 크기에 대한 측정지표를 제공한다고 말하기 위해서는 보증할 수 없는 두 가지 가정을 해야 한다고 주장할 것이다. 첫째, **효과덧셈**additivity 가정에 따르면, 어떤 치료 속의 플라세보와 플라세보가 아닌 요인은(화학 반응 속의 화합물처럼) 상호 작용하기보다는 (벡터처럼) 서로 더해진다. 두 번째 가정은, 시험이 쟁점으로 삼는 플라세보 대조가 정당하다는 가정이다.

효과덧셈 가정은 다양한 치료 요인들이 서로 반응하는 화학물질처럼 행동하기보다는 벡터처럼 서로 결합할 수 있다는 가정이다. 예를 들어, 우리는 북동쪽으로 당구공을 굴러가게 만드는 힘을 북쪽 힘 요소와 동쪽 힘 요소로 분해할 수 있다. 이들 요소 힘들은 서로 독립적으로 행동하기 때문에, 우리는 요소 힘들의 방향과 강도를 알면 이로부터 합력 역시 추론할 수 있다.[170] 만일 플라세보 대조시험에서 효과덧셈이 일어난다면, 우리가 고유 특징과 비고유 특징의 결합 효과에 대해 알고 있을 경우(이

그림 8.3 플라세보 대조시험은 어떻게 고유 효과의 절대값을 제시하는가

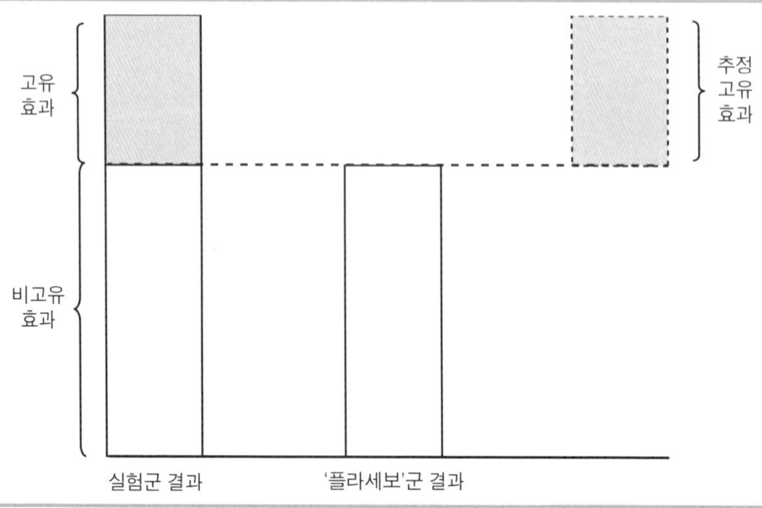

는 시험군에서 측정된다), 그리고 비고유 특징의 효과에 대해서도 알고 있다면(이는 플라세보군에서 측정된다), 우리는 고유 특징의 절대 효과 크기를 추론할 수 있다(그림 8.3).

그러나 치료의 고유 특징과 비고유 특징이 상호 작용하기보다는 서로 더해진다고 가정해야 하는 이유는 그리 분명하지 않다. 확실히, 효과덧셈은 화학적·생물학적 원인의 조합에 대해서도, 비역학적non-mechanical 물리학적 원인에 대해서도 통상 적용되지 않는다. 예를 들어 수소와 산소는 결합하여 물을 만들지만 수소의 속성도, 산소의 속성도 보유하지 않는다.[170] 실제로, 어떤 치료 과정에 대해 플라세보와 플라세보가 아닌 요소는 서로 더해지기보다는 상호 작용한다는 관점을 뒷받침하는 몇 가지 증거가 있다.

고유 특징과 비고유 특징 사이의 상호 작용에 대한 증거는 희박하다.

그러나 증거가 부족하다는 현 상황을 상호 작용 자체가 드물다는 증거로 받아들여서는 안 된다. 몇몇 흥미로운 논문의 논의를 제외하면,[377~379] 효과덧셈 가정은 거의 무시되어왔다. 지금의 논의가 방법론 전공자들이 이 쟁점을 더 탐구할 때 도움이 될지도 모르겠다. 효과덧셈 가정이 좀 더 조심스럽게 검토되지 않은 상태에서, 상호 작용이 얼마나 널리 퍼져 있는지에 대해 일정한 결론을 내리기는 어렵다. 이를 염두에 둘 경우, 이번 절이 의도하는 최소한의 주장은 효과덧셈 가정을 단순히 주어진 것으로 받아들여서는 안 된다는 데 있다.

앞서 인용했듯, 시메티딘과 과민성 대장증후군 치료 플라세보의 다양한 효과에 대해 탐구한 연구에서, 고유 특징은 비고유 특징에 더해지지 않았다. 오히려, 플라세보(즉 비고유) 특징이 늘어남에 따라 고유 이득은 감소되는 방식으로 특징끼리 상호 작용했다. 만일 고유 요소와 비고유 요소가 효과덧셈을 한다면, 비고유 특징의 효과를 바꾼다고 해도 고유 특징의 효과는 변화하지 않을 것이다. 당구공에 가해지는 동쪽으로의 힘이 변화한다고 해서 북쪽으로의 힘이 영향받지 않는 것과 마찬가지다.

다른 사례에서, 비고유 특징의 정도는 실험적으로 조작되었으며 이에 따라 고유 효과 역시 변화했다. 예를 들어 휴즈 등[380]은 금연 목적 니코틴 껌의 효과를 조사한 바 있다. 이 임상시험에는 자신이 반반의 확률로 니코틴 껌을 받게 된다는 정보를 받았지만 자신이 받은 껌의 성분에 대해서는 들을 수도 듣지 못할 수도 있는 77명의 대상자가 참여했다. 이들은 자신이 속을 수도 있다는 이야기를 듣지 못했다(요즘이라면 임상시험윤리위원회가 이런 시험을 내버려 두지는 않을 것이다). 대상자는 여섯 개 군 가운데 하나에 할당되었다(표 8.1). 두 집단은(1, 2번) 플라세보를 받을 것이라고 들었으며(따라서 치료에 대한 기대는 낮았다), 또한 두 집단(3, 4번)은

표 8.1 니코틴 껌 효과 연구에 사용한 확장 균형 플라세보 시험 설계

알려준 치료	제공한 치료	
	니코틴 껌	플라세보
플라세보	1	2
니코틴 껌	3	4
모름(양측 가면법 적용)	5	6

자료: 휴즈 등.[380]

실제 니코틴 껌을 받을 것이라고 들었고(결국 치료에 대한 기대는 높은 편이었다), 또 나머지 두 집단(5, 6번)은 양측 가면법 조건하에서 플라세보 또는 니코틴 껌을 받았다(이 덕분에 치료에 대한 기대는 '중간' 수준이었다). 이들 여섯 집단 가운데 셋에게만(1, 3, 5) 실제 니코틴 껌이 주어졌고, 다른 셋에게는 플라세보가 주어졌다. 모든 대상자들에게는 흡연 욕구가 치밀어 오를 때마다 껌을 씹으라고 권고했으며, 특별히 플라세보를 지급받은 대상자들에게는 더 강하게 권고했다.

시험 결과는 일주일간 담배를 피우지 않은 대상자의 분율, 주당 2일 이하로 담배를 피운 대상자의 분율, 주당 흡연일수, 주당 흡연 횟수로 측정되었다. 이들 값은 대상자들이 시험을 종료하고 1주 또는 2주 동안 측정한 결과에 따라 계산했으며, 다음과 같은 세 가지 방식으로 측정했다. 첫째, 자신이 얼마나 많이 담배를 피웠는지에 대한 자가 보고. 둘째, 지정된 관찰자(통상 배우자)의, 연구 기간 동안 대상자가 보인 흡연 습관에 대한 보고. 셋째, 완전한 금연을 입증하는 데 쓸 수 있는, 호기 일산화탄소 농도.

실제 니코틴 껌의 고유한 이득은, 다양한 비고유 특징의 이득에 간단히 더할 수 있는 불변의 값이 아니었다. 오히려 그 고유 특징은 기대의 강도가 커질 때마다 점점 줄어들었다(그림 8.4). 복약 지시와 전체 결과 사

그림 8.4 복약 지시와 약물에 따른 흡연 행동(2주간의 누적 결과)

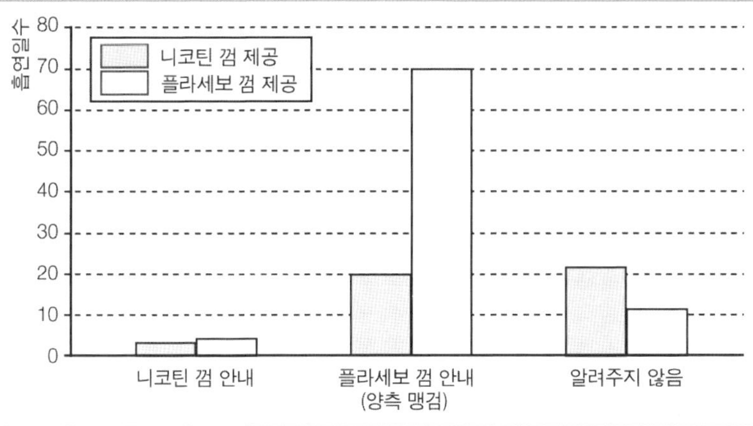

자료: 휴즈 등.[380]

이의 상호 작용은 통계적으로 유의했다($p = 0.01$).

유사한 설계를 채택한 여러 다른 연구에서도 효과덧셈 가정은 옹호할 수 없었다. 진통 반응,[381] 암페타민 효과,[382] 중독에 대한 주관적 느낌[383] 모두는 기대의 강도가 커짐에 따라 감소했다. 한 연구에 따르면 날록손naloxone을 사용하는 치료의 경우 그 비고유 특징의 '정도'가 커짐에 따라 고유 특징의 효과가 양에서 음으로 바뀔 수도 있었다.[381]

흥미롭게도, 이들 연구는 모두, 적어도 쟁점으로 다룬 질환에 대해서는 이들 시험에서 발견된 내용이 치료에 대한 기대치가 매우 다른 일상 진료 현장에는 적용되지 않을지도 모른다는 내용도 담고 있다. 예를 들어 니코틴 껌 시험은, 일상 진료처럼 기대가 높은 상황에서도 이 껌이 어떠한 고유 이득도 없다고 말한다. 활성 대조시험에서 기대는 평균적으로 플라세보 대조시험에서 수행된 기대보다는 일상 진료에서 수행된 기대와 비슷하기 때문에, 활성 대조시험의 외적 타당도는 플라세보 대조시험의 외적 타당도보다 높다.

또한 비고유 특징과 고유 특징은 서로 상승작용을 일으키는 방식으로 결합될 수도 있다. 예를 들어 프로이트는 정신분석이 통상 지닌 고유 특징으로 흔히 간주되는 비싼 상담료가 일종의 촉매로 작용할지도 모른다고 주장했다.[291, 384]

상호 작용을 기이한 현상이라고 볼 필요는 없다. 많은 질환은 저절로 나아질 수도 있다. 만일 기대만으로도 최대한의 효과 또는 버금가는 효과를 얻을 수 있다면 약물 유발 개선 효과는 그다지 크지 않을 것이다. 두통이 이미 완전히 나았다면 다른 알약을 먹는다고 해서 두통이 더 낫지는 않을 것이다. 최대 약물 반응 메커니즘에 대한 해명은 많이 이뤄져 있다.[385] 아주 많이 단순화시키면, 최대 효과는 세포 내에 약물이 반응할 수 있는 수용체의 최대값과 관련이 있다. 이미 모든 수용체가 결합되어 있다면 효과가 향상될 여지는 없다. 만일 기대와 믿음이 이들 수용체와 결합할 물질을 생산하도록 박차를 가하는 효과가 있다면 이 약물은 이제 더는 유의한 효과를 낼 수 없을 것이다. 상승작용 역시 설명할 수 있다. 통증 조절을 위한 플라세보 투어는 내인성 아편유사제 수치를 높인다는 증거가 있다.[292, 386] 높아진 내인성 아편유사제 수치는 (약물) 고유 특징과 상호 작용하여 활성 치료와 상승 작용을 나타냄으로써 (약물) 효과를 높일 수 있을 것이다.

이들 사례는 효과덧셈이 당연하다고 여길 수 없다는 점을 보여주는 데 충분하다. 심지어 효과덧셈이 있다고 가정할 수 있는 상황일지라도, 플라세보 대조시험이 절대효과 크기를 측정할 수 있다는 주장을 지지하려면 또 다른 가정이 필요하다. 플라세보 대조라는 절차는 정당하게, 그리고 일관되게 이뤄져야 한다.

플라세보 대조가 정당하지 않다면, 어떤 치료의 고유 효과가 절대적이건 아니건 측정할 수 있는 연구 출발선으로 쓸 수 없다. 하지만 우리는, 7장에서 플라세보 대조가 늘 정당한 것은 아니라는 점을 이미 살펴본 바 있다. 마찬가지로, 모어먼과 파텔의 연구에 따르면 정당하건 정당하지 않건 플라세보 대조 치료 효과가 크게 다양하게 나타날 경우 실험 치료가 언제 효과적인지는 연구자의 결정을 필요로 하는 문제일 수 있다. 사실 연구마다 효과 크기가 심하게 변한다면 절대 효과 크기라는 용어를 정의에 사용하는 것조차 어색하다.

요약하자면, ① 쟁점 치료가 지닌 고유 특징과 비고유 특징은 상호 작용하기보다는 덧셈 작용을 한다는 가정과, ② 플라세보 대조가 정당하다는 가정을 동시에 만족하는 경우는 매우 드물다. 결국, 플라세보 대조시험이 효과 크기의 절대 측정지표가 된다는 주장을 고수할 수는 없다.

6. 플라세보 대조시험은 필요한 연구 대상자 수가 적다는 주장에 대한 문제 제기

마지막으로 플라세보 대조시험이 활성 대조시험보다 필요한 연구 대상자 수가 적으므로 이득이라는 주장을 검토하겠다. 윤리적으로 보아, 연구 대상자 수는 가능한 한 최소화시켜야 한다. 연구 대상자 수가 적을수록 비용이 적게 들고 위험에 노출된 대상자 수도 줄어들기 때문이다. 그러나 대상자 수가 특별히 쟁점이 되어야만 하는지, 그리고 일반적인 진료 현장에서 고려할 사항이 플라세보 대조시험을 더 높이 평가해야 하는 이유가 되는지는 그리 분명하지 않다.

몇몇 연구자에 따르면, 비열등성 활성 대조시험만이 플라세보 대조시험보다 연구 대상자를 더 많이 필요로 한다. 이 경우, 플라세보 대조시험의 연구 대상자가 더 적게 필요한 이유는 결국 동등성 한계(그림 8.1)가 문제의 플라세보 대조시험 설계가 탐지하기 위해 염두에 둔 차이보다 상당히 작기 때문이다. 그러나 만일 어떤 플라세보 대조시험을 동등성 한계와 같은 크기의 차이를 탐지하도록 설계했다면, 같은 크기의 연구 대상자 수가 필요할 것이다.

한편, 플라세보 대조시험은 지금까지 논의한 모든 내용이 참이더라도 연구 대상자 수가 더 적게 필요하기 때문에 선호할 만하다는 주장을 약화시키기 위해서는 실제 진료 현장에서 고려해야 할 몇 가지 사항이 있다. 그 가운데 하나로, 연구 대상자는 플라세보를 받을지도 모를 시험보다는 활성 치료를 받을 것이 확실한 임상시험에 동의할 가능성이 더 크다는 점이 있다. 마찬가지로, 플라세보 대조시험은 가면 상태를 유지하기 위해 많은 노력을 기울인다고 하더라도 자신들이 어떤 집단에 속하는지 탐지하기 위해 힘쓸 만한 동기를 환자들이 갖고 있다는 이유 때문에 상당한 위기에 직면하게 될지도 모른다.[266, 267] 자신이 플라세보를 받았다는 점을 알아차린 플라세보 대조시험 대상자들은 시험 참여를 그만두거나 문제의 시험 밖에서 다른 방도를 찾으려 할지 모른다. 반면, 자신이 활성 대조시험 대상자라는 점을 알고 있는 환자는 이미 최선의 치료를 받고 있으며, 따라서 시험 참여를 그만두거나 다른 치료를 찾아 나설 만한 동기가 없다.

플라세보 대조시험의 결과를 적용하기 위해서는 추가 연구가 필요하다는 점도 지적할 만하다. 충분한 설명을 듣고 새로운 치료를 선택하려면 환자·진료자·정책결정자 모두 새로운 치료를 기존 최선의 치료와 어떻게 비교하는지 알아야 하지만, 어떻게 플라세보와 비교해야 하는지 알 필요는 없다. 이런 정보는 활성 대조시험을 추가하여, 또는 간접적인 비교 연구를 통해 얻어야 한다. 추가 연구를 하려면 연구원과 연구비가 필요하게 되므로 결국 플라세보 대조시험의 비용이 늘어날 것이다. 이는 플라세보 대조시험은 활성 대조시험보다 대상자의 숫자가 적어도 되므로 선호할 만하다는 주장보다 먼저 고려해야 하는 사항이다. 실제로 이런 종류의 추가 연구가 수행되는 경우는 드물다. 플라세보 대조시험의 상대적인 실질적 이득을 평가하기 위해서는, 희소한 자원을 열등한 치료에 투입하게 되거나 환자에게 해를 끼칠 수도 있는 위험을 감안해야 한다.

마지막으로, 보통의 환자·의료진·정책결정자가 새로운 치료를 사용해야 하는지 결정하기 위해서는 새로운 치료를 기존 최선의 치료와 비교했을 때 어떤지 알 필요가 있을 뿐, 플라세보와 비교했을 때 어떤지 알아야 하는 것은 아니다. 간단히 말하자면, 임상 현장에서 플라세보 대조시험에게 귀속시켰던 실질적 이점은 과대평가되었고 실질적 단점은 과소평가되었다.

7. 결론: 플라세보 대조시험의 상대적인 방법론적 품질 재평가

용어 자체의 뜻만 보더라도 검사 민감도 논증은 대조 치료가 효과적이지 않거나, 검사 민감도 문제가 있을 경우 비열등성 활성 대조시험에 대해서만 유효하다. 이보다 더 근본적인 지적도 가능하다. 두 가지 검사 민감도 논증 모두 받아들일 수 없다. 첫 번째 논증은 플라세보 대조시험 역시 검사 민감도가 없을 수 있고, 반대로 활성 대조시험이 검사 민감도가 있는 경우도 흔하므로 틀렸다. 두 번째 논증은 비열등성 시험의 목적과 속성이 서로 충돌한다는 점에 기반을 둔다. 플라세보 대조시험이 실험 치료의 고유 특징이 지닌 절대 효과 크기를 측정할 수 있다는 논증은 보증할 수 없는 가정에 기초한다. 다시 말해, 플라세보 대조가 정당하고 또한 각 치료의 고유 특징과 비고유 특징은 상호 작용하기보다는 덧셈 작용한다는 가정에 기초한다. 마지막으로, 연구 대상자 수를 감안해야 하는 임상 실무의 맥락에서도 플라세보 대조시험보다 활성 대조시험의 장점이 더 많았다. 이들 세 논증은 플라세보 대조시험이 활성 대조시험보다 방법론적으로 우월하다는 점을 모두 입증하지 못했다. 이에 따라 플라세보 대조시험이 활성 대조시험보다 방법론적으로 우월하다는 주장은 정당화되지 않는다.[334~338]

이러한 결론은 플라세보 대조 때문에 임상윤리와 연구윤리가 충돌할지도 모른다는 우려를 해소한다. 이미 입증된 치료를 쓸 수 있는 경우 가능한 최선의 치료를 제공하는 한편, 동시에 플라세보 대조시험을 피해야 하는 임상의의 윤리적 의무는 최선의 연구 방법을 사용해야 하는 연구진의 도덕적 의무와 충돌하지 않는다. 세계의사회는 입증된 치료가 있는 경우에도 플라세보 대조시험이 방법론적 근거에서 정당화될 수 있다는 입장을 헬싱키 선언에서 철회해야 하며, 또한 각급 기관생명윤리위원회 역시 플라세보 대조시험이 방법론적으로 활성 대조시험보다 우월하다는 입장을 철회해야 한다.

임상 연구 실무에서 무작위 시험은 플라세보 대조시험을 사용할 수 있다는 점에서 독특한 지위를 누려왔다. 하지만 이 장의 결론에 따르면, 무작위 시험의 이러한 독특한 특징이 관찰 연구를 능가하는 이점이 되기는 어렵다. 그러나 앞서 살펴본 무작위 시험의 다른 이점들은 여전히 유효하다.

• **부록. 두 번째 검사 민감도 논증이 실패하는 이유에 대한 좀 더 상세한 설명**

고전적인 가설 검정에서, 가설은 입증되지 않지만 거부될 수는 있다(확률적 의미에서). 이에 따라, 수립하길 원하는 가설의 반대를 뜻하는 '영가설null hypothesis'을 거부하려는 시도가 이어지게 된다. 만일 영가설 거부에 성공한다면, 이는 대안 가설을 지지하는 증거로 간주될 것이다. 어떤 단측one-tailed 검정 우월성 플라세보 대조시험에서 영가설은 실험 치료의 플라세보 사이에는 어떠한 차이도 없다는 내용이거나, 실험 치료가 플라세보보다 효과가 없다는 내용이다. 대안 가설은 실험 치료가 플라세보보다 우월하다는 내용이다(그림 8.5).

비열등성 시험은 실험 치료가 그 효과성 면에서 최소한(대체로) 대조 치료와 동등한지 여부를 확정하기 위해 설계되어 있다. 따라서 우리는 실험 치료가 대조 치료보다 최소한 일정 정도($-\delta$)만큼은 효과가 적을 것이라는 영가설을 기각하려 할 것이다. 비열등성 검사에서 대안 가설은 실험 치료가 동등하거나 더 큰 효과를 지닌다는 내용이다(그림 8.5).

어떤 시험이 차이 탐지에 좋은지는 제1종 오류와 제2종 오류가 얼마나 흔한지에 따른다. 제1종 오류 또는 '위양성false positive'은 참인 영가설을 거부하는 오류이며, 이에 따라 거짓 대안 가설을 받아들이게 된다. 제2종 오류 또는 '위음성false negative'은 거짓 영가설을 거부하지 못하는 오류이며, 이에 따라 참인 대안 가설을 받아들이지 못하게 된다. 우월성 시험에서 제1종 오류는 어떠한 양성 차이도 없는 상황에서 그것이 있다고 보는 실수이며, 제2종 오류는 실험 치료가 우월함에도 차이나 열등성이 있다고 받아들이는 실수이다. 비열등성 시험에서 제1종 오류는 시험 대상 치

그림 8.5 단측 우월성 시험과 단측 비열등성 시험에서 영가설과 대립가설의 도해

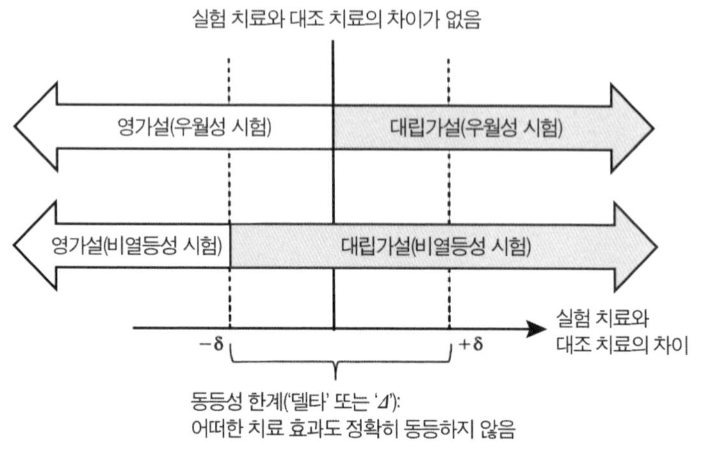

료가 순전히 열등함에도 쟁점 치료가 대체로 동등하거나 우월하다고 보는 오류이며, 제2종 오류는 시험 대상 치료가 우월함에도 차이나 열등성이 있다고 받아들이는 오류이다.

제1종 오류와 제2종 오류는 시험의 발전에 따라 대조되고 또한 세부적으로 분석될 수 있다. 우월성 시험을 차이에 민감하게 하려면, 유형 2 오류율을 감소시켜야 한다(표 8.2).

이들 시험을 염두에 둔다면, 비열등성 시험이 우월성 시험만큼 차이를 탐지하는 데 좋다(또는 나쁘다)는 점을 보이는 일은 간단하다. 앤더슨[387]의 논지에 따라 아래 논의를 전개하겠다. 앤더슨은 검사 민감도를 가정하는 데 필요한 네 가지 조건을 공준화했다. 문자 *D*를 '개입군과 대조군 사이의 차이'를 지시하는 데 사용하고 *T*는 '시험'을 지시하는 데 사용하면, 검사 민감도를 주장하기 위해 필요한 네 가지 조건은 다음과 같다.

표 8.2 우월성 시험과 비열등성 시험에서 I종과 II종 오류의 차이

	차이에 대한 증거	
	우월성 시험	비열등성 시험
제1종 오류 감소(위양성)	예	아니오
제2종 오류 감소(위음성)	아니오	예

* '예'는 차이의 증거가 있다는 뜻이다. '아니오'는 차이가 있다는 증거가 없다는 뜻이다. 예를 들어 I종 오류가 낮은 우월성 시험은 차이가 있다는 좋은 증거를 제시한다.

① *D*.

② *T*는 *D*를 지시한다.

③ *D*라면, (*T*는 *D*를 지시한다).

④ *D*가 아니라면, (*T*는 *D*를 지시한다)가 아니다.

존재론적으로 말해, 첫 번째 조건은 비교 대상 개입 사이에는 차이가 있다고 말한다. 두 번째 조건은 쟁점 시험이 일정한 차이를 나타낸다고 말한다. 세 번째 조건은, 만일 일정한 차이가 있다면 그 차이를 쟁점 시험이 지시한다고 말한다. 네 번째 조건은, 만일 어떠한 차이도 없다면 쟁점 시험은 일정한 차이를 지시하지 않을 것이라고 말한다. 물론 현실 세계에서, ③과 ④ 조건문의 양상modality* 값은 필연이 아니다. 실제 시험은 확률을 다룰 것이다.

* 옮긴이 어떤 문장이 언제나 참인지 가끔 참인지 전혀 참이 아닌지를 나타내는 표현을 양상사라고 하며, 이들 양상사가 나타내는 값을 양상이라고 한다. 일상에서도 널리 쓰이는 양상사로는 '필연적으로(언제나)', '우연하게(가끔, 때로)'가 있다. 반사실성이나 가능 세계에 대한 철학적 이론은 이들 양상 표현에 대한 논리적 분석과 체계 구축에서 시작하는 경우가 많다.

검사 민감도에 대한 네 가지 조건은 다음 방식으로 해석할 경우 우월성 시험에 의해 만족될 것이다.

① 일정한 차이가 있다(시험 대상 치료는 플라세보보다 우월하다).

② 쟁점 시험은 일정한 차이를 지시한다('양성' 결과가 있다).

③ 제2종 오류율은 충분히 낮다(쟁점 시험은 차이가 없다고 잘못 말하는 경우가 드물다).

④ 제1종 오류율은 충분히 낮다(쟁점 시험은 어떤 차이를 잘못 지시하는 경우가 드물다).

검사 민감도를 확인하기 위한 네 조건을 다음 방식으로 해석하면 비열등성 시험에 의해 만족될 것이다.

① 일정한 차이가 있다(실험 치료는 플라세보보다 우월하다).

② 이 시험은 일정한 차이를 지시한다('양성' 결과가 있다).

③ 제1종 오류율은 충분히 낮다.

④ 제2종 오류율은 충분히 낮다.

제1종 오류와 제2종 오류 모두를 충분히 감소시킬 수 있다면, 우리는 우월성 시험과 비열등성 시험 모두가 동등한 수준의 검사 민감도를 지니게 만들 수 있다. 앤더슨은 "문제의 검사 민감도 논증과는 반대로, 검사 민감도 가정의 관점에서 보면 플라세보 대조시험과 활성 대조시험 사이에는 절대적인 차이란 없다"[387]고 결론 내린다. 이 결론은 분명 옳다.

EVIDENCE BASED

Ⅲ부

메커니즘 추론 및 전문가 판단의 역할과 증거기반의학의 위상

전통적 역할은 증거기반의학에 의해 뒤집혔는가

MEDICINE

9장
III부를 열며

1. II부 요약

무작위 시험은 자기 선택 바이어스와 할당 바이어스를 배제하지만, 관찰 연구는 그렇게 할 수 없다. 따라서 다른 조건이 모두 같다면, 무작위 시험은 관찰 연구보다 더 나은 증거를 제공한다. 그러나 이러한 관점은 현재 최선의 치료법이 최선의 증거로 지지받지 못하는 역설, 즉 효과성의 역설에 직면한다. 무작위 시험이 관찰연구보다 범주적으로 상위에 있다고 보는 대신, 잠재적 교란요인의 결합 효과를 상회하는 효과 크기를 보여야만 그 치료 효과의 임상적 중요성을 인정하겠다는 입장을 취하면 이 역설은 해소될 수 있다. 이 규칙을 뒤집으면, 효과 크기가 충분하지 않은 무작위 시험의 결과는 의심해야 한다는 지침 또한 도출된다(그림 5.1

을 보라). 더 나아가, 충분히 양질이지만 유형이 다른 증거는 위계 구조 내 우열 관계에 있다기보다 어떤 의료 개입의 이득이 임상적으로 중요하다는 가설을 지지하는 데 서로 보완적 역할을 수행한다고 볼 수 있다.

무작위 시험은 양측 가면법과 플라세보 대조법을 사용할 수 있다는 점에서 관찰 연구에 없는 두 가지 잠재적 장점이 있다. 성공적인 양측 가면법은 시험 대상자와 의료진의 믿음에서 오는 잠재적 교란 영향을 제거하며, 따라서 방법론적 강점으로 보아야 한다. 그러나 양측 가면 시험이 언제나 더 강한 증거를 제공한다는 관점은, 우리가 지닌 가장 효과적인 치료는 최선의 증거에 의해 지지받지 않는다는 필립의 역설을 낳게 된다. 이 역설은 양측 가면법에 의해 배제된 잠재적 교란요인이 있다고 하더라도, 이 요인이 표적 질환에 대한 실험 대상 치료가 지닌 긍정적 효과와 연관된 경우 현실적 교란요인이 아니게 된다는 점을 지적하면 해결된다. 플라세보 대조시험이 활성 대조시험보다 더욱더 믿을 만한 지식을 제공한다는 논증은 이미 입증된 치료법이 없는 경우가 아니라면 받아들일 수 없다. 사실 '플라세보'라는 말 자체가 모호하다. 이 모호성을 피하기 위해, 플라세보는 그 자체로 상세히 설명될 필요가 있는 대조 치료의 일종으로 이해해야 한다. 따라서 무작위 시험은 양측 가면법과 플라세보 대조를 사용할 수 있으나 관찰 연구는 그럴 수 없다는 사실은, 다만 효과 크기가 중간 정도이며 어떠한 입증된 치료법도 없는 상황에서만 무작위 시험에 현실적인 이득이 된다.

2. III부를 열며

III부의 핵심 목표는 메커니즘 추론과 전문가 판단은 증거에 대한 증거기반의학의 위계에서 비교임상연구에 비해 하층에 있어야 한다는 증거기반의학의 주장을 평가하는 데 있다. 나는 증거기반의학의 입장을 전반적으로 받아들일 만하더라도 메커니즘 추론은 몇몇 명확한 사례에서는 강력한 증거일 수 있다고 주장할 것이다. 양질의 메커니즘 추론은 하나의 범주적 위계 안에서 비교임상연구보다 하층에 있어야 한다기보다 오히려 비교임상연구의 증거와 같은 수준으로 취급되어야 한다. 반면, 전문가 판단은 비록 증거로서는 중요하지 않지만 증거기반의학 문헌에서 더 많이 논의할 필요가 있는 다른 여러 역할을 수행한다.

오해를 막기 위해, 증거기반의학 운동은 메커니즘 추론과 전문가 판단이 지닌 비증거 역할의 중요성을 늘 인지해왔다는 점을 이 논의를 시작하며 강조하고자 한다.[12] 증거기반의학 옹호자들은, 메커니즘 추론이란 임상시험의 결과를 인구집단으로 일반화하는 데 중요하며, 또한 전문가 판단은 환자의 가치 및 상황을 최선의 증거와 통합하는 데 중요하다고 주장한다. 이들 비증거 역할 역시 임상 판단을 내리는 데 동등하게 중요하기는 하지만, 정확히 말해 이런 역할은 의학적 치료가 그 추정상의 효과를 지닌다는 주장을 정당화하는 일과는 관련이 없다.

III부의 두 번째 목적은, II부에서 풀리지 않은 쟁점, 즉 증거를 현실의 임상 결정에 적용하는 문제를 다루는 데 있다. 무작위 시험에 대한 최선의 체계적 고찰이라고 하더라도, 일상적인 진료 과정에서 개인에게 알맞은 행동 방침을 언제나 제시할 수는 없다. 여기에는 두 가지 이유가 있다. 첫째, 비록 무작위 시험이 표적인구집단에게 통상적 가정보다 더 자주 적용될지도 모르지만,[235~237] 외적 타당도 문제는 분명히 실재한다. 이 문제는 모든 과학, 특히 의학에 내재한 불확실성에 의해 교란된다. 연구가 얼마나 잘 통제되었든 간에, 그 연구는 어떤 방식으로든 교란될 수 있었고, 게다가 의학적 치료의 효과는 대개 확률적으로 발휘된다. III부에서 독자들은 메커니즘 추론[52, 56]과 전문가 판단[64]이 이 문제에 대한 해결책으로 흔히 권유되었다는 점을 살펴보게 될 것이다. 10장에서, 나는 증거기반의학 옹호자들이 어떤 연구의 결과를 일반화하는 데 메커니즘 추론이 지닌 중요성을 과대평가해왔다고 주장할 것이며, 또한 11장에서는 전문가 판단이 일상 진료를 받는 개인의 치료 반응을 어떻게 치료에 반응하는지 예측하는 데 서툴다는 점을 시사하는, 기존에 간과되어온 여러 문헌들을 검토할 것이다.

두 번째 이유는 많은 사람들이 놓친 문제인데, 어떤 의료 개입이 효과적인지 평가한다고 해서 그로부터 특정한 행동방침이 도출되지 않는다는 문제가 바로 그것이다. 이 문제는 철학자들에게 잘 알려진 오류, 다시 말해 '존재'에서 '당위'를 도출하는 오류와 연관되어 있다.[388] 환자의 상황과 가치 같은 여타 요인들이 어떤 치료를 처방하기에 앞서 고려되어야 한다. 11장에서 더 상세하게 논의할 사례에 따르면, 결승전을 앞둔 올림픽 선수에게 계속 경기를 치를 수 있게 해주는 차선의 치료가 있는데도, 3일간의 안정을 취하는 방법이 최선의 치료라고 볼 수는 없다. 이를 염두에 두고, 11장에서 나는 전문가 판단이란 환자의 가치와 환경을 최선의 증거와 통합시키기 위해 필요하다고 주장하려 한다.

10장
메커니즘 추론에 대한 증거기반의학의 입장과 그에 대한 조건부 옹호

1. 메커니즘 추론의 옹호자와 증거기반의학 관점의 옹호자 사이의 긴장

메커니즘은 인과성에 대한 최근의 철학적 작업 속에서 볼 수 있는 모든 열풍을 이끌고 있다.[390~402] 이들 작업은 상대적으로 강한 존재론적* 주장을 담고 있다. 이에 따르면, 메커니즘은 인과 규칙성을 생성하는 역할을 한다. 물론 모든 인과적 규칙성은 아니더라도 과학에서 주요 관심사가 되는 상당히 많은 인과 규칙성에 책임이 있다. 글래넌이 말한 다음

* (옮긴이) '존재론'은 철학의 한 분야로서, 특히 철학은 이 세계로부터 얻은 경험적 정보를 넘어서는 대상에 대해 주목한다. 즉 개별 과학이나 일상 언어에서 사용되는 이론적 대상과 그 관계에 주목하는 것이다. 여기서는 메커니즘과 인과가 바로 그와 같은 이론적 대상이다.

문장은 이 관점을 상당히 명확히 표현한다. "인과에 대한 메커니즘 이론은, 임의의 두 사건은 그것을 연결해주는 메커니즘이 존재하는 경우 오직 그 경우에만 인과적으로 연결되어 있다는 제안을 담고 있다."[399] 이들 상세한 작업의 다수는 생명과학, 즉 수많은 메커니즘을 인과적 규칙성의 원천으로 기술하며 또한 그런 기술을 옹호하는 과정으로 이뤄진 과학을 중심에 두고 있다. 이들 작업은 각각의 주장이 염두에 두는 일군의 사례를 다루고 있다. 메커니즘에 대한 최근 작업들이 일으킨 소동에 대해 일종의 촉매가 된 논문에서, 매커머 등[401]은 RNA와 단백질 사이의 연관성을 일으킨다고 알려진 단백질 합성 메커니즘을 연구한 바 있다. 윌리엄 벡텔과 아델 에이브럼슨은 포스포에놀피루브산phosphoenolpyruvate과 아세틸 조효소 A 사이의 연관성을 일으킨다고 주장되는 대사 체계의 메커니즘을 연구했다.[390] 또 스튜어트 글래넌은 눈 색깔이 푸른 자손을 만들어내는 유전 메커니즘에 대해 논의했다.[400]

이런 인과적 현상을 연구하면서, 과학철학자들은 이런 메커니즘들이 이해,[401] 설명,[391, 392] 인과적 가설의 일반화,[37, 56] 발견에서 쓰이는 추론에 대한 분석,[390] 통합unification,[395] 흄의 문제*에 대한 해법 등에 필요하다고 주장했다. 최근 들어서는 메커니즘에 대한 연구는 사회과학과 의료까지 포괄하게 되었다.

만일 메커니즘이 이런 본질적인 역할을 하고 있다면, 특히 생명과학에서의 인과적 규칙성을 다룰 때 그렇다면, 메커니즘의 본성, 구조, 기능에

---

* (옮긴이) 18세기 영국의 경험주의 철학자 흄이 제시한 귀납의 문제를 말한다. 논증의 요지는 다음과 같다. 귀납은 과거에 얻은 경험적 정보를 기반으로 한다. 그런데 그러한 경험적 정보를 정당화하는 방법은 어떤 논리적 체계에서 올 수 없으며, 오직 경험적 정보에 의존할 수밖에 없다. 이는 악순환이므로, 귀납은 궁극적으로 정당화되지 않는다.

대한 증거가 의료 개입의 효과성을 뒷받침하는 주장을 구성하는 데 중심적인 역할을 수행하게 될 것이라고 예상하는 일은 합리적이다. 이는 의료적 개입에 대한 주장이란 인과적 규칙성 주장 가운데 특수한 하위 집합이기 때문이다. 의료적 개입을 입력으로, 그리고 환자 관련 결과에서의 변화를 출력으로 간주하는 인과적 규칙성 주장이 바로 이 하위 집합을 이룬다. 실제로 루소와 윌리엄슨이 바로 그렇게 주장했다. 이들에 따르면, 인과적 규칙성이란 쟁점 현상을 일으키는 메커니즘에 대한 좋은 증거를 사용할 수 있기 전까지는 잘 지지되지 않는다. 이들은 "인과적 주장을 성립시키려면, 과학자들은 메커니즘과 의존 관계 각각이 서로를 지지하도록 만들어야 한다는 점을 보여야 한다"[403]고 말한다. 길리스[404]는 루소와 윌리엄슨의 논제를 지지하는 글을 썼지만, (나와의 대화를 통해) 결국에는 이러한 지지를 철회하게 된다.

메커니즘 증거에 어떤 식으로든 높은 지위를 부여하지 않는 증거기반의학 옹호자들의 입장은 루소와 윌리엄슨의 견해와 현저한 대조를 이룬다. 비록 이들은 메커니즘의 잠재적인 존재론적 중요성은 공박하지 않았지만, 메커니즘 증거는 몇몇 지배적인 증거 순위 도식 속에서 그 자리조차 보장받지 못하고 있다.[19] 간단히 말해, 메커니즘 증거는 효과성 주장을 지지하는 데 결정적인 지위를 지니지 않는다. 메커니즘 증거는 어떤 식으로든 증거라고 간주되기 어렵다. 그런데 이런 주장은 합리적인가?

이번 장은 의료적 개입의 효력에 대한 주장을 지지하기 위해 메커니즘 증거를 활용하지 못하게 만들 경우 나타나는 여러 문제를 탐사하게 될 것이다. 내가 제기할 문제는, 근본적인 존재론적 쟁점을 공박하는 데 의존하지 않는다. 즉 문제의 인과적 규칙성이 대부분 메커니즘에 의해 나타났다는 주장에 대한 공박에 의존하지 않는다. 오히려 나는 이런 쟁점에서는 중립적인 입장에 머무르고자 한다. 그 대신 나는 메커니즘이 지닌 증거로서의 잠재적 역할과 관련된 문제를 제기하려 한다. 하지만 메커니즘이 제공하는 증거는 결국 증거가 아니라는 증거기반의학의 관점을 지지하지는 않을 것이다. 오히려 연관된 메커니즘 지식이 가질 수 있는 여러 문제점을 극복할 수 있는 상황(몇몇 사례를 이후 소개할 것이다)에서는, 의료 개입의 추정 임상 효과를 메커니즘 추론이 지지할 수 있고 또 마땅히 그래야 한다는 것이 나의 입장이다. 나는 임상시험의 결과를 일반화하는 데 메커니즘이 잠재적으로 유용할 수 있는 부분에 대해서도 몇 가지 지적하면서 논의를 마칠 것이다.

2. 용어 정립: 비교임상연구, 메커니즘, 메커니즘 추론

메커니즘 추론은, 증거기반의학 운동에 따르면 증거 능력이 가장 강력한 증거, 즉 비교임상연구와 대조했을 때 가장 잘 이해할 수 있다. 비교임상연구는 밀의 방법,[170] '수적' 방법,[8] '통계적' 방법,[9] '차이 만들기' 증거[430] 등으로 불린 바 있다. 이들 방법의 배후에 있는 핵심 생각은 동일하다. 2장에서 다뤘던 내용을 떠올려 보자. 어떤 ('실험')군은 실험 대상 개입(I)을 받지만 다른 ('대조') 군은 그렇지 않다. 그에 따라, 실험군과 대조군의 결과(O)는 비교될 수 있다. 만일 결과의 율rate이 서로 다를 경우, 문제의 연구는 실험 대상 개입이 효과를 지녔다는 증거로 간주될 것이다(I는 O를 일으킨다)(그림 10.1).

비교임상연구 가운데 한 가지 유명한 사례로 1987년에 시작된 심장 부정맥 억제 시험이 있다. 이 시험은 항부정맥 약물이 심근경색증(심장발

그림 10.1 비교임상연구

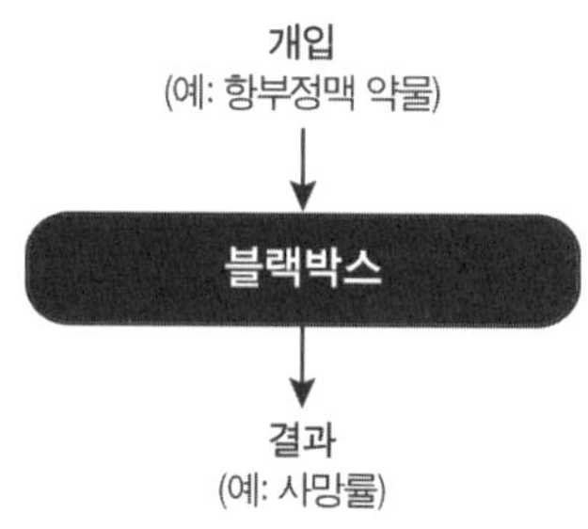

작)으로 고통받은 환자의 사망률을 감소시키는지 여부를 검사하기 위해 설계되었다. 이 연구에서, 27개의 임상 센터는 1,455명의 환자에게는 엔케나이드, 플레케나이드, 또는 플라세보를 받도록 무작위 배정을 수행했으며, 272명에게는 모리시진 또는 플라세보를 받도록 무작위 배정을 수행했다. 1989년 4월, 전자의 연구에서는 시험군 초과 사망이 발견되었고 이 때문에 중단되었다. 엔케나이드나 플레케나이드를 받은 730명의 환자 가운데 33명(4.5%)이 평균 10개월간의 추적 관찰기간 중 사망하였으나, 플라세보를 받은 725명 가운데서는 오직 9명(1.2%)만이 같은 기간 동안 부정맥과 치명적이지 않은 심장정지로 인해 사망했다.[112] 또한 시험 대상 약물의 총사망률도 더 높았다[실험군 730명 중 56명(7.9%) 대 대조군 750명 중 22명(3.0%)]. 유사한 부정적인 효과가 모리시진에서도 발견되었다.[113]

현재의 목적에 비춰 볼 때, 비교임상연구의 본질적 특징은 쟁점 개입이 쟁점 결과를 어떻게 일으키는지 기술하는 메커니즘을 해당 연구의 쟁점과는 거리가 먼 '블랙박스'라고 본다는 데 있다(그림 10.1).

앞선 장절에서 보았듯이, 비교임상연구의 주된 문제는 모든 교란요인이 제거되었는지를 결코 확실히 알 수 없다는 데 있다. 현행 관점에 따르면, 대규모 연구 대상자 참여, 무작위 배정, 할당 은폐, 맹검법(가면법) 시행, 배정된 대로intention-to-treat 분석법 적용, 플라세보 대조군 사용 등은 모두 교란의 가능성을 감소시킨다. 이들 전략 각각에 대해 합당한 방식으로 비평할 수 있겠지만, 교란을 감소시키기 위해 이들 기법을 사용할 수 있다는 점은 전반적으로 옳다. 사실 이번 장의 주제 가운데 하나는, 지난 수십 년간 비교임상연구의 방법론에 대한 연구에 대해서는 수많은 노력이 투입되었음에도 메커니즘 추론의 방법론과 그 품질이라는 쟁점은 전적으로 무시되었다는 것에도 있다.

비교임상연구와는 대조적으로, 메커니즘 추론은 임의의 개입으로 인해 영향받는 관련 메커니즘으로 일어나는 일에 대해 알기 위해 '문제의 블랙박스 내부를' 살펴보는 일을 필요로 한다. 메커니즘 추론을 이해하고자 할 때 생기는 한 가지 문제는 '메커니즘'이라는 말이 여러 의미를 지니고 있다는 데 있다. 최근의 문헌에서 확보한 다음 여러 정의를 검토해보자.

> 메커니즘이란, 시작 또는 최초 조건에서부터 끝 또는 최종 조건에 이르는 규칙적인 변화를 만들어내는 방식으로 조직화된 실체와 활동이다.[401]

> 어떤 행동 기저에 깔린 메커니즘은, 문제의 행동을 직접적인 인과 법칙에 따라 수많은 부분을 상호 작용시켜 그 결과를 산출해내는 복잡한 체계다.[399]

> 어떤 메커니즘은, 그 구성 부분, 구성 조작operation, 그 조직화 방식에 의해 어떤 기능을 수행하는 일정한 구조다. 이 메커니즘의 잘 조화된 작동은

하나 또는 그 이상의 현상에 대해 책임이 있다.[390]

> 법칙적 기계란, (상대적으로) 안정적인 입출력관계를 작동시키는 특징을 지닌 요소들의 충분히 안정적인 배열이다. 모든 또는 대부분의 인과 법칙은 오직 국지적으로 그 법칙의 적용을 확실하게 해주는 법칙적 기계에 의존하여 주장될 것이다. 예를 들어, 차량 가속페달은 그것을 눌렀을 때 차량을 가속시킬 것이다. 이는 안정한 법칙이지만, 오직 국지적으로만 작동한다(차량, 트럭 등에서). 폐차의 페달에는 이 법칙이 적용되지 않을 것이다. 이 법칙적 기계(엔진과 여타 유관한 구성 요소들)는, 이 자동차 사례에서 문제의 페달이 가속을 제어할 수 있다는 사실을 보증해준다.[54]

이들 정의는 흥미로운 잠재적 문제를 품고 있으며,[406] 이들 정의 사이에는 중요한 차이 또한 존재한다. 동시에, 이들 사이에는 유의미한 공통 기반 역시 존재한다(이 공통점을 지적한 데 대해 낸시 카트라이트에게 감사를 표하고 싶다). 이를 염두에 두면, 나는 메커니즘을 다뤘던 모든 철학자들이 모두 동의할 만한 정의를, 즉 그들 모두가 '메커니즘'이라는 말로 각기 의미했을 말의 본질을 포착한 정의를 제시할 수 있을 것이다.

> 메커니즘이란, '입력'과 '출력' 사이의, (추정된) 규칙적 관계를 확실하게 만들 수 있는 부분 또는 특징들의 배열이다.

심장(펌프), 두뇌(통제 센터), 간(여러 기능 가운데 특히 해독 기관) 모두는 이런 의미에서 메커니즘이다.

그러나 메커니즘에 대한 기술은 그 자체로는 비록 참인 기술이라 해도 증거로 간주되지 않는다. 어떤 개입에 추정상 환자 관련 효과가 있다는 주장을 옹호하는 증거로 간주되기 위해서는, 유관한 메커니즘에 대해 (가정된) 지식으로부터 문제의 치료가 환자 관련 효과를 내놓는다는 주장에 이르는 추론을 해내야 한다. 이런 추론을 수용할 만하게 만들려면, 우리는 개입과 관련된 각각의 관련 메커니즘이 무엇을 일으키는지에 대해 알아야 한다. 유명한 사례인, 항부정맥 약물이 심근경색증(심장발작)로 인해 고통받는 환자들의 사망률을 낮춘다는 주장과 결부되었던 메커니즘적 증거를 검토해보자. 심근경색증은 흔히 심장의 근육과 전기 체계를 손상시키고, 부정맥에 취약하게 만든다. 부정맥의 흔한 유형 가운데 하나인 심실주기외박동ventricular extra beats은 좌심실이 혈액으로 완전히 가득 찰 시간보다 앞서 수축될 경우 벌어진다. 이때 심장은 충분한 양의 혈액을 뿜어내지 못한다. 이에 대한 치료 없이는 폐·두뇌·콩팥은 계속 손상된다. 상황을 더 악화시키는 것은, 심실주기외박동이 심실세동, 또는 완전한 전기적 혼동을 부를 수 있다는 데 있다. 전기 충격이 가해지지 않는 한, 심실세동이 일어나면 다음에는 곧 급작스러운 죽음이 찾아오게 된다.* 대규모 역학 연구에 의하면, 급성 심장병 사망의 25~50%는 부정맥과 연관되어 있다.[407~409] 기저 메커니즘에 대한 이러한 이해를 기반으로 하여 몇몇 약물이 개발되었고, 이들이 성공적으로 심실주기외박동을 제어한다는 사실이 발견되었다.[410~411] 이들 약물은 그것을 통해 심장병 사망을 감소시킬 수 있다는 믿음하에 널리 처방되었다.

항부정맥 약물의 작동과 결부된 메커니즘(그림 10.2)은 아마도 삼키기, 위 비우기gastric emptying, 대사 작동, 순환, 이들의 결합 메커니즘을 포함

---

* 항부정맥 약물의 메커니즘에 대해 세밀하게 설명해준 제프리 애런슨에게 감사한다.

그림 10.2 항부정맥 약물 작용의 메커니즘

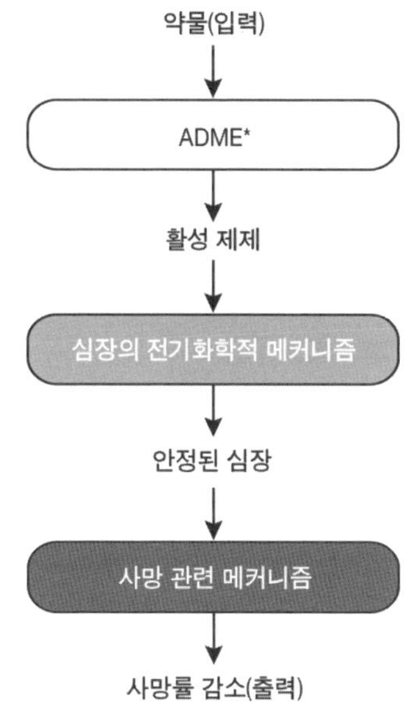

*	흡수, 분배, 대사, 배출 메커니즘
흰색	메커니즘을 잘 이해함
회색	메커니즘을 대략 이해함
검정색	메커니즘을 거의 이해 못함

할지도 모른다. 경구투입약을 그 세포상 표적에 도달시키는 메커니즘은 상대적으로 잘 이해되어 있으며(그러나 완전하지는 않다), ADME(흡수, 분배, 대사, 배출 메커니즘의 약어)을 다룬 의료 문헌에서도 언급되어 있다. 항부정맥 약물이 그 세포상 표적에 도달하면, 이 약물은 심장의 전기·화학적 메커니즘을 바꾸어 심실주기외박동의 빈도를 감소시킨다. 마지막으

로, 심실주기외박동의 감소는 궁극적으로 돌연사의 위험을 감소시킨다. 만일 우리가 두뇌 전기 활동의 지속적 부재가 곧 죽음이라는 현행 정의를 수용할 경우, 사망률의 감소는 두뇌 메커니즘에 의해 설명될 수 있다.

메커니즘 추론에는, 메커니즘에 대한 지식에서 출발하여 어떤 개입이 그 추정상의 효과를 지닌다는 주장으로 향하는 **추론 과정**이 결부되어 있다. 나는 ADME, 심장 및 두뇌 메커니즘에 대해 무언가를 알고 있을지도 모른다. 하지만 그 지식에서 부정맥 약물이 사망률을 감소시키게 된다는 주장으로 이동하려면, 나는 개입이 일어나면 무엇이 발생하게 될 것인지에 대해 예측할 수 있어야 한다.* 이를 염두에 두고 메커니즘 추론을 다음과 같이 정의할 수 있다.

> 메커니즘 추론: 메커니즘에서 출발, 어떤 개입이 환자 관련 효과를 산출한다는 주장에 이르는 추론. 그와 같은 추론은 (항부정맥 약물과 같은) 쟁점 개입과 어떤 임상적 결과(사망률 같은)를 잇는 추론 사슬을 필요로 한다.

양질의 메커니즘 추론이 되려면, 의료적 개입 시 관련된 메커니즘에

---

* 우리는 또한 인과란 이행적이라고 상정해야 한다.[412~414] 다음 유형의 사례는, 임상 의학에서의 원인이란 이행적일 필요가 없다고 말한다. 어떤 환자가 건조한 목소리를 들었고, 또 어떤 정신 전문의들은 자신의 환자가 조증manic 우울증이라고 잘못 진단했다(사실, 이 '환자'는 이상하기는 해도 다만 이웃집에서 들려오는 실제 목소리를 들었을 뿐이다). 이 진단은 문제의 환자를 불안하게 만들고, 이어서 환자의 증상 또한 더 나빠지게 만들 것이다. 환자는 입원하고 투약했으며 상담도 받았다. 1년 뒤, 환자는 이제 건조한 목소리를 더는 듣지 않게 되었다. 그러나 환자가 의사를 찾아가지 않았거나, 신경정신과 전문의가 입원·투약·상담을 처방하지 않았더라도 그는 1년 내에 회복될 수 있었을 것이다. 여기서, 진단은 입원으로 이어졌으며 회복으로 이어졌으나, 진단이 회복을 일으켰다는 주장은 이상해 보이며 이는 이 환자가 입원과 진단 없이도 같은 시점에 회복되었을지 모르기 때문이다.

어떤 일이 일어나는지를 입증할 수 있어야 한다. 그와 같은 지식은 의료적 개입과 환자 관련 결과 사이의 추론 사슬 또는 그물망에 피할 수 없는 방식으로 발을 담그고 있다(그림 10.2).

메커니즘 추론이 임상 의료에서 지니는 중요한 특징은, 이는 반드시 환자 관련 결과patient-relevant outcome와 관련된 메커니즘을 포함하고 있다는 데 있다. 환자 관련 결과란 간략히 말해 사람들의 기분을 좋게 하거나 더 오래 살게 만들어주는 결과다. 나는 아래에서, 메커니즘 추론이 지나치게 신뢰받는 한 가지 이유는 대개의 경우 상대적으로 단순한 생물학적·신체적 메커니즘[54]이 검토되었기 때문이라고 주장하고자 한다. 이들 상대적으로 단순한 메커니즘은 의심할 바 없이 어떤 의료적 개입과 죽음 같은 결과를 잇는 경로를 구성하는 중요한 연결장치가 되지만, 이런 메커니즘이 어떤 개입과 환자 관련 결과 사이의 관계에 대해 대체 무엇이 되었든 실질적인 결론을 내리기에 충분한 경우는 거의 없다.

메커니즘 추론이 지닌 또 다른 중요한 특징으로, 내가 이미 말했듯이 이는 서술을 위해 선택된 메커니즘의 수준에만 결부되어 있지는 않다는 점을 꼽을 수 있다. 예를 들어 몸 안에서 일어나는 대부분의 메커니즘은 중추신경계와 결부되어 있으므로 우리는 중추신경계를 이 사례 속에 있는 다양한 메커니즘과 연결시킬 수 있을지도 모른다. 결국 쟁점 메커니즘을 더 하위 수준의 메커니즘에 대한 말로 다시 서술하는 일도 거의 언제나 가능할 것이다. 위에서 살핀 사례의 경우, 우리는 그 기술 속에 심장세포의 메커니즘 가운데 일부를 포함시킬 수도 있을지 모른다. 메커니즘 추론의 본질적인 특징은 이 추론은 쟁점 개입을 문제의 메커니즘을 거쳐 환자 관련 결과에 도달하는 추론 사슬 또는 그물망의 일부를 이룬다는 데 있다. 그렇다면 메커니즘 추론의 '품질'은 쟁점 개입 시 관련 메커니즘들에 어떤 일이 일어나는지를 어느정도로 입증할 수 있느냐에 달려 있다.

어떤 사람들은 내가 존재론적 쟁점과 인식론적 쟁점*을 혼동하고 있다고 비판할지도 모른다. 많은 사람들이 주장하듯, 관련된 모든 메커니즘에 대한 완전한 지식은 증거로 간주하기에 충분한 것이다. 이들에 따르면, 문제는 메커니즘에 대한 충분한 지식이 없다는 데 있다. 현대 메커니즘 추론의 할아버지뻘 정도 될 인물인 클로드 베르나르는 이러한 관점을 매우 분명하게 표현한 바 있다. 베르나르에 따르면, 메커니즘을 이해한다는 것은 어떠한 추가적인 '경험적' 증거도 불필요하게 만드는 안정적이고 심지어 결정론적일 수도 있는 법칙을 얻게 된다는 뜻이다.

> 이제 옴의 원인이 알려졌으며, 실험적으로 결정이 되자 이 모든 것은 과학적이게 되었고 동시에 경험주의 역시 사라지게 되었다. 우리는 진드기에 대해 알게 되었으며 또 이것을 통한 옴의 감염, 피부의 변화 및 독성 요인의 적절한 적용을 통해서만 가능한 진드기의 죽음을 통해 가능한 완치에 대해서도 설명할 수 있게 되었다. … 우리는 문제의 목표에 도달하는 실험적 조건을 알고 있는 한, 이를 언제나, 어떠한 예외도 없이 완치할 수 있다.[9]

유사한 관점을 나타내는 현대적인 표현으로 해석할 수 있는 말을 카트라이트 역시 남긴 바 있다.

---

* 옮긴이 철학에서 존재론과 인식론은 대비되는 경우가 많다. 존재론은 과학 이론 또는 일상적 믿음에 따르면 이 세계가 어떠한 구조로 되어 있는지, 그리고 이를 통해 이 세계 자체를 서술하는 일을 목적으로 하는 반면, 인식론은 인식 주체가 이 세계로부터 정보를 획득하고 그것이 참인지 확인하는 방법에 대해 서술하는 일을 목적으로 한다. 둘 사이에는 틈새가 있을 수 있다. 세계는 인식 주체가 가진 정보나 믿음과는 다른 방식으로 존재할 수 있기 때문이다.

어떤 법칙적nomological 기계[메커니즘]가 있을 때, 거기에는 안정적인 인과적 법칙뿐 아니라 왜 그 문제의 법칙이 안정적인지를 설명하는 이유도 있게 마련이다. 또한 우리는 많은 경우 이런 이유들이 언제 유지되고 언제 그렇지 않은지, 그리고 어떤 종류의 조작이 그러한 이유들을 위태롭게 만드는지에 대해 파악할 수 있다.[53]

이들 반대에 대해 나는 두 가지 방식으로 답하고자 한다. 첫째, 내 목표는 존재론적 문제보다는 인식론적 문제를 다루는 데 있다. 나는 어떤 의료 개입의 작동을 완벽히 설명할 수 있는 기저 메커니즘의 존재를 부인하려는 것이 아니다. 하지만 만일 메커니즘에 대한 우리의 지식을 신빙성 있는 증거로 간주하려면, 우리는 유관한 메커니즘이 새로운 의료적 개입에 어떻게 반응할지 예측하기 위해 쟁점 메커니즘을 충분히 알아야 한다. 둘째, 인식론적·존재론적 쟁점은 서로 연계되어 있다. 비록 우리가 기저 메커니즘에 대해 모든 것을 알고 있다고 하더라도, 그와 같은 지식을 유용하게 사용하려면 쟁점 메커니즘은 문제 때문에 일어날 수 있는 예측 가능한 상황의 토대가 될 만한 속성을 지니고 있어야만 한다. 그 경우에만 이들 메커니즘은 믿을 만한 증거의 토대라고 볼 수 있을 것이다. 우리는 메커니즘에 대한 우리의 지식이 흔히 이러한 속성을 결여하고 있으며, 또한 개입하에서 일어나는 메커니즘이 무엇인지에 대한 우리의 예측이 실수인 경우도 있고, 그리고 이로 인해 때로 비극적인 의료 과오가 일어나는 경우도 있다는 점을 다음 절에서 살펴볼 것이다. 이런 규정하에서, 흔히 벌어지는 잘못된 예측에 대해 두 가지 설명이 가능하다. 첫째, 잘못된 예측은 인식론적 문제가 있을 때, 즉 관련 메커니즘에 대한 우리의 지식이 충분하지 못할 때 발생한다. 이 경우, 메커니즘 추론은 신뢰할 만한 증거를 제공한다고 볼 수 없다. 둘째, 잘못된 예측은 형이상학적 문제가 있을 때, 즉 메커니즘 자체가 안정하고 예측 가능한 입출력 관계의 기반이 아닐 때 발생한다. 두 경우 모두 메커니즘 추론은 문제 있는 추론이다.

루소와 윌리엄슨의 주장과는 반대로, 나는 지금 제시된 정의를 사용하여 메커니즘 추론이 인과 주장을 확립하는 데 필요하지는 않다고 주장할 것이다.

3. 메커니즘 추론이 인과 주장을 확립하는 데 꼭 필요하다는 강한 관점은 왜 잘못되었나

루소와 윌리엄슨은 이렇게 주장한다. "서로 다른 두 가지 증거의 유형, 즉 확률적 증거와 메커니즘 증거는 어떤 인과 주장을 수용할 것인지 여부를 판단할 때 결정적이다."[403] 이들은 자신의 주장을 두 논증, 다시 말해 '역사적' 논증과 '이론적' 논증으로 뒷받침하려 한다. 나는 이들 가운데 어떤 논증도 상세한 검토 앞에서 살아남을 수 없다고 주장하려 한다.

1) 인과 주장을 지지하려면 메커니즘이 필요하다는, 루소와 윌리엄슨의 역사적 논증

루소와 윌리엄슨은 소독, 헬리코박터 파일로리, 담배 - 폐암의 연관성 등은 비록 비교임상연구에서 나온 강력한 증거를 통해 뒷받침되지만 그 메커니즘이 이해되기 전까지는 수용되지 않았다고 지적한다.

의학사는, 오직 통계학에만 기초하여 이뤄진 인과 주장이 메커니즘 또는 이론적 지식의 뒷받침을 받기 이전에는 거부되었던 많은 사례를 보여준다. 예를 들어, 19세기 오스트리아에서는 산욕열의 위험이 극도로 심각했다. … 이 가설을 방증하는 광범위한 통계자료가 수집되었음에도, 젬멜바이스가 시체 유래 오염과 산욕열에 대해 했던 주장은 질병에 대한 세균 이론이 발전된 다음에야 수용되었다.[403]

하지만 루소와 윌리엄슨이 인용한 역사적 사례에서, 인과에 대한 결론을 내리기에 앞서 (양질의 비교임상연구에 더해) 메커니즘 증거가 있어야 한다는 요구는 분명 목숨을 살릴 개입의 도입을 늦추는 효과를 가져왔다. 완전히 동일한 바로 그 사례에 호소하여, 이미 비교임상연구에서 획득한 강력한 증거를 한편에 둔 상태에서 재차 메커니즘 추론을 요구하는 일은 어리석다는 결론을 내릴 수도 있기 때문이다. 실제로 루소와 윌리엄슨이 이 사례를 인용했던 출처의 저자 길리스[89]는 이렇게 주장한다.

대안적 진료에 비해, 예방 측면에서든 완치 측면에서든 아니면 어떠한 해로운 부작용도 지니지 않는다는 측면에서든, 통계적으로 더 나은 것일 수 있는 새로운 진료가 있다면 그것이 무엇이든 수용되어야 한다.[89]

루소는 입증된 메커니즘이 없는 경우 사람들은 강력한 비교임상연구가 이끄는 대로 행동해야만 한다는 주장을 받아들인 바 있다. 하지만 루소와 윌리엄슨이 주장한 것처럼, 메커니즘 추론이 인과 주장을 확립하는 데 필요하다면 강력한 임상시험을 통해 지지되는 인과 주장을 의심하는 일 또한 합리적이다. 실제로 이는 젬멜바이스의 제안을 의심했던 사람들이 채택했던 노선이다. 나는 메커니즘 추론이 인과 주장을 확립하는 데 필수적이지 않다고 주장하고자 한다.

루소와 윌리엄슨은 자신들의 논제가 곧 특정한 가설을 수용하기 위해 무엇이 일어났는지에 대한 기술이라고 말하는 방식으로 대응할지도 모른다.

> 다음과 같은 지적이 필요하다. 여기서 우리의 관심은, 과학자들이 어떻게 논쟁적인 인과적 가설을 제안하는가에 있지 않고, … 의학계에서 어떻게 수용되는지에 있다. … 문제는, 이 주장이 메커니즘적 증거에 의해 뒷받침될 때까지, 즉 세균 이론이 발달하기 전까지 수용되지 않았다는 사실이다.[403]

그러나 이러한 해명은 일반화될 수 없다. 젬멜바이스나 기타 여러 사례에서는 어떤 가설을 의학적 공동체가 수용하기에 앞서 메커니즘 추론이 필요했다는 점은 분명한 사실이지만, 어떤 치료법이 그에 대한 메커니즘과 비슷한 무언가가 전혀 알려지지 않은 상태에서도 널리 수용되었던 사례 또한 매우 많다. 몇 가지 지적해보자. 퍼시벌 포트는 고환암이 검댕에 의해 발생한다는 가설을 내놓았는데(1775), 이는 벤조피렌이 확인된 시점(1933)보다 앞서 수용된 가설이다. 에드워드 제너는 천연두 백신을 그 작동 방식을 실제로 이해한 시점보다 수십 년 앞서 도입했다(1798). 존 스노는 콜레라균*Vibrio cholerae*이 발견된 시점(1893)보다 수십 년 앞서 깨끗한 물을 사용해 콜레라를 막았으며(1849), 카를로스 핀레이는 플라비바이러스Flavivirus가 동정同定된 시점(1927)보다 수십 년 앞서 모기를 제거하는 방식으로 황열병의 발병률을 감소시킨 바 있다. 20세기에 들어서는 전신마취, 아스피린, 스테로이드가 그 메커니즘이 이해된 것보다 수십 년 앞서 널리 사용되기 시작했다. 21세기에 들어서는, 심부 두뇌 자극기가 파킨슨병이 진행 중인 환자의 미세한 손떨림tremor을 억제하는 데 사용되고 있으며, 동시에 근육긴장이상dystonia이나 투렛 증후군tourette syndrome과 같은 여타 운동기능장애를 치료하는 데도 쓰이고 있으나, 아직 의학계는 그 작동 메커니즘에 대해 어떠한 확실한 것도 확인할 수 없는 상태다.* 의학계가 어떤 가설을 수용하기에 앞서 메커니즘 추론이 필요하다는 관점에 위배되는 이들 사례를 더 강하게 만드는 일도 충분히 가능하다. 항부정맥제 사례, 그리고 최소한 17가지의 다른 사례들은 역사적으로 의료 공동체가 심지어 상충하는 메커니즘 추론에 직면했을 때조차도 양질의 비교임상연구를 충분한 증거로서 받아들였다는 점을 보여준다.

더 중요하게, 루소와 윌리엄슨은 다른 곳에서 단순한 서술 이상의 작업**을 시도하고 있다. "우리의 초점은, … 이론적인 데 있지 역사적인 데 있지 않다." 이론적 논증을 상세히 논의하기 앞서, 나는 어떤 가설을 받아들이는 일은 통계적 증거와 함께 메커니즘 증거도 필요로 한다는, 좀 더 약한 주장을 검토할 것이다. 이 주장에 따르면, 가설의 특별한 하위 집합, 즉 명백하게 설득력이 없는 가설 집합은, 비록 그것이 비교임상연구에 의해 강하게 지지받는다고 해도 수용되기 위해서는 메커니즘 증거를

---

* 지금 제시된 수많은 사례들을 제시해준 데 대해 라파엘 캠페너와 마리아 칼라 갈라보노티에게 감사한다.

** (옮긴이) 철학에서 '서술description'은 가치평가 없이 문제 상황을 객관적으로 써 내려가는 일을 의미한다. 반면 그 상황에 대하여 가치평가를 부여하고 대안을 마련하기 위한 활동은 처방prescription과 같은 말로 지시할 수 있다.

필요로 한다.

비교임상연구에 의해 뒷받침되지만 설득력이 낮은 가설의 사례를 실제로 탐구해보자. 2000년 6월, 3,393명의 환자, 즉 1990~1996년 사이에 병원에 내원한 환자들을 대조군 및 치료군으로 무작위 배정하는 시험이 있었다. 여기서 어떤 기도사는 시험 대상 개입을 받는 환자들의 안녕과 완전한 회복을 위해 중보中保 기도*를 올렸다.[415] 그 결과, 사망률(죽음)이 치료군과 대조군에게서 동일했음에도, "입원 기간의 길이와 발열의 지속 시간은 대조군보다 치료군에게서 유의미하게 짧았다(각각의 p-값은 $p = 0.01$, $p = 0.04$)."[415]

만일 무작위 시험이 증거의 '황금률'을 제공한다면, 우리는 중보 기도를 입원 기간 및 발열 기간을 감소시키는 데 어떠한 알려진 이상 반응도 일으키지 않는 경우 효과적이고 단순하며 경제적인 개입으로 옹호해야 하는 것처럼 보인다. 그러나 이러한 레이보비치의 연구는 원인은 그 효과에 선행한다는 널리 수용된 원리에 위배되므로 그럴듯해 보이지 않는다. 원인이 그 효과에 선행하게 만드는 메커니즘에 의존하는 어떠한 가설이든, 그 가설은 (이 관점에 따르면) 곧바로 거부될 수 있다.

레이보비치의 연구를 메커니즘에 기반을 두고 거부하는 해석의 한 방법은, 총체적 증거의 원리, 다시 말해 어떠한 유관한 증거도 무시되어서

---

* 옮긴이 중보 기도intercessory prayer는 다른 사람을 위해 신에게 올리는 기도의 통칭이다. 여기서 '중보'란, 예수가 자신의 행적을 통해 인간의 죄를 대속한 것을 하나의 모형으로 하는 행위이다. 예수가 인간과 신 사이에서 일종의 중재를 한 것 처럼, 중보 기도가 가능하다고 믿는 사람들은 자신의 기도가 기도 대상 사람과 신 사이의 관계를 중재하는 역할을 할 수 있다고 본다. 과연 보통의 인간이 예수와 같이 중보를 할 수 있는지에 대해서는 신학적 논란이 있으나, 중보 기도가 미국이나 한국 교회에서 널리 사용되는 용어이자 신앙 운동의 일부라는 점은 분명한 사실이다. 레이보비치의 연구는 이 신앙 운동을 무작위 대조시험으로 옹호하려 한 것으로 보인다.

는 안 된다는 원리에 호소하는 데 있다. 이 관점에 따르면, 메커니즘 추론은 어떤 가설을 수용하거나 거부할지 판단할 때 어떤 다른 증거에 대해서든 그만큼 무게 있게 취급되어야 한다. 중보 기도가 효과적이지 않다는 점은 '메커니즘 추론'이 알려주기 때문에, 이는 다른 경쟁 가설보다 무겁게 취급되어야 한다(그리고 이 사례에서는 경쟁 가설을 압도해야 한다). 실제로 이번 장의 핵심 논제는, 양질의 메커니즘 추론은 비교임상연구에서 획득한 결과와 함께 무게 있게 취급되어야 한다는 데 있다.

하지만 비교임상연구 결과가 겉보기에 설득력이 없다고 하더라도, 이를 신빙성이 낮거나 없는 결과로 보기 위해 메커니즘 추론을 사용하려면 아직 주의할 필요가 있다. 게다가 총체적 증거의 원리에 설득력 없는 가설을 제거하기 위해서는 메커니즘 추론이 필요하다는 함축이 있는 것도 아니다.

이런 전략을 택하면 젬멜바이스나 마셜의 가설 역시 거부되었으리라 생각하는 이도 있을지 모른다. 누군가는 레이보비치의 가설이 젬멜바이스나 마셜의 가설보다 설득력이 떨어진다고 말하면서 이 전략을 옹호할지도 모른다. 그런 방식의 옹호가 가능하다고 해도(사실 이것이 내 주장이다. 다음 절 참조), 설득력의 수준을 구분하는 일은 결코 쉽지 않다는 점이 곧 드러날 것이다. 많은 사람들은, 설득력 있는 메커니즘에 의해 설명되는 치료 효과를 더 잘 믿는 것으로 보이며, 또 설득력 있는 메커니즘에 의해 지지받지 못하는 효과가 있을 때 그 효과 주장에 대해서는 좀 더 의심하는 것으로 보인다. 하지만 젬멜바이스의 사례에는 비교임상연구로 양질의 증거를 얻을 경우 효과 주장에 대한 의심을 완화할 필요가 있다는 함축이 있다. 하지만 이와 동시에, 영아돌연사증후군이나 부록에 수록된 여러 사례에 따르면, 양질의 비교임상연구 증거를 갖추지 못했으나 겉보기에 그럴듯한 메커니즘으로 뒷받침되는 치료 효과 주장은 더 많이 의심해야 한다는 교훈을 준다.

게다가 총체적 증거의 원리에는 비교임상연구에 의해 뒷받침되는 설득력 없는 가설을 제거하는 데 메커니즘 연구가 필요하다는 함축은 없다. 때로는 문제의 비교임상연구 그 자체에 대한 면밀한 검사로도 충분할 수 있다. 젬멜바이스의 비교임상연구는 극적인 결과를 산출했으나, 레이보비치의 연구는 몇몇 근거에 비춰볼 때 의문스러웠다. 주된 결과인 사망률조차(통계적으로 유의미하지는 않았지만) 중보 기도를 받은 집단이 더 높았다. 중보 기도에 의해 긍정적 영향을 받게 된 것으로 나타났던 결과 항목을 측정하기로 미리 계획되어 있었는지조차 그리 분명하지는 않다. 어떤 결과 항목을 측정하기로 사전에 계획했는지 상세히 언급하지 않은 채 여러 2차 평가 항목에서 시험 대상 개입의 효과를 보고한 연구에 대해서는 눈을 치켜뜨고 엄격하게 평가해야 한다. 고전적인 가설 검정의 본성상, 여러 결과 변수를 측정하면 두 군 사이에서 (별다른 의미 없는) 통계적 차이를 그저 우연히 얻을 수도 있기 때문이다. 결과 변수 선정이 미리 계획된 것이었는지 명확히 밝히지 않았다는 사실은 레이보비치가 양 집단에서 다만 우연 때문에 그렇게 된 것이지만 유의미하게 다른 무언가를 찾을 때까지 여러 잠재적인 결과를 검토했을 가능성이 있다는 점을 알려준다.

마지막으로, 레이보비치 연구의 효과 크기는 매우 작았다. 레이보비치는 병원 입원 기간 및 발열 지속시간의 중앙값과 4분위구간interquartile range을 보고했다. 발열 지속시간의 중앙값은 두 집단 모두 같았다(2일). 발열기간 감소에 대한 중보 기도의 겉보기 효과를 설명할 수 있는 차이는 4분위구간 면에서 매우 작았다(개입군에서 1~4일, 대조군에서 1~5일).

병원에 입원한 기간의 중앙값은 8일(4분위구간 영역은 4~13일), 대조군의 중앙값은 7일(4분위구간 영역은 4~16일이었다). 앞서 논증했듯, 효과의 절대적 규모 자체가 작다면 해석에 주의를 기울여야 하는데, 이는 크기도 작고 종종 탐지되지 않는 바이어스에 의해 교란될 수 있기 때문이다. 간단히 말해, 레이보비치의 시험은 중보 기도가 어떤 식으로든 효과가 있다는 가설을 뒷받침하지 않는다.

나는 레이보비치의 연구에 있는 이들 방법론적 오점을 임시방편적ad hoc*으로 고른 것이 아니다. 결과 평가 항목endpoints이 여럿인 경우 생기는 문제는 이미 잘 알려져 있다.[416, 417] 한편, 효과 크기가 작기 때문에 교란변수의 영향을 받을 위험이 커질 가능성은 잘 알려져 있지는 않지만 훨씬 더 주의 깊게 다뤄야 하는 사항이다.[140, 178, 418]

간단히 말해, 우리는 비교임상연구의 결론에 회의적 태도를 취하기 위해 메커니즘 추론을 필요로 하지 않는다. 품질이 낮은 비교임상연구라면 우리는 그 연구가 뒷받침하는 어떠한 가설에 대해서도 회의적으로 생각할 수 있다.

2) 루소와 윌리엄슨의 '이론적' 논증

'역사적' 논증에 더해, 루소와 윌리엄슨은 이른바 '이론적' 논증도 제시

---

* (옮긴이) 과학철학에서 'ad hoc'는 다음과 같이 정의된다. 어떤 이론을 옹호하는 일이 경험적 증거의 등장으로 인해 난관에 부딪쳤을 때, 이론에 보조 가설을 집어넣는 방식으로 이 경험적 증거를 전체 이론이 설명할 수 있게 이론을 변경하는 방법을 택할 수 있다. 이때 전체 이론의 설명 범위가 좁아지고 참신한 예측도 내놓을 수 없다면, 그것은 임시방편적 수정이다.

한다. "만일 C에서 E로 가는 어떠한 설득력 있는 메커니즘도 없다면, 어떠한 상관관계라 할지라도 그것은 거짓일 것이다."[403] 유사한 주장을 하기 위해, 글레넌은 이렇게 말하고 있다.

> 상관관계는 인과관계가 아니라는 말은 일종의 동어반복이지만, 인과적 상관관계를 우연한 상관관계와 구분하려는 시도는 그리 성공적이지 못했다. 인과에 대한 메커니즘 이론은 이런 결핍에 대해 두 사건은 이들 사건이 어떤 메커니즘에 의해 연결되어 있는 경우 오직 그 경우에만 인과적으로 연관된다는 요구 조건을 통해 대응한다.[419]

이 인용문은 루소와 윌리엄슨과 같은 여러 저자들이 엉터리 상관관계*를 제거하기 위해 비교임상연구와 함께 메커니즘 추론이 필요하다는 관점을 옹호한다는 점을 보여준다. 이것은 길리스[404]가 이 두 저자를 해석하는 방식이기도 하다. 물론 이들은 더 약한 주장만을, 다시 말해 메커니즘 증거는 쟁점 상관관계가 엉터리 상관성일 확률을 감소시켜준다는 주장만을 하고 있을지 모른다. 하지만 루소나 윌리엄슨이 더 강한 주장을 했을지도 모르기 때문에, 그리고 다수의 사람들에게는 메커니즘에 존재론적 중요성을 부여하는 관점은 설득력이 있기 때문에, 나는 이들에게 반대하는 논증을 보강하려 한다.

비교임상연구가 때로 엉터리 관계를 지지한다는 점, 그리고 모든 가설

---

* 옮긴이 spurious는 통계학에서 서로 인과관계가 사실상 없지만 서로 공변하는 연관성은 있는 경우를 묘사하는 말이다. 엉터리 연관성의 사례를 모아 제시하는 타일러 비건의 홈페이지 http://www. tylervigen.com/spurious-correlations에서 수많은 사례를 확인할 수 있다.

은 어떠한 증거가 주어지더라도 미결상태에 있을 수 있다*는 점은 분명 참이다. 루소와 윌리엄슨이 보여준 사례를 빌리면, 우리는 출생률이 가장 높은 지역에서 황새가 더 많이 나타났다는 사실을 발견하게 될지도 모르고, 결국 문제의 황새가 출생률을 증가시켰다는 결론을 내리게 될지도 모른다.

하지만 젬멜바이스나 헬리코박터 파일로리 균 사례는 메커니즘 추론이 엉터리 관련성을 일반적으로 제거한다는 주장의 반증이 된다. 양질의 비교임상연구가 메커니즘 추론에 의해 뒷받침되는 엉터리 가설을 뒤집어버리는 데 쓰인 17개의 사례를 부록에서 확인할 수 있다. 하지만 여기서 내 목표는, 양질의 비교임상연구가 양질의 메커니즘 추론을 압도한다고 주장하는 데(또는 그 역에) 있지 않다. 이를 위해서는 별도의 상세한 연구가 있어야 할 것이다. 여기서 말해둘 것은, 이번 장의 주제 가운데 하나는 비교임상연구의 방법론은 수십 년 동안 탐구되었으나 메커니즘 추론을 위한 표준은 아직 제시된 바 없다는 데 있다는 점이다. 따라서 우리는 비교임상연구의 질을 평가하는 규준은 (비록 불완전하지만) 지니고 있으나, 사례들이 보여주듯 메커니즘 추론의 신빙성은 아직 알 수 없는 곳에 내팽겨쳐져 있다고 할 수 있다.

더 나아가 몇몇 비교임상연구, 특히 무작위 시험의 경우 엉터리 관련성을 배제하기에 상당히 좋은 방법이다. 예를 들어 윤리적·실천적 제약사항을 무시할 경우, 그리고 어떤 커플을 황새에 가깝게 또는 멀리 살도록 무작위 배정을 할 경우, 우리는 분명 출생률에서 어떠한 차이도 찾을 수 없을 것이다.

---

* (옮긴이) 미결정성 논제underdetermination thesis를 의미한다. 24쪽 각주 * 참조.

메커니즘 추론이 엉터리 관련성을 제거하는 데 필요하다는 주장을 버리고, 비교임상연구와 메커니즘 추론 모두에 의해 뒷받침되는 가설이 둘 가운데 한 유형의 증거에 의해서만 뒷받침되는 가설보다 덜 의심스럽다고 주장하는 사람이 있을지도 모른다. 그와 같은 주장은 각 유형의 증거는 서로 다른 잠재적 함정을 지니고 있기 때문에, 양 유형의 증거 모두에 의해 지지되는 가설이 그렇지 않은 가설보다 덜 교란될 것이라는 설득력 있는 전제에 의존한다. 이런 약한 주장 역시 수용 가능하며, 실제로 총체적 증거의 원리에 기초하여 인정될 수 있다. 하지만 이처럼 변형된 형태의 논제를 루소와 윌리엄슨의 논제라고 해석할 수는 없다.

요약하겠다. 루소와 윌리엄슨이 제기한 '역사적', '이론적' 논증 모두는 메커니즘 추론이 비교임상연구와 함께 필요하다는 관점을 뒷받침하지 못한다. 역사적 사례, 심지어 루소와 윌리엄슨이 인용한 사례조차도 양질의 비교임상연구 결과가 있는 상황에서는 메커니즘 추론에 대한 요구를 포기하면 많은 목숨을 구할 수 있었을 것이라는 점을 보여준다. 결국 메커니즘 추론이 엉터리 관련성을 배제한다는 생각은 잘못이다.

4. 메커니즘 추론이 가진 두 가지 인식론적 문제

메커니즘 추론에는 흔하고 서로 연관된 두 가지 문제가 있다. 두 문제 모두는 인식론적이다. 첫째, 쟁점 메커니즘에 기반을 두는 생화학적 메커니즘은 그것이 문제의 개입하에서 어떻게 행동할지에 대해 예측할 수 있을 만큼 충분히 이해된 경우가 드물다. 둘째, 개입에서 출발해 관련 메커니즘을 거쳐 환자 관련 결과에 이르는 추론 사슬(또는 더 정확히 말해 그물망)은 알려진 것보다 일반적으로 더 복잡하다. 이들 문제는 많은 경우 메커니즘 추론이란 어떤 의료적 개입이 추정상의 환자 관련 효과를 지닌다는 증거의 원천으로서 믿을 만하다는 말을 할 수 없게 만든다. 나는 이 문제를 이번 절에서 상세히 논의하는 한편, 왜 이 문제가 흔하고 또한 지속적으로 남아 있는지에 대해 설명할 것이다.

1) 메커니즘 추론이 지닌 첫 번째 문제: 알려지지 않은 메커니즘

몇몇 의학사가들은 최소한 1860년, 또는 아마도 1940년까지는 대부분의 의학적 개입이 플라세보보다 낫지 않았거나 오히려 적극적인 위해를 끼치게 되는 조치에 지나지 않았다고 말해왔다.[290, 349] 이들 쓸모없거나 해로운 치료는 믿을 수 없는 메커니즘을 기반으로 하여 정당화되어온 경우가 많다. 예를 들어 갈레노스(129~200)는 혈액이 순환하지 않고 생성된 다음 제거된다고 생각했으며, 따라서 사혈은 말단 부위에 도달하여 정체된 혈액을 방출하는 방법이라고 보았다. 또한 여기서, 정체된 혈액을 방출하면 무언가 다양한 증상을 경감시킬 수 있다는 결론이 따라 나온다. 또한 사혈은 4체액설*로도 정당화되었다. 혈액은 지배적인 체액으로 간주되었으며, 이에 따라 통제도 가장 많이 필요한 부분으로 간주되었다. 이 이론에 따르면, 혈액을 방출하는 행위는 체액이 다시 균형 상태에 도

* 체액설은 인체가 네 가지 물질, 즉 흑담액, 황담액, 점액, 혈액으로 이뤄져 있다고 주장하는 고대 그리스의 이론이다. 질병은 이들 체액의 불균형이 일으킨 결과로 간주되었다. 흥미롭게도, 사혈 요법은 인체에 대한 4체액 이론이 더는 쓰이지 않게 된 다음에도 계속해서 사용되었다. 윌리엄 오스너 경은 심지어 『의학의 원리와 실무The Principles and Practice of Medicine』 1919년 판과 1923년 판에서조차 사혈을 권한 바 있다.[420]

달하도록 만들어준다. 비록 사혈이 환자의 기분은 더 낫게 만들어줄 수는 있었을지라도, 이 방법이 실제로는 많은 질환을 악화시키는 원인이 되었을 것이라는 데는 의심의 여지가 없다. 이제 우리는 체액설이 잘못이라는 점을 잘 안다. 즉, 혈액은 쓰이고 나서 제거되는 것이 아니라 순환한다. 이제 나는 어떤 식으로든 가치 있는 경험적 뒷받침을 받지 못하는 메커니즘을 '공허하다'고 지시할 것이다. 공허한 메커니즘에 기초한 메커니즘 추론은 믿을 수 있을 것 같지 않다. 또한 이들 치료는 그것이 쓸모없거나 해롭다는 점을 드러낸 비교임상연구가 있다면 뒤집힐 것이다.

비록 생리학적·병태생리학적 메커니즘에 대한 우리의 현재 이해는 사혈이 성행하던 시기 이래 먼 여정을 거쳐 발전해왔지만, 공허한 메커니즘에 의해 정당화되는 어떤 치료를 실무에서 받아들이고자 하는 유혹 역시 남아 있다. 예를 들어 벤저민 스폭Benjamin Spock이라는 소아과 의사는 아기를 엎어서 재우면 영아사망률 감소와 같이 매력적인 결과가 일어난다고 말한 바 있다.

> 아기를 바로 눕혀 재우는 일에는 단점이 두 가지 있다. 만일 이 아기가 구토를 한다면 그 토사물이 아이의 목구멍을 막을 가능성이 더 클 것이다. 또한 머리를 늘 한 면만 대고 자는 경향을 보일 것이기에 … 머리의 바로 그 면은 평평해지고 말 것이다. 이런 이유가 처음부터 아이가 엎드려 자는 것을 익숙하게 하도록 만들 만한 근거라고 나는 생각한다.[421]

스폭의 조언, 즉 영아 사망을 일으키는 그럴듯한 메커니즘에 기초한 조언은 널리 수용된 바 있다. 그의 베스트셀러 『아이 돌보기Baby and Child Care』는 1946년에서 1998년에 이르기까지 여러 판을 거듭 인쇄한 바 있으며, 5,000만 부 이상 팔려나갔다.*

하지만 1980년대 들어 시작된 비교 연구에 따르면 수면 자세와 영아돌연사증후군 사이에는 강력한 상관관계가 있었다. 스푹이 제안한 메커니즘 추론과는 다르게, 바로 누워 잔 아기들이 살아남은 경우가 유의미할 정도로 많았던 것이다.[422~427] 이들 연구는 아기를 바로 눕혀 재우라는 캠페인이 성과를 거두었던 지역인 미국·영국에서 영아돌연사증후군의 발생률이 1,000명당 0.6명에서 0.3명으로 감소하면서 더 강한 지지를 받았다.** 게다가 영아돌연사증후군의 발생률은 아이들을 전통적으로 바로 눕혀 재워왔던 나라에서 역사적으로 상당히 낮았다.[429, 430] 수면 자세와 영아돌연사증후군 사이의 관계는 교란요인을 보정하자 더 강력해졌다.[431, 433]

사실 현재로서는 아기를 바로 눕혀 재우면 아기 자신의 토사물로 인해 목이 막히는 일이 더 흔하게 일어난다는 증거는 없다. 건강한 아기는 술이나 약에 취한 성인과는 달리 삼키고 뱉는 능력을 충분히 지니고 있다. 간단히 말해, 스푹은 영아돌연사증후군의 관련 메커니즘을 알아보지 못했으며, 이에 따라 그의 추론은 잘못되고 말았다.

이와 유사한 문제가, 메커니즘 추론으로 결합된 관련 메커니즘 중 일부가 적절한 증거에 기초하지 않을 때 벌어진다. 이는 부정맥 약물 사례에서 사용된 추론에서 볼 수 있는 문제다. 약물을 삼켰을 때 일어나는 일

---

* 스푹은 1955년(제2판)까지 눕혀 재우기를 옹호했으나, 1986년판부터는 바로 재우기를 옹호했다.

** 1974~1991년 동안 미국에서만 이러한 잘못된 조언으로 인해 추가 사망자가 5만 명 이상 발생한 것으로 추산된다.[428] 베트남 전쟁에서 사망한 미국인이 6만 명, 그리고 2000년 9월 11일 이후 테러와의 전쟁에서 사망한 숫자가 6,000명(9·11 공격으로 인한 사망자 포함)인 것과 이 숫자를 비교해보라.

에 대해, 그리고 그 약물이 심장의 전기적 메커니즘에 끼치는 효과에 대해 연구진이 상대적으로 확실히 알고 있다고 해도, 이 약물이 사망률에 미치는 영향은 적절한 증거에 기초하고 있지 않다. 사용 가능한 증거에 따르면 심실주기외박동과 사망률 사이에 역학적 관련성이 있다고 볼 수 있으나, 분명 연관성과 인과성은 다르다.[434] 나아가, 심근 경색이 일어난 상황이라고 믿을 만한 좋은 이유가 있는 시점에도 심장은 심실주기외박동을 일으키는 두 방식을 통해 손상될 것이며 결국 돌연사 위험은 증대될 것이다. 만일 연구진이 이 후자의 가설을 좀 더 심각하게 받아들였다면, 손상된 심장에 대한 개입이 사망 위험을 높일 것이라고 예측했었을지도 모른다.

공허한 메커니즘과 결합된 메커니즘 추론의 문제 가운데 하나는, 연구진이 측정하고자 하는 결과변수(예를 들어 사망률) 대신 편리한 대리변수(심실주기외박동의 감소)를 선택했을 때 이미 의료 전문가들에게 잘 알려져 있었다. 대리변수를 사용하려면, 적어도 환자 관련 관심결과에 기여하는 후속 메커니즘의 작동 방식에 대해서는 우리가 이해하고 있다고 가정해야 한다. 항부정맥 약물 사례에서, 우리는 심장 박동이 조절된 후 두뇌 전기 메커니즘에 무슨 일이 발생할 것인지 가정해야 한다. 그러나 불행히도, 문제의 추가 메커니즘으로 무엇이 일어나는지에 대해서는 믿을 만한 증거가 확립되어 있지 않다.[435~443]

약물 요법에서 이런 일이 일어난다면, 메커니즘 추론은 그 복잡성과 대사 메커니즘 내에 있는 무언가 수수께끼 같은 요인 때문에 '부분적' 메커니즘에 기초하게 되어 있다. 그림 10.3의 원본에는 다음 조항을 포함하는 49개의 주석이 달려 있다. "고리 *B* 에서 메틸의 산화가 피톨의 에스테르화 이전 또는 이후에 일어날 경우에 대해서는 여전히 알려진 바가 없다", "일

그림 10.3 대사 메커니즘의 부분도

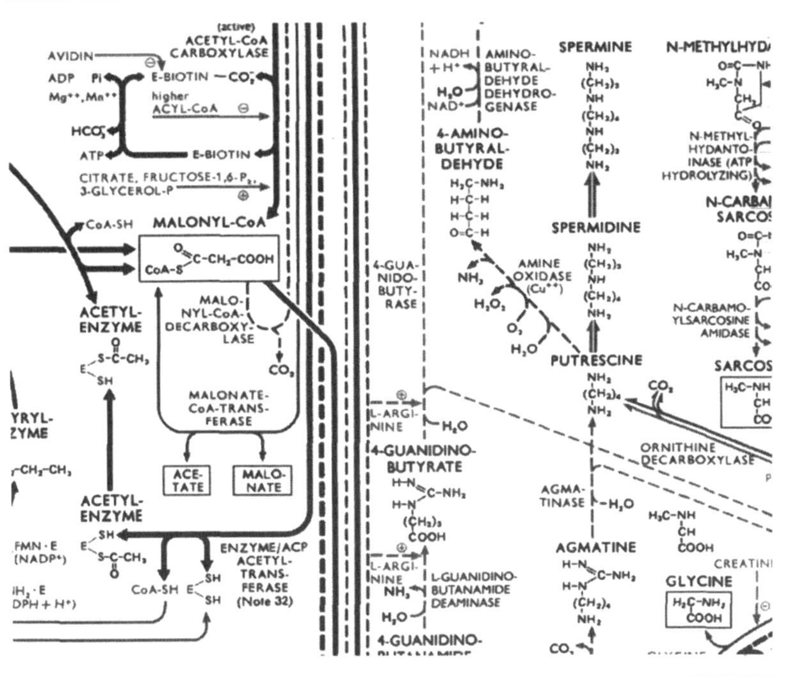

부 미생물에서, 시스타티오닌 합성은 O − 아세틸 − L − 호모세린을 통해 그 장소를 얻게 된다", "이런 반응은 26 - 수산화26-hydroxylated 화합물과 함께 일어난다."444 대사 메커니즘은 물론, 우리가 약물을 삼켰을 때 무슨 일이 일어나는지 역시 그리 분명하지 않다. 따라서 어떤 약물이 뱃속에 들어갔을 때 일어나는 대사 메커니즘에 대해 (그리고 이에 따라 다른 관련 메커니즘에 대해서도) 어떠한 정확한 예측도 달성하기 어려울 것이다.

몇몇 약한 고리로 연결된 사슬이나 몇몇 약한 전제에 의존하는 논증처럼, 부분적으로만 이해된 메커니즘에 기초한 메커니즘 추론은 어떤 개입이 환자 관련 결과를 일으킨다는 데 대해 믿을 만한 증거를 제공할 수 없다. 실제로 부분적 메커니즘은 공허한 메커니즘보다 더 심각한 위해를 가져올 수 있는데, 이는 불완전하지만 경험적 토대가 있고 이에 따라 수용해도 좋은 것처럼 보이게 만드는 환상을, 다시 말해 어떤 해로운 치료를 더 널리 퍼뜨리는 효과를 가져올 수 있기 때문이다. 실제 사례를 항부정맥제 사례에서 확인할 수 있다. 이 약물의 사용이 절정에 이르렀을 때 미국에서만 20만 명 이상의 사람들이 이 약물을 처방받았다. 문제의 비교임상연구가 내놓은 결과가 정확하다고 가정하면, 이 약이 죽음으로 몰고 간 사람은 미국에서만 약 1만 명으로 추산된다. 세계적으로 보면, 이 약 때문에 매년 죽어간 사람들은 베트남 전쟁 전반에 걸쳐 사망한 미군보다 더 많은 것으로 보인다.

2) 메커니즘 추론이 지닌 두 번째 문제: 확률적이고 복잡한 메커니즘

메커니즘 추론에 얽힌 다음 문제는, 대부분의 개입은 흔히 예측되지 않은 메커니즘을 확률적으로 발동시키며, 이로부터 메커니즘에서 출발하여 효력의 불확실성에 대한 주장으로 향하는 추론이 가능해진다는 데 있다.

생화학적 메커니즘은 대부분 확률적이고*[398, 400] 복잡하다. 예를 들

* 클로드 베르나르같이 메커니즘 추론을 옹호하는 결정론자들은, 물론 확률적 행동에게는 겉보기에 확률적인 과정들을 하나의 인과적 사슬로 묶는 무언가에 대해 추가 연구가 이뤄져야 한다는 사실을 보여주는 의미 말고는 없다고 주장할 것이다.그러나 우리가 기저에 있는 결정론적 법칙을 언젠가는 발견하게 될 것인지 여부는 초점을 벗어난 것이다. 지금, 그리고 예측 가능한 미래까지는, 심지어 근본 입자가 결부된 메커니즘이든, 그보다 더 상위 층위의 실체인 세포·기관·생물학적 관계든 모두 결정론적이기보다는 확률적인 과정일 뿐이다.

어 폐암의 위험을 증가시키는 메커니즘은 상대적으로 잘 이해되어 있지만 모든 흡연자가 폐암에 걸리는 것도 아니고, 또 모든 폐암이 흡연에 의해 일어나는 것도 아니다. 아마도 우리가 지닌 이론 가운데 경험적으로 가장 성공적인 이론인 양자역학조차도 본래적으로 확률적이다. 즉, 이는 측정지표상의 어떤 결과값에 대해 특정한 확률을 할당하게 된다. 예를 들어, 전자 '스핀'의 측정지표상 결과값에는 0.5의 확률이 할당된다(특정한 '방향'상).

예를 들어 플레케나이드와 심실주기외박동의 감소 사이에 있는 연관성(삼킴, 대사, 심장 메커니즘을 거침)은 10명 중 9명에게서 항부정맥 약물의 단기 효과를 확인한 소규모 임상연구에 기반을 둔 것이었다.[410, 411] 그다음 (이것이 단지 연관성일 뿐이라는 사실은 잊어버린다면), 심실주기외박동과 급성 심장 사망(두뇌 및 심장 메커니즘을 통한) 사이의 연결에 대한 증거는 급성 심장 사망의 25~50%는 부정맥으로 설명된다고 말하는 대규모의 역학 연구에서 획득된 바 있다.[407~409] 만일 각 요인이 독립적이라고 가정한다면, 항부정맥제 치료와 사망률 사이의 총괄적 관계가 지닌 강도는 개별 관계의 강도를 곱해 얻을 수 있을 것이다. 하지만 여기서 요인이 독립적이라고 가정하는 일은, 즉 메커니즘 추론이 제시했으며 문제의 효과가 가지는 크기를 산정하는 문제를 다룰 때 각 요인이 독립적이라고 가정하는 일은 불합리하다.

물론 우리가 약물 치료와 사망률 사이의 연관 속에서 일어나는 메커니즘에 대해 충분한 지식을 가지고 있다면, 개입의 결과 사이에 어떤 의존성이 있다고 추론하는 것도 합리적인 것처럼 보인다(비록 독립성 가정이 성립하지 않기 때문에, 그 연결의 정확한 강도를 산정하기는 어렵겠지만). 하지만 치료의 이득이 그 해악을 초과하는지 여부를 결정하려면, 3장에서

그림 10.4 역설적 반응
동일한 개입 I는 동일한 질환에 대해 이득(O)이 될 수도, 해악(-O)이 될 수도 있으며, 또한 결과는 하나 이상의 원인(I, I')에서 유래할 수 있음

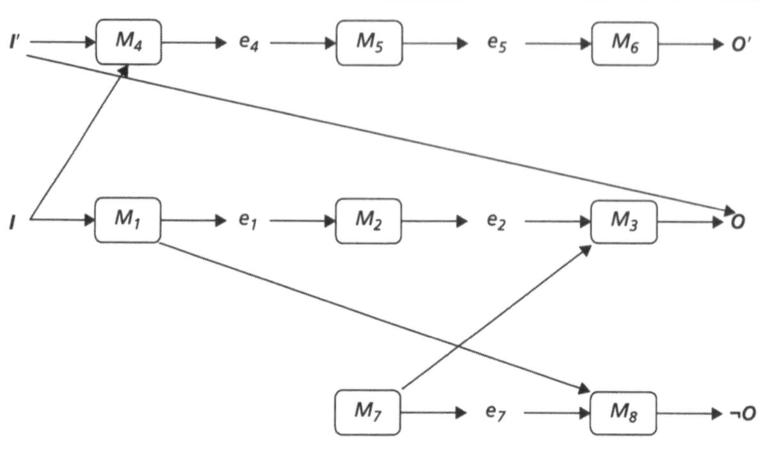

이야기했듯 그 절대 효과의 크기를 산정할 필요가 있다. 대부분의 개입은, 그에 대한 어떤 추론을 믿을 수 없게 만드는 복잡한 생화학적 메커니즘의 그물을 발동시킨다.

이른바 역설적 반응을 나타내는 어떤 복잡한 체계를 하나 가정해보자(그림 10.4). 이 체계에 투여될 경우, 같은 약물이라도 어떤 이에게는 이러저러한 효과를, 다른 이들에겐 그와 상반된 효과를 일으킬 수 있다. 이런 차이는 약물 투여가 상이한 메커니즘을 활성화시키거나, 동일한 메커니즘에는 포함되지만 다른 유형의 반응을 유발했기 때문에 일어난 것으로 설명할 수 있다. 철학자들은 이런 사례를 수십 년 동안 연구했다. 아마도 가장 잘 알려진 사례는 헤슬로의 연구(1976)를 기반으로 하는데, 이에 따르면 경구피임약은 혈전색전증의 위험을 증대시키지만 동시에 임신의

위험도 감소시킨다(임신은 혈전색전증의 위험을 증대시킨다). 따라서 동일한 개입(경구피임약)은 혈전색전증의 위험을 모두 증가 또는 감소시킬 수 있다.[251, 445, 446]

최근, 하우번과 애런슨은 적응증에 따라 투여했음에도 상태를 때로 심화시킬 수도 있는 약물의 목록을 작성했다. 그 수는 최소 67건에 달한다. 몇몇 예를 들어보면, 아편유사제는 고통을 감소시키는 동시에 증가시키고,[448, 449] 항우울제는 우울증 증상을 감소시키는 한편 동시에 악화시킨다.[450, 451] 심지어 정확히 동일한 분자가 신체 내부의 환경에 따라 완전히 다른 메커니즘을 발동시킬 수도 있다. 실제로 일 대 다one-many 현상은 견고한 경험적 일반화를 확보한 듯하다.[452~454] 또한, 항부정맥제 환자 가운데 항부정맥제를 받은 환자의 약 11%에게서 부정맥이 증가했다는 결과는 널리 알려져 있다.[455]

역설적 반응보다 덜 극적인 결과로, 개입이 있을 때 예상되지 않았으나 해로운 부작용을 산출하는 경우도 흔하다. 아마도 예상되지 않은 부작용을 지닌 약물 가운데 가장 악명높은 사례는 탈리도마이드일 것이다. 이 약물은 입덧 치료제로 처방되었으나, 나중에는 심각한 태아 기형을 유발한다는 점이 발견되고 말았다. 이때 탈리도마이드가 효과적이라고 말하는 일은 언어를 오용하는 것이다. 예상되지 않은 부작용은 긍정적일 수도 있다. 예를 들어 실데나필sildenafil은 원래 고혈압을 치료하기 위하여 제작되었다. 그런데 이 약에 대한 첫 임상시험에서, 고혈압에 대한 효과가 발견되기도 했지만 이에 더해 발기부전 환자의 회복에도 효과적이라는 점 역시 발견되었다. 이 약은 비아그라라는 이름으로 판매되었고, 얼마 안 가 거대한 상업적 성공을 거둘 수 있었다.

예상치 못한 플라세보 효과는 개입이 어떻게 임상적 연관성이 있으나 뜻밖의 메커니즘을 활성화시킬 수 있는지 설명할 수 있다. 한 가지 사례로, 올리브·옥수수 기름은 이들 기름이 콜레스테롤 저하에 기여한다는 점이 알려지기 전에는 콜레스테롤 저하제의 플라세보로 상정되었던 바 있다. 베아트리스 골롬은 유사한 사례를 보여준다.

> 설탕 알약은 그 생리적 효과의 연쇄와 함께 혈액 내 인슐린 수치에 영향을 끼칠지도 모르며, 유당 '플라세보'는 인간면역결핍 바이러스 감염자 연구의 대조군에서 탈락을 빈번하게 일으킨다. 마찬가지로, 유당 플라세보는 암환자 연구 플라세보군에게서 뚜렷하게 증가한 위장관 내 부작용의 원천일 수 있다. 환자들은 부형제excipient, 안정제, 염료, 또는 기타 요인에 반응할지도 모른다. 또한 나는 한쪽 신경병증 증상 때문에 고통에 빠진 환자를 돌보기도 했다. 편측 통증성 신경병증 환자 한 명을 돌보았다. 반복적인 동일인 교차 대조 눈가림 맹검 설계를 통해 끈질기게 추적하고 나서야, 마그네슘 스테아르산, 즉 알약 윤활제로 흔히 쓰이는 물질이 이 증상의 원인이었다는 점을 밝혀낼 수 있었다.[272]

추정상 '비활성 물질'이 때로 결국 표적 질환에 영향을 끼치게 될 예측되지 않은 메커니즘에 대하여 긍정적/부정적이며 예기되지 않은 효과를 지닌다면, 한층 더 강력한 '활성' 물질이라면 얼마든지 우리를 놀라게 할 수 있을 것이다.

플라세보 및 활성 물질 모두에서 발견되는 역설적 반응 및 예측되지 않은 부작용만이 쟁점이 될 만한 복잡성인 것은 아니다. 동일한 현상은 많은 다른 원인에 의해 산출될 수 있다. 그 차이는 분명 서로 다른 메커니즘, 또는 최소한 서로 다른 방식으로 작용할 수 있는 메커니즘에 의한 것이다. 고혈압, 우울증, 암, 그리고 여러 다른 질환들은 하나 이상의 원인을 지닌다. 실제로, 브로드벤트[456]는 최근 어떤 질병의 원인이 단일하다는 생각은 감염병과 결핍병 이외에 대해서는 적용하기 어렵다고 주장한 바 있다.

이번 절에서 논의된 내용을 요약해보자. 메커니즘의 확률적·복합적 본성을 감안하면, 기저 인과 메커니즘에 대한 우리의 지식은 개입 때문에 일어날 환자 관련 이득을 예측하는 데 올바른 토대가 되는 일이 드물다. 대부분의 의학적 메커니즘이 지닌 '입력'과 '출력' 사이의 통계적 관계는 전체 효과의 크기를 평가하기 어렵게 한다. 또한 개입 및 환자 관련 결과 사이에 있는 연결 모두가 지닌 예상되지 않는 복잡성은 전체 효과의 방향(긍정 또는 부정)을 계산하는 일조차 어렵게 만든다.

스튜어트 글래넌은 이에 대응하여, 내가 지금까지 개괄한 메커니즘 추론의 문제에 대해 그것은 메커니즘 그 자체가 지닌 문제가 아니라 쟁점 메커니즘에 대한 우리의 지식이 지닌 인식적 문제라고 주장한 바 있다.

이에 답해보겠다. 글래넌은 내가 메커니즘 추론에 있다고 지적한 문제가, 상위 차원의 상관관계가 하위 차원의 세포적·분자적 실체 및 그 상호작용에 의해 실현되지 않는다는 점을 함축하지는 않는다고 주장했다는 데서 옳다. 동시에, 의료적 개입 및 환자 관련 결과 사이의 연결을 이루는 메커니즘의 그물에 대한 우리의 이해가 제한적이라는 사실은 메커니즘 추론에 심각한 문제가 있다는 점을 보여준다.

나아가, 우리가 기저 메커니즘에 대한 완벽한 이해를 지니게 되었다고 해도, 임의의 개입이 환자 관련 결과에 영향을 어떻게 끼치게 되는지에 대한 예측이 유용하려면, 글래넌은 메커니즘 그 자체가 안정적인 입·출력 관계를 산출해야 한다고 가정해야 한다. 많은 메커니즘이 예측 가능한 방식으로 행동한다고 가정하는 것이 분명 안전하기는 하지만, 메커니즘이 안정하다는 가정을 일반적으로 주장할 수 있는지는 전혀 분명하지 않다. 많은 과학철학자들은(앞서 언급한 사람들을 포함하여) 메커니즘을 안정적인 입·출력 관계를 산출하는 무언가라고 정의하지만, 그와 같은 안정성이란 어떤 메커니즘 속에 현존하는 것으로 단순히 정의되어서는 곤란하고 구체적인 경험적 정보로부터 성립되어야 하는 것이다.

메커니즘 추론의 문제가 심각하고 또 흔히 간과되어왔음에도, 증거기반의학 옹호자들이 모든 메커니즘을 동등하게 문제투성이로 간주했던 일은 너무 성급했다. 나는 지금까지 제시한 문제 속에 담긴 염려를 극복한 메커니즘 추론은 의학적 개입이 지닌 추정상의 효과에 대한 강력한 증거로 간주할 수 있다고 주장할 것이다.

5. 왜 증거기반의학 옹호자들은 그들의 증거 위계에서 더욱더 돋보이는 역할을 양질의 메커니즘 추론에 부여해야 하는가

비교임상연구에서 모든 교란요인을 완전히 제거할 수 없는 것처럼, 개입과 환자 관련 결과 사이를 연결할 수 있는 모든 잠재적 메커니즘에 대해 완전히 이해할 수도 없을 것이다. 그러므로 피셔의 가설 검정[198]과 포퍼의 반증 이론*[171]이 지닌 정신에 따라, 메커니즘 추론은 명백한 결함을 극복할 수 있는 정도에 의해 판단해야 한다. 따라서 메커니즘 추론은

---

* (옮긴이) 가설 검정이나 반증의 이론이란, 어떤 이론이나 가설이 참임을 확인할 방법은 없으며 오직 잘못된 경우만 밝혀낼 수 있다는 것을 말한다.

다음과 같은 요구사항, 즉 강력한 증거를 제공하는 한편 충분한 양질의 (타당하고 '완전한' 메커니즘에 기반을 둔) 증거라고 간주되려면 만족시켜야 하는 요구사항을 채워야 한다.

1) 메커니즘에 대한 지식, 즉 메커니즘 추론을 기반으로 하는 지식은 불완전하지 않은 상태다. 쟁점 개입과 환자 관련 결과 사이를 연결하는 추론 사슬에 대한 우리의 지식에는 어떠한 명백한 간극도 없다.

쟁점 개입과 임상적으로 유관한 결과 사이에 있는 메커니즘 사슬에 대한 불완전하지 않은 이해는 앞서 논의했던 사혈, 항부정맥제, 영아돌연사증후군 사례에서 볼 수 있는 명백한 간극을 피할 수 있게 해줄 것이다. 추론 사슬에 있는 각각의 연결은 충분히 강력한 증거에 기반해야 한다. (필수적인 조건은 아니지만) 양질의 비교임상연구가 아마도 이러한 증거를 제공할 것이다. 두 번째 요구조건은, 어떤 메커니즘 추론이든 대부분의 생화학적 메커니즘이 지닌 복잡하고 통계적인 본성을 계산에 넣어야 한다는 데 있다.

2) 메커니즘의 확률적·복합적 본성은 메커니즘에서 출발해 특정한 개입이 환자 관련 이득을 지닌다는 주장에 도달하는 추론을 하는 데 반드시 감안해야 할 필요가 있다.

'복합적 본성'이라는 말로 나는 쟁점 개입에 의해 유발될지도 모를 또 다른 메커니즘을, 그리고 바라지 않던 부작용 또는 심지어 역설적인 효과를 산출해내는 메커니즘을 가리키려 한다.

방금 제시한 두 가지 요구 조건이 충족될 경우 문제의 메커니즘 추론은 양질의 추론으로 분류될 수 있으며, 어떤 의학적 요법이 그 추정상의 환자 관련 결과를 산출할 것이라는 강력한 증거로 간주될 수도 있다. 비록 양질의 메커니즘 추론이라고 볼 수 있는 사례는 드물지만, 이어지는 논의는 메커니즘 추론이 지닌 어떠한 역할도 부인하는 증거기반의학의 입장을 실제로 뒤흔들 수 있는 사례라고 할 수 있다.

결절성 갑상선종은 그것이 커질 경우 기도를 막아 호흡 기능을 손상시키는 방해물이 된다. 동시에, 방사선 치료는 갑상선을 수축시키며 이것이 일반적으로 안전하다는 강력한 증거도 있다.[457, 458] 이어서, 호흡의 메커니즘에 대한 우리의 지식은 기도를 막는 방해물의 크기가 감소하면 곧 호흡 기능도 향상될 것이라고 말한다. 또한 (비교임상연구에서 얻은) 방사선 치료가 어떠한 역설적 반응이나 심각하게 해로운 부작용도 유도하지 않는다는 강한 증거도 있다. 간단히 말해서 이 개입과 환자 관련 결과 사이에 있는 연결에 대한 메커니즘적 지식 사이에는 어떠한 명백한 간극도 없었으며, 중대 이상 반응의 가능성은 이 추론의 사슬이 거치는 다양한 단계 속에서 이뤄지는 임상시험에 의해 배제되었다. 따라서 메커니즘 추론은 방사선 치료가 호흡 기능을 최소한 장기적으로는 증진시킬 것이라는 결론을 지지하는 증거가 된다(방사선 치료는 단기적인 갑상선 팽창을 불러일으킨다고 알려져 있다). 하지만 메커니즘 추론은 결코 증거로서 충분하지 않다는 관점의 옹호자들은, 호흡 기능을 향상시키기 위한 갑상선 방사선 치료의 효과를 알기 위해서는 임상시험을 수행해야 한다고 주장할 것이다.[459] 분명 그리 놀라운 일은 아니지만, 이들은 방사선 치료가 호흡 기능을 향상시킨다는 결과를 발견하게 될 것이다. 사람들은 이 시험이 앞서 주어진 메커니즘 추론을 정당화하는지 여부에 대해(이 시험이 호흡 기능이 향상될 것이라는 가설을 검사하는 데 쓰이는 한) 질문하게 될지도 모른다. 이는 윤리학과 인식론이 뒤섞인 또 다른 사례다.[46, 74]

다른 사례에서, 메커니즘 추론은 B형 간염 백신 접종에 대한 표준 일정만큼이나 급속 접종 일정 역시 효과적이라는 데 대한 군건한 증거를 제공한 바 있다. 기존의 B형 간염 백신 접종 일정은 0, 1, 6개월차에 주사를 놓는 방식으로 구성되어 있었다. 기존의 요법은 장기적인 항체방어(항체 생성 및 유지) 및 B형 간염 바이러스 감염에 대한 면역 측면에서 효과적이라고 입증된 바 있다.[460~461] 하지만 이런 기존의 일정은 짧은 기간 동안 B형 간염 바이러스가 유행하는 지역을 여행하는 사람들에게는 불편을 초래했다. 급속 접종 일정, 즉 0, 10, 21일차에 주사를 놓는 일정은 무작위시험을 통해 연구되었으며, 동시에 이는 기존 요법과 동등한 수준의 항체방어율을 보여준 바 있다.[462, 463] 또한 수십 년에 걸쳐, 임상에서 B형 간염은 B형 간염 바이러스에 의해 일어난다는 점,[467] 백신 내의 항체가 B형 간염 바이러스를 무력화시키는 면역 시스템(즉 '메커니즘')으로 작동한다는 식의 일반적인 내용은 이미 잘 알려져 있었다.[465~467] 동등한 수준의 항체방어율로부터, 급속 요법이 장기 요법과 동등한 면역력을 지닌다는 결론도 따라 나왔다. 이 결론은 어떤 합리적인 방식으로 보더라도 '불완전하지 않았'으며, 또한 이는 급속 백신 접종 일정이 최소한 단기적으로는 면역력을 창출한다는 사실을 수용하는 태도가 합리적이라는 점도 보여준다.

이들 사례는 양질의 메커니즘 추론이 어떤 치료가 효과적인지에 대한 믿을 만한 증거를 제공할 수 있다고 말한다. 또한 이는, (아마도 예외적으로) 어떤 의료적 개입이 환자 관련 결과를 가져온다는 가설을 충분히 지지할 수 있는 제안이며, 동시에 그런 가설에 대한 지지를 강화하는 데 쓰

그림 10.5 새롭게 떠오른 그림: 메커니즘 추론을 무작위 시험과 관찰 연구에서 얻은 증거와 함께 다루는 방법

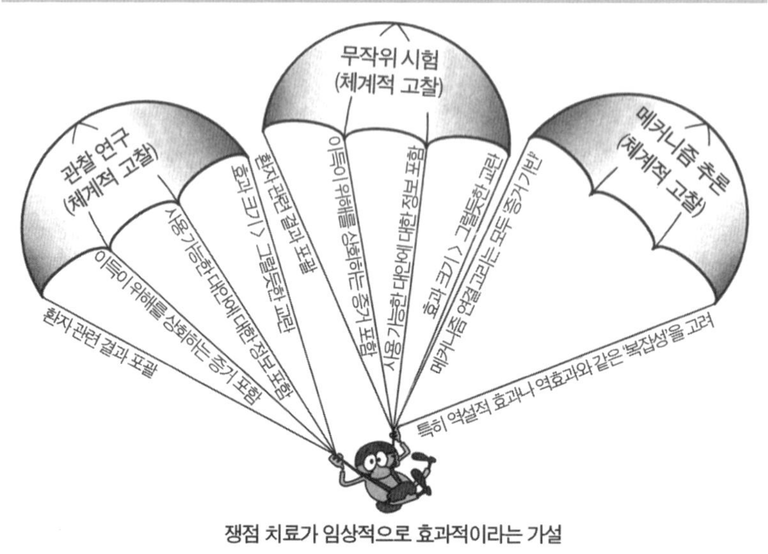

일 수도 있다(그림 10.5). 증거기반의학 옹호자들은 양질의 메커니즘 추론과 저질 메커니즘 추론을 구분하지 못했기 때문에 증거의 중요하고도 유용한 원천을 간과하고 말았다.

메커니즘 추론이 어떤 연구의 결과를 일반화하는 데 쓰일 수 있는지 검토하기에 앞서, 메커니즘 추론을 어떤 가설을 거부하는 데 사용하는 경우에 대해서도 동일한 규준을 적용하는 일이 중요하다는 점을 지적해둘 필요가 있다. 저질 메커니즘 추론은 어떤 가설이 거짓이라는 증거로 인정해서는 안 된다. 양질의 메커니즘 추론은 비교임상연구에서 획득한 결과에 대한 의문을 허용함에도 그렇다. 이 이상의 상세한 분석을 내놓는

것은 이 저술의 범위를 넘는 일이다. 하지만 젬멜바이스의 가설을 거부하게 만든 메커니즘 추론이 저질이라고 의심하는 일은 레이보비치의 가설에 의문을 제기하기 만든 메커니즘 추론이 양질이라고 해도 분명 합리적인 일이다.

6. 메커니즘이 임상 의료에서 지닌 다른 역할에 대하여

> 원인과 결과가 자연적인 규칙성의 사례일 수 없다고 말하는 것은 결코 아니다. 다만, 인과성은 하나이고 규칙성은 또 다른 것이라고 말하는 것뿐이다.
>
> — J. 보겐Bogen[392]

메커니즘을 치료의 효력에 대한 증거로 사용하는 데 추가하여, 일부 철학자들은 이해,[401] 설명,[390, 392] 인과적 가설에 대한 일반화,[39, 56] 발견에서 사용되는 추론에 대한 분석,[390] 종합,[395] 흄의 문제에 대한 해결책[399]에서 메커니즘이 필요하다고 주장한 바 있다. 이들 다른 역할에 대해 상세히 논의하는 것은 이 저술의 범위를 넘어서는 일이다. 하지만 두 가지 일반적인 논평을 여기서 제시할 수 있다. 메커니즘이 비록 다른 방식으로 유용하다고 해도, 메커니즘 추론을 효과성에 대한 증거로 사용할 때는 제한적인 역할만을 인정해야 한다는 논증은 여전히 유력하다. 나아가, 나는 메커니즘이 지닌 다른 역할 역시 과장되었다고 본다. 나는 여기서 임상시험의 결과를 일반화하는 한편, 가설을 생성해내는 데 메커니즘을 사용하는 일이 지닌 문제에 대해 짧게 논의하는 것으로 논의의 범위를 한정하고자 한다.

1) 메커니즘에 대한 지식이 어떤 연구 결과를 일반화할 수 있도록 해준다는 독단을 도려내기

여러 철학자들이 메커니즘을 외적 타당도 문제에 대한 해결책으로 사용하는 데 서로 구분되는 두 가지 전략을 사용해왔다. 첫 번째 전략, 즉 루소와 윌리엄슨, 카트라이트, 마체머, 다든, 클레이버는 물론 증거기반의학 운동 그 자체에 의해 제안된 전략은, 평균 시험 결과에서 출발하여 이 시험에 참여하지 않은 개인의 반응이라는 결과에 도착하는 추론을 정당화하려면 안정적인 메커니즘을 이해해야 한다고 보는 노선이다. 라 카즈La Caze가 내놓은 둘째 전략은, 메커니즘에 의해 유도된 하위 집단 분석subgroup analysis이 외적 타당도 문제를 해결한다는 노선이다. 나는 두 노선이 모두 문제투성이라고 생각한다. 일반화를 도울 수 있을 정도로 인구 전반에 걸쳐 메커니즘이 안정적이라는 점을 확인할 수 있을 만큼 충분한 정보를 확보할 수 있는 경우는 드물며, 또한 메커니즘이 하위 집단을 정의하는 데 꼭 필요한 것도 아니다.

카트라이트에 따르면, 우리가 이미 메커니즘을 확인한 이상, 우리는 시험에 참여하지 않은 개인이 쟁점 치료에 어떻게 반응할지에 대해 예측할 수 있는 위치에 서게 된다. 그는 몇 가지 사례를 통해 자신의 관점을 표현하고 있으며, 그 가운데 하나를 아래에서 확인할 수 있다. 아래 사례는 모리슨에게서 가져온 것이다.

> CCTV의 도입을 통해, 두 학교의 안전을 강화하고 절도 행위를 감소시키기 위한 실험이 수행되었다고 해보자. 그 효과는 실험 대상 학교에서 절도가 감소하게 된 일이다. 그렇다면 여기서 정확히 무엇이 원인인가? 그것은

잠재적 절도범들이 절도를 단념하게 된 일일지도 모르고, 절도범들이 좀 더 자주 잡히게 된 일일지도, 아니면 CCTV의 존재가 선생과 학생 모두의 경각심을 일깨웠기 때문일지도 모른다.[42]

만일 CCTV가 범죄를 낮추는 메커니즘이 카메라가 보이기 때문에 발동된다면, 이 카메라는 아주 잘 보이는 장소에 배치될 필요가 있다. 다른 식으로 배치된다면, 카메라는 메커니즘을 발동시키지 못할 것이다. 또는 만일 CCTV가 범죄를 낮추는 메커니즘이 경찰이 빠르게 경보를 울릴 수 있기 때문이라면, 우리는 카메라 영상을 누군가는 반드시 감시하도록 하는 한편, 수상한 행동을 하는 누구든 경찰이 확인하도록 하는 조치 역시 확실히 시행되도록 만들어야 할 것이다.

놀라울지도 모르지만, 증거기반의학 운동은 카트라이트의 입장과 매우 유사한 입장을 받아들이고 있다.

병태생리학[메커니즘]에 대한 건실한 이해는 임상연구의 결과를 해석하고 적용하는 데 필수적이다. 예를 들어 우리가 무작위 시험의 결과를 일반화하려 하는 대부분의 환자들은, 여러 이유에서 가장 유관한 연구와 관련성이 낮다. 문제의 환자는 너무 늙거나, 너무 아프거나, 다른 지병을 지녔거나, 치료에 비협조적일 수 있다. 기저 병태생리학에 대한 이해는, 의사들이 쟁점 결과가 환자에게 적용 가능한지에 대해 판단할 수 있게 해줄 것이다.[12]

고든 기얏과 폴 글래지우는 나와 대화하면서 방금 제시한 관점에 대해 다음과 같이 묘사한 바 있다. 60세가 넘은 모든 사람들을 배제한 시험이 있다고 해보자. 또한 이 시험 결과를 61세 환자에게 적용할 수 있는지,

그리고 90세 환자에게 적용할 수 있는지 묻는다고 해보자. 이때 기얏과 글래지우는 쟁점 개입이 61세 환자들에게 적용할 수 있다는 관점을 메커니즘이 뒷받침한다고 주장하지만, 90세 환자에 대해서는 그렇지 않다고 말했다.

그러나 메커니즘 추론이 우리를 도울 수 있게 하려면, 우리는 강하면서도 동시에 정당화되지 않은 두 가지 가정을 해야 한다. 첫째, 쟁점 추론은 양질이어야 한다(앞서 정의된 조건에 따라). 둘째, 우리는 쟁점 인구집단 수준에서 작동되는 메커니즘이 지금 이뤄지는 진료에 참여하는 개별 환자에게도 동일한 방식으로 작용한다고 가정해야 한다.

여기서 나는 이들 가정에 대해 상세히 검토하지는 않겠다. 하지만 이들 가정이 많은 사람들이 가정하는 만큼 쉽게 정당화되지는 않는다는 점을 지적하지 않으면 안 될 듯하다. 카트라이트가 사용한 사례든, 증거기반의학 운동이 제시하는 사례든, 이들 사례가 사용한 메커니즘 추론은 양질의 메커니즘 추론이라고 할 수 없다. CCTV가 어떻게 범죄(단념 또는 경각심으로 인해)를 감소시키는지에 대해 제시된 메커니즘 추론은 단순한 추측에 기반을 둔다는 점에서 공허하다. 대체 무엇이, 쟁점 메커니즘이 단념 또는 경각심을 불러일으켰다는 증거인가? CCTV는 도둑질을 하는 학생들이 CCTV가 설치되어 있다는 것을 보고 (그 동료들에게 새롭게 계획을 짜기 전에는) 도둑질을 하지 말라고 알려주기 때문에 작동할지도 모른다. 또한 CCTV를 설치하는 일은 역설적인 반응을 일으킬지도 모른다. CCTV 카메라는 학생들에게 범죄를 저지르고 있다는 느낌을 줄지도 모르며, 이를 통해 그들을 더 나쁘게 행동하게 만들 수도 있다.

마찬가지로, 글래지우나 기얏이 보여주는 사례는 쟁점 메커니즘이(특정되지 않은 방식으로) 연령에 민감하다는 가정에 의존한다. 만일 쟁점 메커니즘이 연령에 민감하다면, 60세 환자에게 작동하던 치료는 61세 환자에게도 작동할 듯하다. 하지만 이런 단순한 가정을 보증할 방법은 없다. 문제의 메커니즘은 연령보다는 환자가 채식주의자인지 여부에 더 민감할지도 모른다. 문제의 치료가 (연령과는 무관하게) 채식주의자에게 효과적이었지만 육식 섭취자에겐 해로웠다고 해보자. 또 90세 대상자는 채식주의자이고 60세 대상자는 육식 섭취자라고 해보자. 이 치료는 61세 대상자가 아니라 90세 대상자에게 효과적일 것이다. 양질의 메커니즘 추론에 대해 규정하지 않는 한, 우리는 기저 메커니즘이 우리가 믿는 것보다 복잡하고 불확실할지도 모른다는 점을 시인하지 않을 수 없다.

심지어 어떤 연구의 대상자에게서 작동 중인 모든 유관한 메커니즘을 이해하게 된다고 해도, 이들 메커니즘이 일반화에 유용하기 위해서는 연구 대상 인구와 일상 진료 대상 인구 양쪽 모두에 대해 안정적이어야 한다. 메커니즘이 안정적이라는 믿음은 과학철학자들 사이에서 폭넓게 공유되고 있다. 최근 문헌에서 찾은 몇몇 구절을 검토해보자.

> 조직된 실체와 활동은, 출발 또는 셋업 상태에서, 도착 또는 최종 조건에 이르는 규칙적 변화를 만들어낸다.[401]

> 메커니즘의 현존은 어떤 인과적 관계의 안정성에 대한 증거를 제공한다. 만일 우리가 어떤 설득력 있는 메커니즘을 채택할 수 있다면, 그 메커니즘은 여러 개인 가운데 일정 범위에서 일어날 것처럼 보이며, 이 인과적 관계는 다양한 인구집단에 걸쳐 안정적일 것이다.[403]

> 법칙적 기계[메커니즘]은 입력과 예측 가능한 결과 사이의 인과적 법칙을

발생시킨다.[53]

생화학적 메커니즘이 안정적이라는 믿음은 물리학처럼 (양자 차원을 무시할 경우) 안정적인 입 - 출력 관계를 만들어낼 수 있는 수많은 기관이 존재하는 영역에서는 사용 가능할지도 모른다. 예를 들어 카트라이트는 토스터기를 메커니즘의 사례로 사용한다.[54] 누구도 토스터기의 메커니즘이 그 기계가 빵을 익히는지 여부를 예측하는 데 유용하다는 점을 부인하지 않는다. 그러나 인체와 사회세계 속 메커니즘들은, 특히 임상적으로 유관한 결과들은 통상 토스터기에 비해 대단히 복잡하며, 결국 일반화에 쓸모가 없을 정도로 초기 조건에 민감할지도 모른다(또는 명백하게 불안정할 수도 있다).

불안정한 생화학적·심리학적 메커니즘이 지닌 문제를 묘사하기 위해, 카트라이트가 썼던 CCTV 사례를 다시 검토해보자. 분명 CCTV의 효과를 가능하게 하는 메커니즘은 절도범에 대한, 그리고 그들이 왜 특정한 조건하에서는 차량을 훔치지 않는 것을 택하는지에 대한 경험적 연구를 통해 획득될 것이다. 그와 같은 연구가 하나 이뤄져, 연구 대상 절도범들은 체포를 극단적으로 두려워하지만 카메라가 눈에 잘 띄는지 여부에 의해서는 단념하지 않는다는 점을 밝혀냈다고 해보자. CCTV 카메라는 이들 절도범의 절도 행각을 경각심을 통해 멈출 수 있다. CCTV 카메라가 눈에 잘 띄는 곳에 있다는 점은 이 경우 중요하지 않다. 하지만 방금 언급한 메커니즘(체포를 두려워함)이 여러 도둑 인구집단에게 안정하다고 가정해야 할 이유는 없다.

메커니즘의 안정성을 의심해야 할 또 다른 이유도 있다. 대부분의 메커니즘은 엄격히 통제되어 있는 실험실 환경에서 발견된다. 즉, 동물 모형처럼(이곳은 윤리학과 방법론이 연결되는 또 하나의 교차로이기도 하다) 많은 간섭 변수들이 가능한 한 무시되는 방법을 사용하는 상황 속에서 메커니즘은 발견된다. 왜 우리는, 우리가 무작위 시험에서 발견한 추측상의 원인보다 엄격하게 통제된 실험실 체계 내에서 발견한 추측상의 원인을 더 강하게 받아들여야 하는가? 앞서 인용한, 여러 약물들의 역설적 반응은 하나의 설정 속에서 발견된 인과적 경로가 일반화될 수 있다는 생각에 대한 반례일 것이다.

2) 메커니즘에 기반을 둔, 하위 집단 분석의 연구 결과를 일반화할 때 생기는 문제

일반화 문제를 해결하기 위해 제안된 다른 노선으로, 하위 집단 분석subgroup analysis을 채택하는 방법이 있다. 이 방법은 평균적인 반응을 검토할 뿐만 아니라 다양한 하위 집단(흡연자, 노인, 여성 등)에서 볼 수 있는 반응 역시 검토한다. 만일 특정한 반응을 보여주는 (또는 쟁점 치료가 해로운) 하위 집단을 분리해낼 수 있다면, 어떤 개인이 쟁점 치료를 통해 이익을 얻을지 여부 역시 예상할 수 있을 것이다. 하위 집단 분석에는 이 책의 범위를 넘어서는 수많은 문제들이 있다. 나는 여기서 가장 심각한 문제를 기술하는 한편, 왜 메커니즘은 이 문제를 해결하는 데 필요하지도 충분하지도 않은지 설명하는 데 만족할 것이다.

하위 집단 분석이 지닌 기본적인 문제는, 만일 하위 집단에 속하는 충분한 수의 환자를 검사할 경우 그 가운데 일부는 다만 우연에 의해 평균과 다른 반응을 나타내게 될지 모른다는 문제다. 예를 들어 만일 하위 집단과 평균 사이에 있는 잠재적 차이를 측정하는 유의수준으로 0.05를 채

택하여 고전적인 가설 검정에 사용한다고 해보자. 이 경우, 우리는 20명의 하위 집단 가운데 한 명 정도는 다만 우연에 의해 유의한 차이를 보여줄 것이라고 예상할 수 있다. 제2차 국제심근경색증생존연구의 저자들은 이 문제를 다음과 같은 흥미로운 방식으로 묘사하고 있다.

> 어떤 시험의 전체 결과가 명백하게 양성인 경우, 다수의 하위 집단 분석을 검사해보면 어떤 하위 집단 속에서는 위음성 결과가(그리고 위음성 결과도) 반드시 나오게 마련이다. 예를 들어 제2차 국제심근경색증생존연구가 연구한 환자 가운데 자신의 탄생 별자리가 쌍둥이자리나 천칭자리인 경우 사망률 측면에서 아스피린이 약간 역효과가 있음이 나타났다(9% 증가: 통계적으로 유의하지 않음). 하지만 다른 탄생 별자리를 지닌 환자 모두는 놀라운 긍정적 효과를 보여주었다(28% 감소: 양측 검정 $p < 0.00001$.[468]).

라 카즈 같은 메커니즘 옹호자들은, 엉터리 하위 집단 분석이 지닌 문제는 하위 집단이 메커니즘에 기반을 두고 설정될 경우 사라질 것이라고 주장한다.

라 카즈의 해결책은 풍부한 상상력이라면 어떤 것에 대해서도 설득력 있는 메커니즘을 생각해낼 수 있다는 점을 제대로 헤아리지 못했다는 점에서 실패다. 중보 기도를 올리는 기도사가 발동시키는 메커니즘[469]에 대해서는 이미 기술한 바 있다. 라 카즈는 중보 기도가 진정으로 설득력 있는 메커니즘에 기초하고 있지 않다는 요지의 답변에는 의심의 여지가 없다고 말한 바 있다. 그러나 양질의 메커니즘과 저질 메커니즘을 구분할 수 없는 한(그는 그렇게 하지 못했다), 중보 기도 기도사의 메커니즘을 버릴 경우 젬멜바이스의 가설에 대해서도 같은 태도를 취해야만 할 수 있다. 어떤 메커니즘이든 설명을 위해 고안해낼 수 있으며, 따라서 서로 다른 메커니즘 기반 하위 집단 역시 왜 어떤 시험에 참여하는 임의의 하위 집단이 평균과 다르게 반응하는지 설명하기 위해 고안될 수 있다. 간단히 말해, 메커니즘은 그 자체로는 거짓된 하위 집단 선택이라는 문제를 극복하는 데 충분하지 못하다.

메커니즘에 대한 지식은 또한 충분한 하위집단 분석을 위해 필요한 것도 아니다. 이런 사례를 검토해보라. 말기 암환자를 위한 약으로서, 선천적으로 머리카락이 붉은 사람들을 극적으로 그리고 완전히 치료하지만 다른 사람들에게는 일체의 효력이 없는 새로운 약물이 개발되었다고 해보라. 그 이유는 알려지지 않았다. 이 경우, 왜 이런 현상이 일어나는지를 해명할 설득력 있는 메커니즘이 없는 상황은 머리카락이 붉은 사람들에게 문제의 약물을 투여하는 일을 보류할 만한 좋은 이유가 되지 못한다. 이 사례는 정당한 하위 집단은 보여주지만 설득력 있는 메커니즘은 보여주지 못한다. 결국 하위 집단을 확인하는 데 메커니즘이 반드시 필요하지는 않다.

3) 메커니즘은 가설을 일반화할 때 무엇이 오게 될지를 결정하는 유일한 시합이 아니다

> 대중이 생각하기에, 항생제는 무한한 잠재력을 지닌 과학의 은총을 상징하는 존재가 되었다. 그러나 뒤에서 보듯 페니실린의 발견은 전적으로 찬사받을 만한 일은 아니다. 과학적 추론의 산물이 아니라 일종의 사고로, 생각보다 훨씬 비현실적인 우연의 소산이었기 때문이다.
>
> — J. 르파누[94]

치료 효과에 대한 가설은 흔히 양질의 메커니즘 추론에 기초한다. 메커니즘으로 만들어낸 가설의 유명한 사례로, 루이 파스퇴르가 많은 질환의 원인과 백신 접종을 통한 예방 효과를 설명하기 위해 질병에 대한 세균 이론을 활용한 상황을 들 수 있다. 여기서 광견병 백신에 대한 파스퇴르의 생각이 세균 이론 없이 일어날 수 있었다고 생각하기는 어렵다.

우리는 이들 치료가 메커니즘 추론에 기반을 두지 않은 치료에 비해 긍정적인 효과를 좀 더 많이 낼 수 있을 것이라고 예상한다. 메커니즘으로 생성한 가설이 임의로 생성한 가설보다 더욱더 잘 입증될 수 있다면, 메커니즘이 일정한 수준의 입증력을 제공한다는 결론 역시 합리적이다. 베이즈적 용어를 사용하면, 메커니즘은 쟁점 가설의 사전 확률을 증가시킨다.

결국 메커니즘이 그 품질에 비례하여 증거에게 부여할 가중치를 높인다는 주장은 참이다. 하지만 메커니즘을 통해 생성된 가설과 임의로 생성한 가설을 비교할 수 있다고 해서, 메커니즘이 가설을 생성하는 유일한 또는 실제로 가장 효과적인 방법이라는 관점을 지지할 수 있는 것은 아니다. 메커니즘이 생성하는 가설과 반대 성질을 지닌 가설은 임의로 생성한 가설이 아니다. '관찰을 통해' 도출된 가설이 바로 반대 성질을 가진 가설이다. 많은 치료는 그 작동이 (상당히 약하지만) 경험적 기초를 지닌다는 믿음을 받고 있으나, 아직 적절히 시험받지 못한 상태에 있다. 예를 들어 닭고기 수프가 특히 감기와 독감에 대해 치료 효과가 있다는 주장에는 바빌로니아 시기까지 거슬러 올라가며 여러 일화와 관찰을 통해 수집된 방대한 증거 다발이 연결되어 있다.[470] 양질의 비교임상연구는 부재하지만, 많은 사람들은 닭고기 수프가 효력이 있다고 믿으며 이를 사용 중이다. 사람들은 방대한 일화와 관찰을 통해 수집된 증거를, 더욱 혹독한rigourous* 검사를 받아볼 가치가 있는 가설로 생각할 수 있다. 매운 음식을 먹고 나서 목구멍에서 느끼게 되는 통증을 가라앉히기 위해 소금물로 입을 헹궈내는 일에서부터, 일반적인 감기를 낫기 위해 사용하는 치료법과 같은 여러 요법은 방대한 설화적 증거를 통해 지지받고 있다.

실무의 관점에서 볼 때, 관찰을 통해 생성된 가설을 양질의 비교 연구를 통해 혹독하게 검사하는 작업은 기초과학에 의해 생성된 가설을 검사하는 작업보다 대단히 유용할 것이다. 기초과학은 대개 지금은 사용하지 않는 요법에 대한 가설을 내놓는다. 만일 실험실 연구에서 도출된 가설이 입증되었다면, 그 요법은 사람들에게 이로울지도 모른다. 하지만 만일 검사 중인 요법이 무용하거나 위험하다고 밝혀진다 하더라도 혜택을 받는 사람은 없을 것이다. 이 상황은 현행 요법이 효과적인지 해로운지 여부를 검사하는 상황과는 그 성격이 상당히 다르다. 만일 현행 요법들이 효과적이라고 밝혀질 경우, 이들 요법이 더 널리 사용될 경우 더 많은 사람들에게 그 혜택이 돌아갈 것이다. 이 점에서 메커니즘 연구를 통해 도출된 요법과 현행 요법은 다르지 않다. 하지만 임상시험으로 현행 요법이 해롭다는 지식을 얻었다면 상황이 달라진다. 문제의 요법을 권장하지 않음으로써 사람들에게 혜택이 돌아갈 것이기 때문이다.

닭고기 수프와 같은 유형의 치료가 실험실에서 개발되어 인위적으로

---

* 옮긴이 rigourous는 포퍼의 과학 철학을 대표할만한 형용사로, 어떤 연구가 경험 과학의 성격을 가지기 위해 받아야 하는 검사의 성격을 표현하기 위해 쓰인 말이다. 과학 연구는 세계에 대한 과감한 추측, 즉 어떻게 하면 반증되는지 그 경험적 조건이 명확히 드러난 추측에서 시작한다. 하지만 이 추측은 혹독한 논박, 즉 이 반증 조건에 비추어 과학 이론을 검사하는 과정을 견뎌내지 못하면 세계에 대한 경험적 주장이 될 수 없다. '관찰을 통해' 도출된 가설에 대한 하위의 제안 역시 이러한 방법론적 틀 위에서 이해할 수 있다.

처리된 요법보다 덜 효과적이라고 입증될 것이라고 믿는 사람이 있을지 모른다. 하지만 이런 생각은 현실과 거리가 멀다. 기초과학 연구에 의해 생성된 가설에 대한 최근의 연구는 그와 같은 상황이 얼마나 드문 일인지 알려준다. 이 연구는 최상급의 기초과학저널(《사이언스》, 《네이처》, 《셀》, 《실험의학저널》, 《임상연구저널》, 《생화학저널》)에 1979~1983년 사이에 실렸고 임상적으로 중요할 수 있는 101개의 메커니즘적 발견을 검사했다.[471] 20년이 지난 2002년 시점이 되자, 27개의 유망했던 기술이 비교임상연구에 의해 검사되었으며, 19개의 기술은 '긍정적(통계적으로 유의미한)' 이득을 보여주었고, 5개는 시장에서 시판되고 있었다. 나머지 14개의 기술이 시장에서 사용되지 않는 이유는 그것이 위험하거나 비실용적(즉 너무 비쌈)이기 때문이었다. 시장에서 쓰이는 다섯 개의 기술 가운데 오직 하나만이 본래 연구의 저자들이 내놓았던 주장과 임상적으로 유관한 결과가 서로 일치했다. 결국, '긍정적'인 메커니즘적 발견(즉 임상적으로 유관한 이득을 지닌 것으로 알려진) 가운데 오직 5%만이 이득을 지닌 것으로 드러났으며, 심지어 그 가운데 극히 일부(1% 수준)만이 임상에서 적절한 효과를 낸 것으로 보인다.

만일 이 연구가 상위 20개 또는 100개 기초과학저널을 포함하도록 확대되어 수행된다면, 임상적 성공이 일어날 확률은 더 극적으로 감소할지도 모른다. 또한 우리는, 이미 널리 알려진 설화적 증거와 비교했을 때 기초과학 연구는 가설을 만들어내는 매우 비싼 방법이라는 점 역시 꼭 염두에 둘 필요가 있다.*

---

* 옮긴이 지은이의 주장이 지닌 한계를 지적할 수 있다. 기초과학은 가설을 생성하는 장치로서는 비쌀 수 있으나, 가설을 입증하는 장치로서는 빼놓을 수 없는 역할을 수행한다. 또한 기초과학의 실패율이 생각보다 높다고 하더라도, 설화적 증거의 실패율에 대한 적절

7. 메커니즘 추론은 증거기반의학 체계 내에서 (약간) 더 중요한 역할을 수행해야 한다

메커니즘을 이해해야만 어떤 의료 개입의 환자 관련 추정 효과를 확립시킬 수 있다는 주장은 잘못이다. 반면, 메커니즘 추론이 지닌 모든 역할을 거부하는 일은 총체적 증거의 원리를 위배하는 일이다. 확실히, 증거기반의학 옹호자들은 신체적인 메커니즘과 그 상호 작용에 대한 우리의 지식이 한계 속에 있다고 지적했다는 점에서 옳다. 그러나 모든 메커니즘 추론이 동등한 것은 아니다. 양질의 메커니즘 추론은, 관심 결과가 발생할 때 다른 메커니즘도 촉발될 가능성 또는 의존적 관계에 있던 여러 메커니즘의 특질이 변화될 가능성도 고려에 넣은 추론을, 다시 말해 '불완전하지 않은' 메커니즘에서 얻은 추론을 이용한다. 양질의 메커니즘 추론은 쟁점 치료가 효력을 지닌다는 주장의 편에 서서 증거의 힘을 더 강하게 만들 수 있으며, 또한 일부 예외적인 경우에는 어떤 의학적 치료가 효력을 지닌다는 주장을 그것만으로 지지하는 데 충분하기도 하다.

만일 양질의 메커니즘 추론이 어떤 치료가 일정한 추정상의 효력을 지녔다는 가설을 지지하는 데 사용할 수 있고 그래야만 한다는 내 주장이 옳다면, 연구 설계 사이의 위계 질서는 충분한 양질의 메커니즘 증거 또한 포함하는 체계로 대체되어야 한다. 메커니즘 추론을 비교임상연구에서 획득한 증거와 결합시키는 실무적 방법이 최소한 두 가지있다. 한 가지는 GRADE 체계 내에서 증거를 승급시킬 때 만족해야 할 규준을 추가하는 방

한 경험적 증거가 없다면 기초과학 연구가 가설 생성 장치로서 비싸다는 평가 역시 충분한 수준의 증거에 기초한 것은 아니다.

식이다. 어떤 연구가 양질의 메커니즘 추론에 의해 그 능력을 지지할 수 있는 경우 그 연구를 승급시킬 수 있다. 그러나 이 방법은 어떠한 비교임상연구도 없는 경우에는 도움이 되지 않는다. 또 다른 방법은 양질의 메커니즘 추론을 별도의 잠재적인 증거 원천으로 간주하는 방법일 것이다(그림 10.5). 이에 따라 양질의 비교임상연구 및 메커니즘 추론 모두에 의해 뒷받침되는 가설은 한 유형의 증거에 의해서만 뒷받침되는 가설에 비해 더 강하게 뒷받침될 것이다.

• 부록. 잘 수행된 임상연구에 따르면 쓸모없거나 해로운 치료를 수용하는 데 메커니즘 추론이 증거로 쓰인 사례

표 10.1 어떤 질환에 대해 메커니즘 추론에 근거한 치료로 긍정적 효과를 기대했으나 비교 임상연구(반드시 무작위 시험일 필요는 없음)에 따르면 부정적 효과가 발생한 사례

질병 상태	메커니즘 추론의 결론	비교 연구의 결론
급성심장사	부정맥은 급성심장사 초래. 항부정맥제 투여로 부정맥 감소하고, 이에 따라 급성심장사 사망률 역시 감소.	항부정맥제 투여로 급성심장사 사망률 증가.[112, 113]
영아돌연사증후군	엎드려 재우면 영아돌연사증후군 사망률 감소.[472]	바로 눕혀 재우면 영아돌연사증후군 사망률 반감.[428]
과대사증후군(신체 조직 소모)치료 목적 성장호르몬 투여	성장호르몬은 신체 조직을 형성하므로 과대사증후군 발생률이 감소.	성장호르몬 투여로 이환율과 사망률 증가.[351]
장기 부전	산소 부전 원인 중 하나는 산소 공급의 감소. 따라서, 산소 공급 증가 시 장기 부전 치료.	산소 공급 증가로 장기 손상 초래.[352, 353]

심장병 위험 증가 등 폐경 증상	호르몬 수치 감소는 폐경 증상의 원인이며, 따라서 호르몬 치료 적용시 폐경 증상 줄어듦.	호르몬 치료로 심장병 등 폐경 증상 악화 효과.[209]
유방암	유방암은 '국소적'임. 따라서 근치적 유방절제술로 암을 제거하면 회복 가능성 향상.	종괴절제술과 방사선치료보다 근치적 유방절제술 사망률이 더 높음.[24, 138, 139]
외상 후 회복	안정을 취하면 회복률 향상.	안정을 취하는 경우 회복 기간 지연.[24, 474]
유방암 조기검진	유방암 조기검진으로 조기진단, 조기치료, 결과개선 기대.	유방암 조기검진은 효과 없고, 오히려 미약한 위해 효과 가능성.[211, 475, 476]

표 10.2 어떤 질환에 대해 메커니즘 추론에 근거한 치료로 긍정적 효과를 기대했으나 비교 임상연구(반드시 무작위 시험일 필요는 없음)에 따르면 목표 질환에 대한 긍정적 효과는 없고 해로운 부작용이 생길 수 있는 사례

질병 상태	메커니즘 추론	비교 연구
뇌졸중 후 뇌손상	니모디핀 투여로 뇌졸중 후 뇌손상 위험 감소.	니모디핀 투여로 긍정적 효과 없음.[24]
습진	달맞이꽃 기름으로 습진 치료(습진은 감마리놀렌산 대사 불량으로 생기는 질환이고, 달맞이꽃 기름에 감마리놀렌산이 들어 있음).	달맞이꽃 기름 도포는 효과 없음.[477, 478]
패혈쇼크(감염이 원인이고 위중한 저혈압과 장기부전을 일으킴)	그람음성세균이 혈류 내로 방출한 내독소는 세포가 사이토카인을 방출하도록 자극하여 패혈쇼크의 원인이 됨. 사이토카인은 혈관을 손상시켜, 혈액이 누출되고 혈압이 떨어져 쇼크에 이르게 함. 따라서 사이토카인 중화 항체는 혈압을 정상화함.	사이토카인 중화 항체는 미약한 부정적 효과가 있음.[24]
예방 목적 조기검진	조기검진은 조기발견을 이끌고 더 효율적인 치료를 가능하게 함(반면 발견이 늦으면 대개 질병이 중증도가 높아 치료하기 어렵게 됨).	조기검진이 이득이라는 증거는 거의 없음.[24]

규칙적 치과 진료	규칙적 치과 진료로 구강 문제를 일찍 발견하면 치료 효과가 더 좋음.	규칙적 치과 진료가 이득이라는 증거는 없음.[24]
매복 사랑니	아무 문제 없는 매복 사랑니 발치는 향후 손상을 예방.	아무 문제 없는 매복 사랑니 발치는 목표 결과에 긍정적 효과가 없고, 시술로 인한 해로운 부작용을 일으킴.[479]
외상 환자 순환 기능 보조	의료용 쇼크-방지 하의는 확실한 진료를 제공할 수 있을 때까지 심장으로 정맥 순환을 늘림.	증거에 따르면 의료용 쇼크-방지 하의는 이득이 없음.[480]
전립선 비대	피나스테라이드는 전립선 비대를 일으키는 호르몬을 억제하고 따라서 전립선 비대를 치료함.	피나스테라이드와 테라조신은 전립선 비대에 아무런 긍정적 효과가 없음.[481]
무릎 골관절염	무릎 골관절염은 대개 반월판, 인대, 연골 손상에 의해 일어남. 관절경 수술로 치료할 수 있음.	무릎 골관절염에 대한 관절경 수술은 이득이 없음.[276]
심장병	실험실 결과에 따르면 비타민 E는 관상동맥 질환과 죽상경화증의 위험을 낮춤.	비타민 E는 심장병과 죽상경화증에 긍정적 영향이 없었음.[204]
폐경 여성 골절 예방	불화 나트륨은 골밀도를 높일 수 있고, 따라서 골절 발생률을 낮춤.	불화 나트륨은 골절 발생률을 낮추지 못함.[482]
신경모세포종(소아에서 드물게 생기는 악성종양)	1세 이전에 진단된 환아는 예후가 더 좋고, 따라서 소변을 이용한 검진 기법을 활용.	검진은 목표 질환에 대해 아무런 이득이 없었고, 정당화할 수 없는 수술과 항암치료로 인한 위해가 있음.[483]

표 10.3 비교임상연구를 기반으로 해 효과가 드러난 치료를 메커니즘 제시에 실패했다는 이유에서 의료계가 수용하지 않은 사례

질병 상태	메커니즘 추론	비교 연구
산욕열	젬멜바이스는 표백분으로 손을 씻으면 산욕열을 예방하는 메커니즘을 제시하지 못함.	젬멜바이스는 손 씻기를 도입해 산욕열 발생률을 낮췄으나,[484] 사망한 뒤 세균설이 받아들여지기 전까지 제안이 수용되지 않았음.[89]

소화성 궤양	위벽에 살 수 있는 세균은 없고 따라서 세균이 소화성 궤양을 일으킬 수는 없다고 믿음.	마셜은 헬리코박터 파일로리 균을 삼켜서, 궤양을 일으키고, 항생제 자가 복용으로 치료할 수 있음을 극적으로 보임.[485, 486]
자간증 (임신 중 경련)	자간증 치료에서 마그네슘 효과의 메커니즘은 불확실하고, 많은 의사들, 특히 영국 의사들은 수많은 비교 임상 연구에서 증거를 얻었음에도 마그네슘 투여를 거부했음.	랜싯에 실린 대규모 무작위 시험 결과[487]로 마침내 의료계를 설득할 수 있었음.

11장
명제적 지식 대 노하우
전문가 임상 판단에 대한 증거기반의학의 입장을 정하기

진단과 치료를 위한 명시적인 규칙과 비법을 따라 의사의 판단을 더욱 합리적으로 만든다면, 그 판단은 더욱 믿을 만하게 되리라는 막연한 느낌이 있다. … 하지만 다른 사람들은 임상 판단이 다년간의 임상 경험에서 길러진 직관에 기초해 내리는 판단이며, 그래서 명시적explicit 공식으로 환원될 수 없다고 생각한다.
— H. T. J. 잉글하트[488]

지식·주장·제안을 평가해야 하는 상황에서, 과학적 시험을 거친 믿음에 좀 더 권위가 있다는 주장에서, 과학자라는 이유만으로 비과학자보다 더 큰 권위를 가져야 한다는 주장으로 옮겨가기는 쉽다.
— B. 줄베고비치, G. H. 기얏, R. E. 애슈크로프트[4]

1. 전문가 임상 판단에 대한 증거기반의학의 입장을 둘러싼 논란

전문가가 어떤 지식에 대한 특별한 접근 능력을 지닌다는 견해는 최소한 플라톤까지는 거슬러 올라간다.[489] 이 견해는 특히 의학에서 영향력이 컸다. 흔히 경험 많은 임상의는 기계적mechanistic 규칙들로 환원할 수 없는 암묵적 지식tacit knowledge과 직관을 지녔다고 간주된다. 전문가 판단에 대한 존중은 의사들을 훈련시키는 과정에도 반영되어 있다. 기초과학을 배우는 데 2~3년의 시간을 들인 다음, 의대생들은 2~3년간 임상 실습을 하는데, 즉 병원 내에서 그들보다 더 경력이 오래된 (전문가) 선배 아래서 일종의 도제로 복무하는 것이다. 만일 의사들이 우리에게 최선이 무엇인지를 알고 있다고 믿지 않았다면 의사들이 우리를 쑤시고 찌르며

잘라내도록 내버려두지는 않을 것이며, 동시에 많은 경우 해로운 효과를 지닌다고 알려져 있는 강력한 약물을 사용하는 처방을 받아들이지도 않을 것이다.

사실 아주 최근까지지도, 전문가 판단은 의료적 개입의 안전성과 효능 efficacy에 대해 궁극적인 권위를 지닌다고 간주되었다. 1990년 발간된 미국 국립보건원 보고서는 다음과 같은 문장으로 시작한다.

> 집단 판단 방법group judgment method은 아마도 많은 국가에서 의료 기술을 평가하는 데 가장 널리 사용되는 수단일 것이다. 합의도출회의consensus development는 의료 기술이 지닌 여러 성질, 예를 들어 안전성, 효능, 효율성 efficiency 등을 검토하고 평가하기 위한 비교적 경제적이고 신속한 절차다.[103]

또한 이 보고서는 캐나다,[104] 덴마크,[105] 핀란드,[106] 네덜란드,[107] 노르웨이,[108] 스웨덴,[109] 영국[110] 보건당국이 지지했다.

합의 패널에 참여한 전문가들은 사용 가능한 증거를 검토했으리라고 가정되었다.[490] 그러나 합의 성명과 최선의 사용 가능한 증거 사이에는 대개의 경우 별다른 연결 관계가 없었다. 그러한 증거가 임상연구에서 나와야 한다는 요구 조항도 없었다. 따라서 전문가 판단이 비교임상연구의 결과와 잘 들어맞지 않았다는 점은 그리 놀랍지 않다. 사실 합의 패널에 참여한 사람 가운데 한 명은, 사용 가능한 무작위 시험 결과와 그가 기여한 전문가 합의 사이에 있는 격차에 대해 미국 국립보건원 보고서 29쪽에서 불만을 토로한 바 있다.[490] 다른 연구들 역시, 전문가 의견과 확정형conclusive 비교임상연구의 결과 사이에 있는 차이를 주목했던 바 있다. 예를 들어 앤트먼 등[111]은 교과서에서 심장정지 치료법으로 추천

된 방식들이

> 효과적인 예방 수단을 추천하는 데 중요한 진보들을 언급하지 않았거나 지체 현상을 보여주었다. 어떤 경우에는, 사망률 감소 효과가 없거나, 해로울 수 있는 치료가 몇몇 임상 전문가에 의해 계속 추천되고 있었다.

트리시 그린할Trish Greenhalgh은 전문가 합의라는 방법은 곧 GOBSAT* 방법이라고 묘사했다.[257]

이런 배경에 기대어, 앞서 2장에서 증거기반의학 옹호자들이 비교임상연구가 지닌 인식적 우월성, 특히 무작위 시험에 대한 체계적 고찰에 기초한 연구가 지닌 우월성을 옹호한다는 점을 확인한 바 있다. 증거에 대한 증거기반의학 입장은 다양한 증거 '위계' 속에 가장 명확하게 표현되어 있다. 비록 많은 위계가 존재하지만, 이들 모두는 전문가 판단을 전적으로 배제하거나[19] 전문가 판단의 전체 목록 가운데 가장 낮은 부분에 위치시킨다[21]는 특징을 공유한다. 공정하게 말하자면, 증거기반의학 옹호자들은 연구 증거research evidence와 더불어 사용될 때 전문성이 하나의 도구로서 중요하다고 주장하지만,[12, 32] 전문가 판단을 수용 가능한 증거의 유형으로 받아들이지는 않는다.

실제로, 증거기반의학 운동의 창립자 데이브 새킷은 모든 전문가는 전문가의 지위에 오르자마자 은퇴해야 한다고 믿었다. 「전문성이라는 죄악과 구원을 위한 제안」이라는 제목의 글에서, 그는 이렇게 쓰고 있다.

---

* (옮긴이) Good Old Boys Sat Around the Table의 약자로, '고귀한 원로 학자님들의 원탁회의' 정도로 풀어쓸 수 있는 비꼬는 표현이다.

> … 전문가들은 … 과학의 진보를 지체시키는 두 가지 죄악을 범하고 있다. 첫째, 우리의 견해에 우리의 특권을 덧입힘으로서, 마땅히 받아야 할 수준보다 더 큰 설득력을 우리의 견해에 부여하는 죄악을 범하고 있다. 둘째, 현행 전문가 합의에 도전하는 연구비 신청과 논문 초고에 대해 죄를 범하고 있다. 1983년에 나는 전문가의 강제 은퇴를 요구하는 글을 썼고, 그 말을 지키기 위해 다시는 강의도 저술도 심사도 하지 않았다.[33]

의료계에 내린 처방에서 새킷 그 자신도 예외가 아니었다. 그는 2000년에 증거기반의학에 대한 논의도 그만두었다.

지금 상태로 보아, 전문성expertise에 대한 증거기반의학 입장에는 두 가지 문제가 있다. 첫째, 이 입장은 애매하다. 전문성이나 전문가 판단 속에는 다음 문제를 포함하여 서로 구분되는 여러 역할이 존재한다.

① 어떤 요법이 평균 추정 효과를 지녔다고 보는 임상 판단. 이를 **일반 임상 판단**이라고 부르겠다.
② 어떤 요법이 어떤 개인에게 효과가 있다는 임상 판단. 이를 **개별 임상 판단**이라고 부를 것이다.
③ 최고의 증거가 어떻게 환자의 가치 및 상황과 결합될 수 있는지에 대한 임상 판단. 나는 이를 **통합 전문성**이라고 부를 것이다.
④ 어떤 개입의 치료 효과를, 아마도 플라세보 효과를 강화하는 일을 통하여 잠재적으로 확장할 수 있는 사람agent. 나는 이를 **치료 전문성**이라고 부를 것이다.
⑤ 증상을 인지하고, 징후를 확인하며, 혈압을 측정하고 외과 수술을 수행하는 것과 같이 임상에서 마주하는 다양한 상황 속에서 필요한 임무를 수행하는 사람. 나는 이를 **임상 전문성**이라고 부를 것이다.

크게 보아, 첫 번째·두 번째 역할은 증거를 생성하는 일과 관련되고, 나머지 세 역할은 암묵적 지식과 관련된다.

증거기반의학 입장의 두 번째 문제는, 증거기반의학 위계 내에서 전문가 판단이 어떤 위상을 지녀야 하는지와 관계된다. 비교임상연구(무작위 시험 등)가 전문가 판단보다 높은(또는 어떤 위계적 관계든) 지위를 지닌다는 관점은 튼튼한 논증에 의해 뒷받침되지 않았다.

이번 장에서, 나는 이 두 문제에 답하여, 많은 부분 무시된 다수의 연구에 비춰볼 때 전문가 판단을 낮은 수준의 증거로 보는 증거기반의학의 입장을 지지할 수 있으나, 전문가 판단의 다른 역할 또한 중요하며 그런 역할들은 증거기반의학 문헌 내에서 더 많이 논의할 필요가 있다고 주장할 것이다.

2. 일반 임상 판단은 증거 위계에서 가장 아래에 있다

> 입증된 치료법은 그것을 입증하는 데 기여한 사람들에게 우려를 불러일으키지 못하는 한 도전하기 어렵다. 치료가 입증된 그 순간, 문제의 치료는 환자의 이익에 봉사하리라는 굳건한 믿음의 대상이 되며, 따라서 역학 분야라는 안락한 자리에서 벗어나 무작위 대조시험이라고 불리는 무언가를 적용하고 싶기 때문에 문제의 치료법을 개별 환자들에게 사용하지 말자는 제안을 널리 내놓기는 쉽지 않다.
>
> — A. 코크란, M. 블리터[492]

코크란 연합의 로고는 GOBSAT 방법의 유명한 사례를 표현하고 있다(그림 11.1). 이 로고의 수평선들은 조산 위험이 높은 여성들에게 단기간·

그림 11.1 코크란 연합의 로고

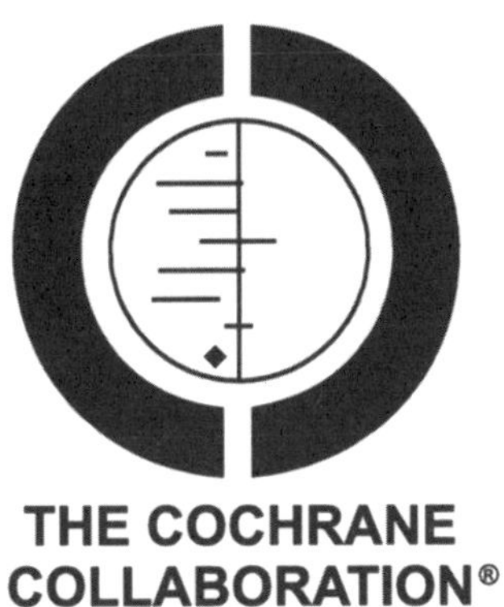

저비용 코르티코스테로이드 투여가 어떤 이득이 있는지에 대한 검사 결과를 나타내고 있다. 여기서 관심 결과는 미숙아 합병증으로 인한 영아 사망률이다. 수직선에 걸쳐진 수평선은 이 약물이 분명한 이득을 가지지 않음을 나타낸다. 수직선 왼편에 놓인 수평선은 그 약물이 효과적임을 나타낸다. 더 좁은 수평선은 결과가 더 정밀하다고 알려준다. 마름모는 이 치료에 대한 모든 연구 결과를 반영한 결합 효과를 나타낸다.

첫 번째 시험(가장 아래쪽 수평선)은 1972년에 수행되었으며, 이 약물의 효과는 발견되지 않았다. 소규모 시험이 이후 20년 동안 여러 차례 수행되었으나, 그 결과는 일관되지 않았다. 일부 시험에서는 약간의 효과가 있었으나, 나머지 시험은 아무것도 발견하지 못했다. 1981년, 퍼트리샤 크롤리는 현존하는 증거를 체계적으로 고찰했다.[116] 크롤리는 연구의 질이 충분히 높은 무작위 시험을 네 개 찾아냈다.[117~120] 서로 결합시키니, 이들 연구는 산전antenatal 스테로이드를 투여받은 산모들에게서 태어난 영아 약 1,000명 그리고 플라세보를 받은 산모들에게서 태어난 비슷한 수의 영아를 관찰한 결과가 되었다. 시험군 영아 가운데 70명이 죽었지만, 플라세보군 가운데서는 130명이 죽었다. 이 차이는 통계적으로 유의했고, 결과가 영아사망률인 까닭에 임상적으로 의미가 있었다.

크롤리에게는 놀라운 일이었겠지만, 이 연구가 출판된 이후에도 코르티코스테로이드의 사용은 일상 진료의 일부가 되지 못했다. 1989년에는 추가적인 시험을 포함한 체계적 고찰이 새로 수행되었다. 이 새로운 고찰의 결과는, 분만 전후기 시험 옥스퍼드 데이터베이스the Oxford Database of Perinatal trials에 무료로 이용할 수 있도록 공개되었으며, 『임신·출산에 대한 효과적 관리』라는 교과서[494] 그리고 학술 논문에서 사용되기도 했다. 하지만 여전히 이 치료법은 사용률이 20%를 채 넘지 못했다.

이러한 증거가 잘 알려지지 않은 상황 속에서, 스테로이드에 대한 플라세보 대조시험이 계속되었다. 기존 증거에 대해 알고 있는 임신한 여성이라면, 어느 누구도 1981년 이후 이 무작위 시험에 참여하는 (또는 플라세보를 받는 위험을 감수하는) 경우는 없었을 것이다. 미국 국립보건원이 《미국 의사협회지》에 성명서[495]를 발표한 1994년이 되어서야, 산전 스테로이드 투여는 일상 진료행위가 되었다.

코크란 사례는 체계적 고찰 수행의 실패, 이미 설득력 있는 결과가 있음에도 연구를 계속 수행하는 일이 지닌 비윤리적 본성, 그리고 증거를 진료에 도입해야 할 필요성과 같은 여러 문제를 조명해준다. 여기서 내 목적은, 견고한 증거가 이미 존재하는 경우에도 전문가 판단을 유력한 증거로 간주하면 어떤 위험이 벌어지는지 보이는 데 있다.

많은 전문가들이 산전 스테로이드 투여와 관련된 증거를 알지 못했을 수도 있으나, 일부는 그 증거를 무시하는 수단으로서 자신의 권위에 호소했다. 예를 들어 제인 하딩은 다음과 같은 사례를 떠올렸던 바 있다.

특히 영국에서, 그들은 '식민지에서 무슨 선한 것이 날 수 있느냐'* [크롤리는 뉴질랜드에서 왔다]고 생각했으며, 어디에서 임상시험이 수행되었는지가 관련성이 크다고 느꼈다. 그들 모두는, 자신들이 많은 곳에서 소아과 의사들로부터 산전 스테로이드를 사용하지 말라는 권유를 들었다고 했다. 이는 소아과 의사들 역시 폐 질환을 관리할 수 있었고, 실제로 별다른 문제가 없었으며, 산부인과 의사가 진료 영역을, 혹은 적어도 자신의 발끝을 밟고 있다고 느꼈다는 점이다.[408]

하딩의 경험과 결을 같이하여, 존 윌리엄스 역시 코르티코스테로이드가 유용하다는 증거가 있음에도 그것을 사용하지 않는 이유와 관련해서 비슷한 이야기를 떠올리고 있다.

나는 변변찮은 산과의사로, 문헌에 대한 기여를 하는 사람이라기보다는 그로부터 수혜를 받는 사람이지만, 이들 출판물들이 쏟아져 나오는 시기에 나는 성장하고 있었고, 그 가운데는 나를 충격에 빠뜨린 것이 몇 가지 있었다. 첫째로, 스탠리 클레이턴[왕립 산부인과 컬리지의 학장, 1972~1975년까지] 경이 전미 산부인과 회의에서 했던 연설이었다. 여기서 클레이턴은 회색 저널** — 당시 이름은 《커먼웰스 저널》이었다 — 의 편집자였던 시절

* (옮긴이) 요한복음 1장 46절에 있는 "나사렛에서 무슨 선한 것이 날 수 있느냐"라는 말을 따라한 것이다. 이 말은 예수의 제자 나다니엘(바르톨로메오)이 제자가 되기 전 예수가 구세주라는 동료 빌립(필립보)의 말을 듣고 보인 반응이다. 당시 나사렛은 매우 후미진 마을로서, 유대의 중심 지역과는 거리가 멀었다.

경험을 통해 얼마나 많은 쓰레기 논문이 제출되는지 말했다. 그는 전문의 수련의가 직장을 얻기 위해 연구를 하지 않아도 되기를 바랐다. 그 순간 모든 것이 멈춰섰다. 이는 내게 충격을 준 첫 번째 사실이었다. 그리고 나는 카디프에서 열린 한 학회에서 클리프 로버트슨을 만났는데, 그는 산과의사는 결코 소아과의 영역에 발끝을 걸쳐서는 안 된다는 견해를, 그리고 그들은 출산 이후의 환자를 살피는 데 대단히 훌륭하며 우리는 거기에 개입할 필요가 없다는 견해를 가진 것처럼 보였다. 더 나아가 그는 통제되지도 않고 수준 역시 낮은 다수의 출간물을 경멸했고, 내게는 이 역시 충격적이었다. 나는 말했다. "그 연구들이 그렇게나 나쁜 연구라면, 대체 왜 출간된 겁니까?" 그는 답했다. "당신도 알다시피, 심사위원들이란 위스키 한잔 걸치고 논문을 심사하다가 자신이 아는 사람이 쓴 논문이면 끼워 넣고, 모르는 사람이 쓴 논문이라면 내팽개쳐 버리는 자들입니다." 그는 수준 낮은 논문을 상당히 경멸했으며, 카디프에서 그의 발언은 스테로이드를 사용하지 말아야 한다는 인상을 주었다. 그 일로 나는 약간 의기소침해졌다.[496]

다른 사례에서, 아치 코크란(그는 코크란 연합의 창립에 영감을 불어넣은 사람이다)은 정맥류에 대한 가정 치료를 병원 치료와 비교한 시험의 예비 결과를 보고하자 일어난 일에 대해 말한 바 있다. 연구윤리위원회는 심의에서 이 연구의 수행을 승인했으나, 이 시험이 계획된 지역(카디프)에 있는 심장전문의들은 자신들의 전문성에 비춰볼 때 병원 치료가 압도적으로 우세할 것이 확실하다는 이유에서 시험 참여를 거부했다. 코크란은

** 옮긴이 동료평가를 거친 정식 학술논문이 아닌 연구문헌을 통칭하여 회색 문헌 또는 회색 저널이라고 한다.

당시 느낀 커다란 실망감을 이렇게 보고했다. "이들은 … 여전히 자신들은 자신이 바라는 대로 환자를 치료할 수 있는 신성한 권리를 지닌다고 느낀다."[492]

결국 코크란은 브리스틀로 이동하여 이 시험을 수행할 수 있었다. 시험에 착수한 지 6개월이 지나자, 윤리위원회는 코크란에게 당시까지 얻은 초기 결과를 수집해 보고할 것을 요구했다. 이 단계에서, 가정 치료 home care는 약간의, 그러나 통계적으로 유의미하지는 않은 이득을 지니고 있었다. 하지만 코크란은 자신의 동료들에게 한 가지 기교를 사용해 보기로 결심했다. 그는 보고서를 두 개 준비했는데, 한편에는 사망자의 실제 숫자가 쓰여 있었고 다른 편에는 약간 바뀐 숫자가 적혀 있었다. 나머지 이야기는 코크란의 관점에서 듣는 것이 가장 좋을 것이다.

> 우리가 위원회에 출석했을 때, 대기실에서 나는 심장 전문의 몇 명에게 이 결과를 보여주었다. 이들은 아주 요란스럽게 나를 비난했다. 그들은 이렇게 말했다. "아치, 우리는 당신이 언제나 비윤리적이라고 생각해왔소. 즉시 시험을 멈추시오." 나는 그들이 마음대로 굴게 잠시 동안 내버려 둔 다음, 사과하고 다시 진짜 결과를 보여주며 심장계 중환자실의 운영을 즉시 중지해야 한다고 그들 입으로 시인하도록 몰아붙였다. 순간 정적이 흘렀고, 나는 결국 슬픔을 느끼게 되었는데 이는 그들이 어떤 식으로든 내 의학적 동료들이었기 때문이었다.[492]

이런 일화는 그 자체로는 임상 전문가 판단에 비해 비교임상연구가 신빙성 있다는 입장을 뒷받침하지 않는다. 왜냐하면 그 같은 추론은 악순환이 되기 때문이다.* 그러나 전문가가 의료적 개입의 치료 효과에 대한 좋은 재판관이라고 보기 어렵다는 추가적인 이유가 존재한다. 이번 절에서, 나는 이에 대한 경험적·이론적 논증을 다룰 것이다.

1) 왜 기계적mechanical 규칙은 임상 판단보다 우수한가

> 최신 이론에 따라 치료받은 환자는 때때로 그 치료 때문에 낫게 될 것이다. 따라서 그 치료는 환자를 회복시킬 것이며, 그런 결정을 내린 젊은 의사는 자신의 과감한 실험을 자신의 동료 피조물의 생명을 담보로 수행할 새로운 용기를 얻게 될 것이다. — 토머스 제퍼슨[497]

임상 경험은 약간의 긍정적 효과나 이상 반응을 포착하는 데 적절한 기초를 제공하지 않는다. 앞서 인용한 코크란 사례에서, 플라세보군에서는 1,000명 중 130명이 죽었으나 스테로이드군에서는 1,000명 중 70명이 죽었다. 심지어 가장 바쁜 산과의사조차도 1년에 환자를 겨우 100여 명만 볼 수 있을 것이며, 결국 환자들에게서 스테로이드제 복용 여부에 따라 발생하는 어떠한 차이도 관찰하지 못했을 것이다. 비교임상연구의 도움을 받지 못하면, 비록 최고의 임상 판단이라 해도 규모가 작은 효과는 탐지하지 못할 것이다.

임상의는 질병의 자연 경과와 플라세보 효과 때문에 빚어진 극적인 사

---

* (옮긴이) 5장 4절 2항에서 언급한 악순환과 같은 원리다. 즉, 전문가 판단과 비교임상연구 결과가 다른 경우가 있다고 해서 전자가 후자보다 그 질이 낮은 증거라고 보는 데 충분한 것은 아니다. 몇 개의 일화만 가지고 비교임상연구가 우월하다고 평가하려면, 이미 비교임상연구가 우월하다는 전제를 하고 있어야만 한다. 비교임상연구가 왜 우월한지에 대한 설명이 필요하며, 이에 대한 연구가 아래에 이어진다.

례로 인해 속아넘어갈 수도 있다. 현대 의학의 시대에, 심각한 질환이라고 하더라도 치료 없이 낫는 경우가 흔하다는 사실은 쉽게 잊혀간다. 아치 코크란은 제2차 세계대전 당시 둘라그에 있었던 (전쟁포로 이송을 위한) 포로 수용소의 유일한 의사였던 그의 경험에 대해 이야기하고 있다.

나는 한때 군의관이었으며 또한 상당히 오랜 기간 동안 내가 있던 곳에서 유일한 장교이자 유일한 의사였다(전쟁포로였던 것만으로 충분히 나쁜 상황이지만, 내가 당신의 의사였다면 상황은 더욱더 심각했다고 할 수 있다). 대략 2만 명의 포로가 수용소에 있었으며, 그중 4분의 1이 영국인이었다. 영양 공급량은 일 600kcal 정도였으며, 우리는 모두 설사를 달고 살았다. 게다가 이 인원들은 심각한 장티푸스, 디프테리아, 여타 감염 증세, 황달, 모래파리열 유행에 시달리고 있었으며, 300명 이사의 환자들에게서는 무릎 위쪽에 우묵부종을 확인할 수 있었다. 이에 대항하기 위해 내가 보유하고 있었던 것은 다 쓰러져 가는 병원 건물, 약간의 아스피린, 약간의 제산제, 약간의 피부 소독제뿐이었다.

유일한 실물 자산은 주로 친우봉사단Friend Field Ambulance Unit에서 나온 몇몇 헌신적인 잡역부들 뿐이었다. 이러한 최악의 조건하에서, 누구든 상당한 수준의 사망률을 예상할 수 있었다. 둘라그에서, 나는 특별한 치료 없이는 디프테리아 하나만으로도 수백 명이 사망하리라고 예상했다. 그런데 실제로 디프테리아 때문에 죽은 사람은 네 명이었고, 그 가운데 세 명은 독일인이 쏜 총에 부상을 입은 사람이었다. 이런 놀라운 결과는 물론 그들이 받은 치료나 내 임상 기술과는 별다른 연관이 없었다. 반대로 뒤집어 보면, 인체의 회복 능력과 비교했을 때 치료가 상대적으로 얼마나 중요하지 않은지 역시 매우 명쾌하게 드러난다. 나는 독일군 군의관Stabsarzt에게 이 심각한 문제에 대항하기 위해서는 의사가 더 많이 필요하다고 말한 바 있다. 그는 이렇게 대답했다. "안 돼! 의사는 쓸모라곤 없는 것들이란 말이야!" 나는 전율하고 말았으며, 그때 느낀 감정을 바탕으로 시까지 쓰게 되었다. 나중에 나는 그가 지혜로웠던 것인지 아니면 잔인했는지 궁금해졌다. 그는 확실히 옳았다.[498]

물론 코크란의 이야기에 등장하는 전쟁포로들에게 일반 인구를 대표할 자격은 없을 것이다. 그들은 어렸고 징집 당시 평균보다 더 건강했기 때문이다. 반면 그들의 질병, 부상, 빈약한 영양 공급, 사기 저하는 그들의 이점을 약화시켰다. 질병의 경과natural history는 심지어 가장 영민한 의사들조차 혼동에 빠뜨리는 경우가 많다. 할스테드 근치적 유방절제술(이 이름은 미국인 의사로서 이 요법을 개발한 윌리엄 스튜어트 할스테드William Stewart Halsted의 이름에서 온 것이다)은, 치료의 이득과 관련된 경과를 평가할 때 의사들이 어떻게 실수를 범할 수 있는지를 보여주는 비극적 사례다. 근치적 유방절제술은 때로 여성들의 가슴에 얇은 피부만을 남게 만드는 방식으로 시행되어왔다. 외과의사들은 그 환자들 가운데 다수가 절제 수술 직후 사망했다는 기록을 남겼다. 이에 대한 가장 이른 시기(1898년)의 연구는 수술이 이뤄진 지 3년 내 사망률이 약 50%였다고 보고하고 있으나,[473] 이 수술은 미국에서만도 약 100년에 걸쳐 흔하게 수행되었다.[138] 이런 통계를 마주했음에도, 외과의사들은 아무런 의심 없이 만일 여성들이 근치적이고 신체를 크게 변형시키는 외과 수술을 받지 않았다면 더 많은 사람들이 사망했을 것이라고 가정했다. 1980년대에 수행된 장기간의 연구는, 더 작은 규모의 수술(림프절제술)을 방사선 및 화학 치료와 결합해 사용하면 할스테드 유방절제술만큼 효과적이며, 여성의 몸에 악영향을 더 적게 끼친다는 점을 신빙성 있게 보여주었다.[24, 139, 499] 할스테드 유방절제술이 다른 나라에서는 이미 수행되지 않게 된 지 오래된 시점에서도 미국에서는 계속 수행된 이유는 이 나라에서, 할스테드는 숭배받는 전문가이자 일종의 국민적 영웅이었기 때문이었다.[138]

플라세보 효과는 때로 치료의 실제 효과와 치료가 없었어도 일어날 자연 경과 사이의 혼동을 부추길 수 있다. 어떤 의사는 프로작 요법 이후에 오는 극적인 우울증 회복을 관찰하게 될지도 모른다. 그러나 추가 연구가 없다면, 환자의 회복이 치료의 고유 특징(염산 플루옥세틴) 때문인지 아니면 자발적 회복이나 플라세보 효과 때문인지 결론 내릴 수 없다. 경험적 연구에 따르면, 환자는 자신이 유명하고,[500] 비싸며,[501] 강력한[262, 502] 약물을 자신에게 공감하는 의사가 준다고 믿을 경우 그 결과를 더 좋게 보고한다. 어떤 치료 과정의, 이득이 될 수 있는 잠재적 특징은 아무리 명민한 의사라고 해도 혼동할 수 있다. 의사의 믿음조차도 그 자체로 치료의 효과를 강화할 수 있으며 그 역도 가능하다는 사실은 사태를 악화시킨다.[405] 주의 깊은 비교임상연구의 도움을 받지 못하면 의사들은 치료 경과와 플라세보 효과를 언제나 구분하지 못할 것이다.

크고 작은 효과를 탐지해내는 능력의 한계는, 순진하면서도 잘 교육된 의사들이 범하는 (그리고 대부분의 다른 사람들도 범하게 될) 흔한 오류 추론에 의해 강화된다. 이들 오류는 잘 정리되어 있으며, 이 가운데는 기본율과 표본의 크기에 대한 무지, 잘못 인식된 확률, 도박사의 오류, 작은 수의 법칙, 예측 가능성을 과소평가하는 오류, 중앙값으로의 회귀를 간과하는 오류 등이 있다.[503, 504]

요약해보겠다. 통상 경험만으로는 크고 작은 여러 효과들을 탐지하는 데 불충분하다. 따라서 증거기반의학 운동은 임상 전문성(일반 임상 판단

그림 11.2 단순화한 증거 기반 위계에서 전문가 판단의 올바른 위치

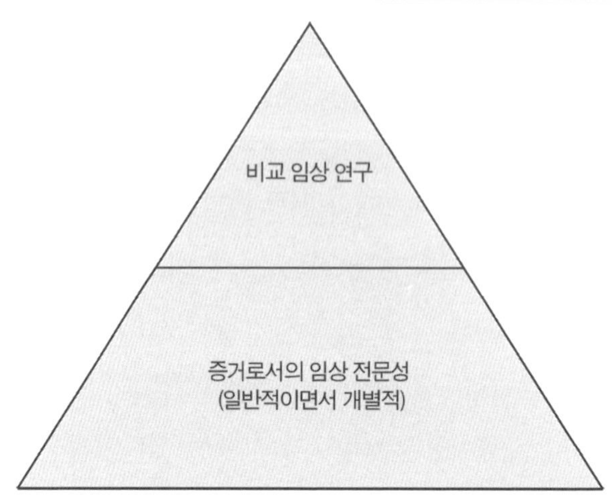

에 해당한다)을 증거 위계의 가장 아래에 위치시킨다는 점에서 옳다(그림 11.2). 양질의 비교 임상시험이 존재한다면, 데이터는 진단 및 예후, 치료에 대한 예측을 내릴 때 전문가 판단을 압도해야 한다.

많은 임상의들은, 어떤 집단이 평균적으로 어떻게 될 것인지에 대한 예측에서 잘 통제된 연구가 임상 판단에 비해 우월하다는 점을 받아들일 준비가 되어 있다. 하지만 정확히 같은 임상의들은 평균적 결과를 각각의 개별 환자에게 적용하기 위해서는 여전히 임상 판단이 필요하다고 주장할지도 모른다. 만트의 말을 들어보자. "임상시험의 역설은, 이것이 어떤 개입이 작동할 것인지를 알아내는 최고의 방법임에도, 누가 이들로부터 이득을 얻을 것인지에 대한 평가에서는 최악의 길일 수 있다는 데 있다."[62]

다음 절에서 나는 개별 전문가 임상 판단의 역할에 대해 검토할 것이다.

3. 개별 임상 판단 역시 증거기반의학 위계의 가장 아래층에 속한다

> 응용 과학, 예를 들어 공학은 하나의 교량을 건설하는 일이 일반적인 지식의 응용 속에 있는 개념적 난제를 보여준다고는 결코 느끼지 않을 것이다. 실천에 응용되었더라도, 과학은 결코 과학이기를 멈추지 않는다. 또한 그러한 응용을 가능하게 했던 방법이 가설과 입증에 대한 과학적 접근 방식과 근본적으로 동떨어져 있는 것처럼 보이지도 않는다.
>
> — E. 소버[505]

> 따라서 인적 변이human variability 때문에 통계적 접근이 불가능하다고는 볼 수 없다. 우리는 이런 변이는 본질적이며 피할 수 없다는 점을 깨달아야 한다.
>
> — A. D. 힐, I. D. 힐[2]

평균적인 시험 결과를 개인에게 응용하려면 도처에 깔린 문제를 넘어야 한다. 새로운 항우울제에 대한 시험에 약 1,000명이 참여했으며, 이 가운데 500명은 완전히 회복되었으나 500명은 어떠한 이득도 경험하지 못했다고 해보자. 이 연구의 평균적인 결과는 회복이 50% 정도라는 것이다. 시험에 참여한 환자 가운데 누구도 50%의 회복을 겪지 않았음에도 그렇다. 피터 로스웰이 지적했듯이, "단일한 환자는 결코 사망률 50% 감소나 생존율 50% 향상 같은 경험을 할 수 없다".[506] 이 시험의 평균 결과는, 개별 환자들에게 무슨 일이 일어나는지에 대해서는 말해주지 않는다. 특정 환자가 일정한 반응을 하게 만드는 특징이 확인되었을 경우에나 상황이 달라질 것이다. 약물유전학 이외의 분야에서 이 해결책이 무슨 의미인지는 그리 분명하지 않으며, 이는 10장에서 논의한 바 있는 하위 집단 분석과 많은 부분 연관되어 있는 문제라고도 할 수 있다. 게다가 이미 우리가 하위 집단이나 반응 환자를 확인한 경우라고 해도, 그 집단에서 획득한 결과를 그 안에 있는 개인에게 적용하는 것은 여전히 해결되지 않은 채 또다시 제기되는 문제다.

그러나 평균 시험 결과를 개인에게 적용하는 일에 문제가 잠재해 있다고 해서, 전문가 판단이 이 문제를 개선할 수 있다는 결론을 얻을 수는 없다. 사실 내가 아래에서 그 일부를 상세히 검토하게 될 증거는 그와는 다른 결론으로 기울어져 있다.

> 어떤 사람이 러시안 룰렛을 한 차례 해야 하는 상황에 몰렸으며 또한 약실에 탄이 한 발 또는 다섯 발이 들어 있는 권총 가운데 하나를 고르게 되었다고 해보자. 이 사람이 일종의 보험통계에 대한 반대 입장을 옹호하는 사람이라면, 자신의 논리적 일관성을 위해 그는 이 사건의 고유성에 근거하여 권총을 임의로 골라야만 할 것이다.[507]

전문가 판단이 통계적 결과를 개별 환자에게 적용할 때 유용하다는 가설은 지난 60여 년간 수백 차례나 시험된 바 있다. 한 줌의 예외도 있지만, 여러 시험들은 기계적 규칙을 따른 결과가 전문가 판단만큼이나, 또는 전문가 판단보다도 더 낫다고 말한다. 심지어 문제의 전문가들이 기계적 규칙을 생성한 것과 동일한 데이터에 접근할 수 있는 경우에도 그렇다. 다음 절에서는 그와 같은 증거를 다시 검토하게 될 것이다.

1) 기계적 규칙 따르기가 전문가 임상 판단보다 우월하다는 견해를 뒷받침하는 경험적 데이터

> 임상 의사에게 황금처럼 값진 지혜가 있을 가능성에 대해, 우리는 그것을 거들떠 볼 가치도 없다고 폄하하거나, 반대로 굳이 살펴볼 필요도 없이 너무나 자명하다고 여기고 있다. 이 둘 중 어떠한 입장도 지지할 만하지 못하다. 이런 태도는 우리의 사고·교육훈련·연구·임상진료에 영향을 미치고 있다. 또한 사람들의 건강을 해칠 뿐만 아니라 임상 의료진의 가치를 평가 절하하거나 과대 평가하는 실수도 범하게 만든다.
>
> — M. 스크리븐[508]

1954년, 폴 밀Paul Meehl은 전문가 판단에 기초한 예측과 기계적 규칙 따르기에 기초한 예측을 비교하는 여러 연구들에 대한 체계적 고찰을 수행한 바 있다. 밀에게 '기계적' 방법이란 특정한 방정식이나 데이터 표를 몇 가지 방식으로 곧바로 응용하면 도달할 수 있는 예측과 결부되어 있다.[509] 이런 임상의가 기계적 규칙을 명시적으로 따르지 않을 경우, 밀은 이 사람의 전략을 '비非기계적' 또는 '비형식적'이라고 분류할 것이다. 밀은 20개의 연구를 체계적으로 고찰하면서 전문가가 내놓는 예측의 정확성을 기계적 규칙 따르기와 비교했고, 단 하나의 연구에서만 관찰된 경향과 모순된 결과, 다시 말해 기계적 예측보다 임상 전문가의 예측이 더 정확하다는 결과가 나왔다. 나머지 19개의 연구에서는 기계적 규칙이 임상 판단만큼이나, 또는 그보다 더 정확했다.

동일한 유형의 후속 연구에서, 304명의 환자가 겪은 복통에 대한 기계적 진단과 전문가 임상 진단이 서로 비교된 바 있다. 이 연구는 (기계적 규칙을 따르는) 컴퓨터가 복통 때문에 내원한 환자에 대해 정확한 진단을 내리는지, 아니면 전문 임상의(컴퓨터가 사용한 데이터와 동일한 데이터에 접근 가능했다)가 더 정확히 진단하는지를 검토했다. 이를 위해 양측은 환자가 급성 맹장염에 걸렸는지 예측했고, 이어서 수술이 진단의 정확성을 확인했다. 전반적으로 컴퓨터 진단의 정확성은 전문가 진단보다 약 10% 이상 높았다(91.8% : 79.6%). 컴퓨터는 즉각적인 수술이 필요한 급성 맹장염 환자의 99%를 정확하게 예측했으나, 전문가 임상의는 환자 가운데 88%만을 진단했을 뿐이다.[510]

밀의 논문이 출판된 지 25년이 지나는 동안, 여러 체계적 고찰이 밀의 본래 연구를 재현했다.[511~515] 한 연구는, 무작위 할당 계수를 활용한 선형 방정식은 전문가 판단보다 더 정확한 진단을 생성할 수 있다는 점을 보여준다.[513] 게다가 밀에 의해 보고된 예외는 재현되지도 않았다. 따라서 스크리븐은 밀의 논제에 대해 1977년에 보고했을 때 이렇게 말하게 된다. "어떤 전문가 집단이라도, 일정한 공식보다 그 성능이 우수할 수 없는 … 시점이 있다. 이는 그와 같은 공식을 구성할 수 있을 만큼 충분한 연구가 이뤄질 때 가능한 일이다."[508]

하지만 홀트[516, 517]는 이들 연구가 두 가지 중요한 설계 오류를 품고 있다고 지적한 바 있다. ① 이들 연구 가운데 다수는 너무 작은 규모다. ② 이들 연구는 보험통계적 예측이 임상의의 예측보다 우월하다는 결론을 뒷받침하기 위해 사례를 선택했다. 하지만 홀트는 자신의 반대가 밀의 전체 결론을 뒤집을 수 있다고 생각하지 않았다.[517]

최근 그로브 등[514]은 홀트의 반대를 감안한 연구를 수행했으며, 부정확하게 수행된 연구를 배제한 다음 포괄적이고 체계적인 고찰 연구를 수행한 바 있다. 저자들은 모든 연구를 심리학 및 의학 내에서 골랐으며, 최소한 한 명 이상의 인간 평가자와 하나의 기계적 예측 절차를 비교했고, 또한 사람들과 기계적 절차 모두는 예측에 필요한 변수와 관련해 모두 동일한 데이터에 접근할 수 있었다. 그 연구는 비非인간 결과(경마 결과 같은)를 예측한 연구를 제외했으며, 또한 임상 판단과 기계적 절차가 서로 다른 집합의 대상자를 다루는 경우(대상자를 무작위로 각 집단에 할당하지 않은 경우를 말한다) 역시 배제했다. 이들은 그들이 내놓은 규준을 만족하는 136개의 연구를 식별했으며(51개의 연구가 의학적이었다) 이 가운데 여덟 개의 연구만이 임상 판단이 더 낫다는 결과를 내놓았다. 기계적 예측은 임상 판단보다 평균 10% 이상 정확했다. 심지어 8개의 예외적인 연구 결과에서도 임상적 예측과 기계적 예측의 정확성 사이에는 아주 적은 절대 차이만이 있을 뿐이었다. 차이의 크기는 우연히 발생할 수도 있는 수준에 지나지 않았다.

그로브 등은 임상 판단이 기계적 규칙을 능가하는 경우를 예측할 수 있게 해주는 변수를 찾아나섰지만 이를 확인하지는 못했다. 예를 들어, 더 많이 경험한 의사가 더 낫다고 예상할 수 있을지 모른다. 하지만 실은 그 반대가 사실인 것처럼 보인다. 실제로, 최근 연구들은 경험과 진료의 품질 사이에는 역의 관계가 있다는 사실을 찾아냈다.[518] 마찬가지로, 환자와 보내는 시간의 길이 역시 예측의 정확성에는 영향을 미치지 않는 것처럼 보인다. 임상의들이 인터뷰 자료에 접근할 수 있도록 했던 연구에서도, 그들의 예측은 상대적으로 더 나빴다.[514]

대부분의 임상의들은, 마치 대부분의 운전자들처럼 자신이 평균보다 낫다는 점을 의심하지 않고 있다.[519] 또한 기계적 규칙보다 우수한 예측을 보여준 임상의들은, 그러한 결과가 우연이 아니라 자신의 숙련에 의한 것이라고 별달리 의심하지 않고 믿을 것이다. 기계적 규칙보다 임상의가 우수한 예측을 하는 상황이 우연에 의한 것인지 입증하기 위해서는, 임상의들의 예측이 재현 가능한지 측정하는 일정한 형태의 장기적 연구가 필요할 것이다. 현재는 그와 같은 연구가 이뤄지지 않은 시점인 만큼, 지금 사용할 수 있는 최고의 경험적 연구에 따르면, 임상의가 기계적 규칙을 '파기'하도록 허용할 경우 그 결과는 나빠지고 말 것이다. 밀에 따르면,

> 임상적 방법과 보험 통계 방법을 비교한 16~20건의 연구 검토 결과 드러난 적나라한 현실을 강조하고자 한다(검토에 포함시킨 연구의 수는 각 연구에서 활용된 입원 기준이 검토와 관련되어 있느냐에 따라 달라진다). 하나를 빼면, 보험통계적으로 만들어진 예측은 임상의에 의해 이뤄진 예측과 거의 동등했거나 오히려 우월했다.[509]

비교임상연구와 기계적 규칙 사이에는 중요한 차이가 있다. 첫째, 글로브의 메타 분석 대상이 된 기계적 규칙 가운데는 치료에 대한 예측을 포함하는 경우가 거의 없었다. 하지만 치료 효과에 대한 예측을 비교했던 연구도 동일한 경향을 발견한 것 같다.[520] 다만 치료 효과에 대한 예측의 정확성을 비교하는 연구는 무언가 일반적인 결과를 이끌어내기에는 그 수가 너무 적다. 이 영역에서 추가적인 경험적 연구가 가능한지 여부는 흥미로운 문제다. 그러나 다른 모든 유형의 예측에서 기계적 규칙이 일관되게 유리한 경향이 있다면, 입증의 부담은 치료 효과에 대한 예측만은 예외적이라고 주장하는 사람들에게 있다고 주장할 수도 있다.

둘째, 비교임상연구는 기계적 규칙과 동일하지 않다. 비교임상연구는, 어떤 의학적 치료가 평균적으로 추정상의 효력을 지니는지를 다루는 반

면, 기계적 규칙은 일련의 변수에 기초하여 예측을 생성하는 통계적 도구(통상 베이즈 분석)를 사용한다. 어떤 치료가 효과가 있을지를 예측하는 기계적 규칙은, 예를 들어 연령·성·질병의 중증도·함께 사용되는 약물과 같은 요소들을 고려할 것이다. 하지만 문제의 기계적 규칙을 생성하는 데 쓰인 회귀 분석은 본질적으로 유관 변수들의 '강도' 변화에 따라 여러 집단을 비교하는 비교임상연구일 것이다. 간단히 말해서, 밀이나 글로브의 연구가 말하는 기계적 규칙과 내가 기술해왔던 비교임상연구 사이의 차이는 사소한 것일 수 있다. 치료 반응을 예측하는 기계적 규칙은 비교임상연구에서 직접적으로 도출될 수도 있다.

요약하자면, 보험통계적 방식이 최소한 임상의의 판단만큼 훌륭하다는 압도적인 규모의 증거 뭉치는 지금까지 무시되어왔다. 그러나 아주 최근, '임상 예측 규칙'이 일부 임상의들을 끌어들이기 시작한 것 같다. 유명한 사례로 오타와 발목 규칙이 있다. 이 규칙은 어떤 식으로든 골절을 놓치는 환자의 수를 늘리지 않고서 불필요한 방사선 촬영의 수를 30~40% 감소시켰고, 수백만 달러의 비용을 절감했다.[521, 522] 오타와 발목 규칙은 바깥 복사뼈 부위에 어떤 식으로든 통증이 있을 경우에만, 그리고 다음 가운데 하나의 조건을 만족하는 경우에 대해서만 방사선 촬영을 권고했다.

① 정강이뼈의 뒤쪽 끄트머리에서 수직으로 6cm 범위 또는 중앙 복사뼈의 끄트머리를 따라 느껴지는 뼈에서의 통증.

② 종아리뼈의 뒤쪽 끝에서 6cm 범위 또는 하단 복사뼈의 끄트머리를 따라 느껴지는 뼈의 통증.

③ 무거운 것을 짊어지는 일이 즉각적으로 불가능할 뿐만 아니라, 응급실에서 네 걸음 이상 걷는 것이 불가능한 경우(그림 11.3).

그림 11.3 오타와 발목 규칙

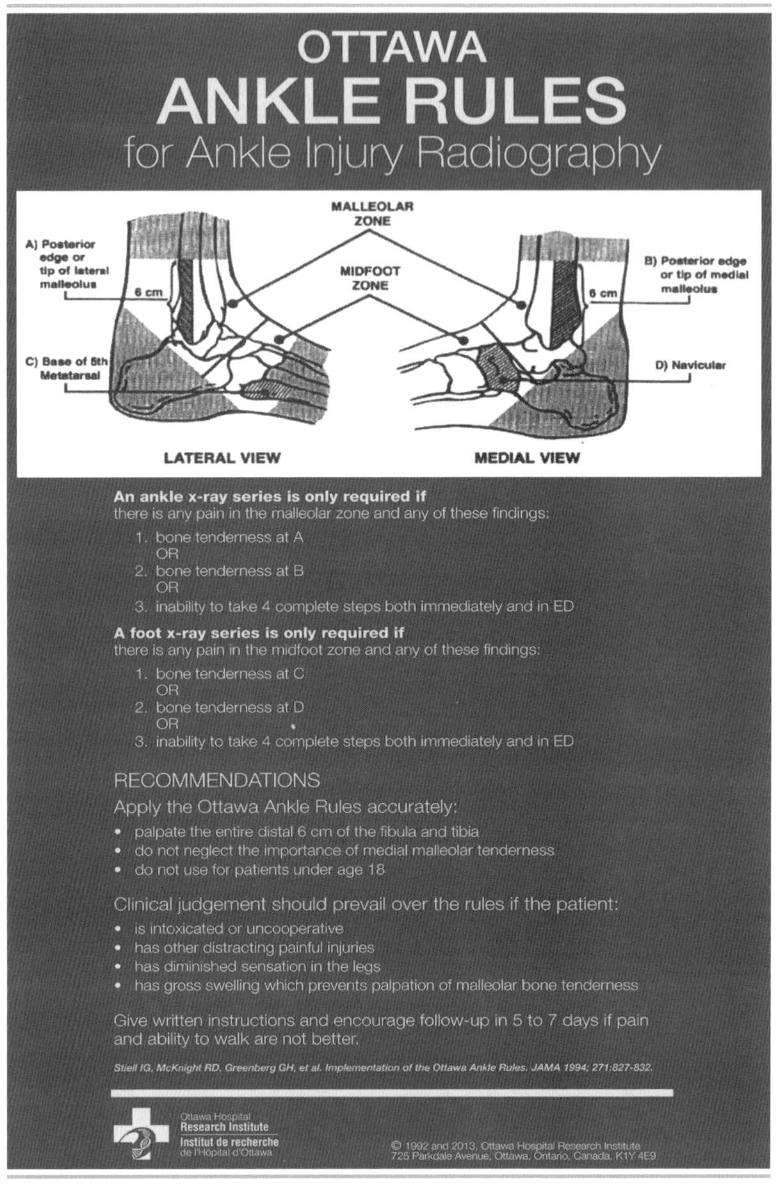

자료: 오타와 병원 연구소(www.ohri.ca).

여러 가지 대단히 유용한 임상 예측 규칙이 존재한다. 그 가운데는 무릎에 대한 방사선 영상이 필요한지 여부를 예측하는 데 쓰이는 오타와 무릎 규칙,[523] 중환자실에 있는 환자의 중증도를 결정하는 데 쓰이는 APACHE II(급성 생리학과 만성 건강 평가) 규칙이 있다. 이 외에도 여러 규칙을 찾을 수 있다.

기계적 규칙과 비교임상연구가 개별적·평균적 치료 효과에 대한 예측에서 전문가 판단보다 우월하다는 견해에 대해서는 확실히 반대가 많다. 많은 임상의들은 기계적 규칙 적용의 우월성을 뒷받침하는 증거를 더욱 더 세심하게 검토할 필요가 있다는 반론을 대화 중에 제기했다. 임상 예측 규칙들을 기반으로 한 여러 연구에 결함이 있다는 사실은 명백하다.[526] 하지만 여기서 적절한 질문은, 이러한 결점이 있음에도 이런 치료가 그 추정상의 효력을 실제로 지녔다는 증거가 있을 때 기계적 규칙이 임상 판단을 능가하는지 여부에 대한 질문일 것이다. 사실 이러한 반대는, 수많은 연구의 답변이 일치하는 상황에서는 받아들일 수 없다. 1986년, 밀은 이 반대에 대해 답하면서, 이 반대는 결국 비합리적인 인간 행동에 지나지 않는다고 본 바 있다.

> 나는, 어떤 독자가 다음과 같은 주장에 대해 논쟁하기를 원하는지에 대해 관심이 있다. 사회과학에서, 여러 성질을 띤 방대한 규모의 연구들이 한결같이 같은 방향을 가리키고 있는 경우가 있다는 점에는 논란의 여지가 없다. 당신이 90개의 연구를 검토한다고 해보자. 축구 경기에서 간 질환 진단에 이르는 모든 것을 예측할 때, 그리고 임상의가 미약하게나마 우월하다는 결론을 내리는 약간의 연구조차도 찾기 어려울 때, 이론적 차이에 대해서는 여전히 논란이 있을 수도 있으나 실천적 결론은 충분히 내릴 만한 시점이

되었다고 할 수 있다. 그렇다면 왜 강력하고 분명하게 지지받는 그와 같은 경험적 일반화는 실무에 적용되지 않고 있는가? … 인적 요소에 호소하여ad hominem 주장하지 않고 사실을 설명하기 위해, 나는 이를 사람들 사이에 불합리성이 얼마나 널리 퍼져 있고 지속적으로 남아 있는지에 대한 수많은 사례 가운데 하나일 뿐이라고 생각하고자 한다.[527]

또 다른 흔한 반론은 평균 결과를 연구 대상이 아닌 개인에게 적용할 수 없다는 주장을 변형한 것이다. 사실 글로브 등의 메타 분석에 포함된 연구 가운데 다수는 쟁점 메커니즘 규칙을 도출해내는 데 쓰인 인구 집단에 포함되지 않는 환자들에게 적용되었으나, 또한 그 결과는 기계적 규칙이 전문가 판단을 여전히 능가하는 것으로 나타났다. 밀[509]은 어떻게 외적 타당도 문제가 기계적 규칙을 경시해도 된다는 보장을 의사들에게 제공해줄 수 없는지에 대해 다음과 같이 요약한 바 있다.

어떤 의사가 이렇게 말했다고 해보자. "이것은 다르다" 또는 "이는 당신의 표에 있는 것과는 다르다", "이때가 내가 확신하는 시점이다." 이런 말에 대처하려면 이렇게 질문해야 한다. "왜 우리는 당신이 이것이 다르다고 생각하는지, 또는 당신이 확신을 하는지에 대해 관심을 기울여야 하는가?"

이에 대한 합리적인 답은 단 하나다. 이제 우리가, 임상의들이 자신의 느낌을 이와 같은 방식으로 주장할 때 그 임상의들의 직감이 지닌 성공 빈도에 대해 연구하고자 한다고 해보자. 만일 우리가 그와 같은 일을 이미 수행했으며, 또한 그의 직감이 문제의 표가 보여준 성공 빈도보다 여전히 낮은 상태라면, 우리는 임상의를 무시하라는 제안을 할 수도 있다. 언제나 그렇듯, 통계학자의 그림자는 이 표 위를 떠돈다. 또한 언제나 보험 회계사가 최종 결정을 내릴 것이다.

어떤 상황이든, 우리는 어디에 내기를 걸지 판단해야 한다. 또한 이 질문에 대해서는 상대 빈도를 사용해 답하는 것 말고는 어떠한 합리적인 답변도 존재하지 않는다. 만일 어떤 임상의가 통계학에 동의하지 않는다면 그가 틀린 답을 내놓을 가능성은 좀 더 커질 것이고, 또한 그가 다뤘던 문제의 개별 사례를 넘겨받아 최선을 다해 다룬다고 해서 다른 결과가 나오지도 않을 것이다.

하지만 양질의 임상시험이나 기계적 규칙을 사용할 수 없는 경우가 많다는 또 다른 반론이 있다. 이 반론에 대한 답변으로, 가이드라인의 형태를 지닌 기계적 규칙은 많은 흔한 질환에 쓸 수 있다고 말할 수 있다. 하지만 많은 임상의들은 그 가이드라인을 철저히 비웃을 뿐만 아니라, 자신들이 살피는 환자는 문제의 가이드라인을 설계할 때 고려했던 환자들과는 다르다고 주장할 것이다. 하지만 이는 전문가 판단이 개별 임상 판단을 내리는 데 필수적이라는 주장의 다른 형태에 지나지 않으며, 내가 이미 검토한 바와 같이 이 주장은 부적절하다.

분명히, 의사들은 현존하는 기계적 규칙이 적용될 수 없거나 아예 그러한 규칙이 없다는 의미에서 완전히 새로운 조건하에 있는 환자를 보는 경우도 있다. 이런 경우 의사들은 자신이 내릴 수 있는 최선의 판단을 내려야 한다. 가이드라인이 견실한 기저 증거에 토대를 두지 않는 경우도 있을 수 있다. 그런 경우에는 의사가 자신이 내린 최선의 판단을 이용하는 것 외에는 선택의 여지가 없다.

나아가, 기계적 규칙이 사용 가능하지 않을지도 모른다는 반대는 기계적 규칙이 (만일 사용 가능하다면) 임상 판단보다 우월하다는 관점에 대한 원리상의 반대라고 할 수 없다. 오히려 이는 더 많은, 그리고 더 나은 가이드라인과 임상 예측 규칙을 만들어 무장해야 한다는 요청이 될 것이다.

그다음 반대는, (전문가) 판단과 직관이 환자의 목숨을 살렸던 임상의들의 일화에서 나온다. 이제 트리시 그린할이 말하는 실화를 통해 특별히 극적인 사례를 검토해보자.

토요일 아침이었다. 당초 나는 8시 30분부터 당직 대기였다. 하지만 나는 내 동료 가운데 한 명인 의사 B에게 5시 45분에 전화를 받게 되었다. 그는 320km 밖에서 휴가를 보내고 있었지만 자신의 휴대전화는 헬스콜health call을 이용해 대기시켜놓은 상태였다. 그의 환자 가운데 한 명이 헬스콜을 걸었고, 의사 B의 왕진을 요구하게 되었다. 어떤 다른 의사도 그렇게까지는 하지 않을 것이었다. 문제의 가족에게는 수두에 걸린 한 아이가 있었다. 그는 의사 R이라는 다른 동료에게 진료받았던 바 있다. R은 일반 진료에서 24년의 경험을 가지고 있었으며 피부과 임상 조교수이기도 했다. 그는 이 아이의 병이 '명백히 수두'라고 판단하여 물약, 진통제, 칼라민을 처방했다. 이 아이는 외견상 건강이 나빠 보였으며 부모 역시 이를 걱정하고 있었다. 이들은 오직 의사 B만이 무엇을 해야 하는지에 대해 알고 있다고 생각했다. 의사 B는, … 내게 즉시 환자를 방문해 검사를 해달라고 요청했다. 나는 아직 당직 대기 상태가 아니었지만, 수술에 앞서 새벽 수영이나 나갈 생각을 하고 있었다. 이제 나는 다음 행동으로 무엇을 해야만 하는가?

나는 물었다. "아이가 몇 살입니까?" [답은 15세였다.] "제길, 왜 이 사람들 때문에 시간을 낭비하고 있다고 확신하지 않는겁니까?"

B는 말했다. "우선, 이들은 지난 17년간 내 진료를 받았지만 이들은 내게 어떠한 것도 요구한 바 없습니다. 또 다른 증거는, 이들이 골더 그린 마을의 정통파들이 모이는 시나고그(유대교 회당)에 다닌다는 점입니다. 또 하나

의 이유로, 이 환자의 상태가 뭔가 심상찮다고 느끼는 이유가 하나 더 있습니다. 전화를 건 사람이 아이의 엄마가 아니라 아버지이기도 합니다. 이런 전통의 집안에서, 아버지들은 아이들의 건강 문제에 관여하지 않습니다."

나는 수영을 하러 나가지 않았다. 또한 목욕이나 아침 식사를 위해 머뭇거리지도 않았다. 나는 곧장 그 집으로 차를 몰아 갔다. 그 집은 모든 불이 꺼져 있었다. 정통파 유대교 스타일 그대로, 긴 검정 코트와 모자를 갖춰 입은 아버지는 나를 만나러 와서는 집의 등불이 그가 조작할 수 없는 타임워치에 맞춰져 있었다는 점에 대해 사과했다. 나는 내 차 뒤트렁크에서 손전등을 꺼내 비췄다. 방에는 14명의 친족들이 침묵 속에 늘어서 있었다. 이 자매들은 모두 깨어 있었으며, 선 채로 나를 응시했다. 손전등 불빛 아래에서 이뤄진 검사를 받는 동안, 환자 아이는 깨어 있었고 상당히 협조적이었다. 검사 결과 환자는 전형적인 수두 발전을 가지고 있었다. 아이는 사춘기를 지나 있었고 약간 통통했다. 그의 혈압 수치는 90/50이었으며 맥박은 분당 약 100회 정도였다. 그 아이는 아마도 과호흡 상태였을 것이다(우리 모두가 그렇긴 했다). 아이는 자신이 일어설 수도, 앉아 있을 수도 없다고 말했다. 직접적인 질문에 답하여, 아이는 이렇게 말했다. "몸이 어딘가 좀 불편해요. 기절했던 게 아닐까요? 아니, 나는 기절하지도 기억을 잃었던 것도 아니지만, 분명 많이 어지러웠고 또 뭔가 잘못된 것이 아닐까 걱정도 많이 하게 되었어요." 나는 그의 호흡기를 검사해보았다. 아이의 호흡률은 분당 20회 수준이었으며, 주목할 만한 국소 신경학적 징후도 찾을 수는 없었다. 매우 부끄럽게도 나는 뭔가 이상이 있기를 바랐으나 여타 다른 신체적 신호도 찾아내지 못했다. 이에 나는 흉부 검진 소견을 부풀리기로 결심했다. 나는 환자를 블루 라이트 앰뷸런스에 실어 커페트 우드 병원으로 이송했다. 내가 방에 남게 되자, 환자의 아버지는 딸의 목숨을 구해주었다는 점에 대하여 깊은 감사를 표했다.

우리는 한 달 동안 아무것도 듣지 못했지만, 병원 측의 퇴원 기록지에는, 소녀에게 수두 및 파종혈관내응고가 있었다고 적혀 있었다. 처음에 환자 아이는 5일 동안 집중치료실에서 치료를 받았었다. 부모는 아이가 살아남은 것이 다행이라는 이야기를 들었다.[528]

이 사례는 아마도 경험을 통해 습득된 전문가의 암묵적 지식이 아이의 목숨을 구하는 데 결정적인 역할을 한 상황으로 제시되었을 것이다.

하지만 이 사례 혹은 다른 유사한 사례가 개별 임상 판단과 기계적 예측을 비교하는 일과 어떤 관련성이 있는지는 그리 분명하지 않다. 그린할이 논의한 사례 속에서는 어떠한 기계적 규칙도 사용 가능하지 않았다. 실제로, 심각하고도 잘 설명되지 않는 증상에 직면했을 때 취해야 할 지각 있는 (그리고 기계적) 행동방침은 추가적인 검사를 실시하는 것이다. 또한 만일 임상 판단이 기계적 규칙보다 우월하다는 좀 더 일반적인 주장을 뒷받침하기 위해 그린할의 사례를 사용한다면 또 하나의 문제가 생겨나게 될지도 모른다. 결국 이처럼 수사적으로 강력한 사례와 임상 판단 및 직관이 기계적 규칙 따르기가 내놓은 것보다 더 나쁜 결과를 보여주는 사례 사이에서 균형을 잡아야 할 것이다.

내가 검토할 마지막 반대 견해는 철학적이기보다는 오히려 심리학적이고 사회학적이다. 만일 전문가 판단이 메커니즘 규칙을 추종하게 된다면, 임상의들은 자신들의 권위 가운데 일부를 상실할지도 모른다는 점을 우려할 수 있다. 하지만 이보다 진리와 동떨어진 말도 없을 것이다. 항공기 파일럿은 여러 추락 사고에서 유래한 프로토콜과 가이드라인을 따르지만, 누구도 항공기 파일럿에게 전문성이 없다고 생각하지 않으며 이들은 실제로 사회 내에서 높은 지위를 향유하는 것으로 보인다. 마찬가지로, 전문 임상의는 어떤 치료법이 최선의 결과를 가져올지 예측하는 일보다 더 중요하지는 않더라도 그만큼 중요한 다른 핵심적인 역할을 수행한다. 이 장의 나머지 부분에서, 나는 전문성의 다른 역할에 대해 개괄할 것이며 동시에 확장된 증거기반의학 체계와 전문가가 조화를 이루기 위해 무엇이 필요한지에 대해 말하고자 한다(그림 11.2를 보라).

4. 증거 역할을 하지 않는 전문가 판단 역시 임상에서 매우 중요하다

> 임상의의 역할이 우리가 기술한 바와 같은 체계 내에서 축소되지 않는다는 점은 곧 명백해질 것이다. 실제로, 그들의 역할은 여러 방식으로 강화된다. 따라서 애초에 임상의가 환자에게서 먼저 믿을 만한 데이터를 이끌어내지 못하는 한 체계는 믿을 만하게 작동할 수 없을 것이다. 이는 곧 정확한 병력 청취 및 세심한 임상 검사가 지닌 전통적 가치에 대한 흥미로운 '구식' 재再강조라고 할 수 있다. … 계산 체계가 하는 일은, 선행 연구들이 임상의를 상대적으로 약하게 보이게 만드는 지점, 즉 방대한 데이터에 대한 통계적 분석이 이뤄지는 곳에서 임상의를 돕는 데 있다. 이런 상황 속에서, 임상의는 그의 역량과 판단을 돕는 데 컴퓨터를 사용할 따름이다. 또한 실제로 이를 입증하는 풍부한 선례가 있다. 한 가지 명백한 사례를 사용하자면, 임상의는 체강body cavity에서 나오는 소리를 듣는 능력을 강화하기 위해 청진기를 자주 사용한다.
>
> — J. C. 호록스 등[529]

증거기반의학에게 주어진 가장 큰 도전은, 환자의 가치 및 선호와 부합하는 판단이 내려지도록 보장하는 데 있다. 이러한 성가신 쟁점을 해결하는 일이야말로 증거기반의학이 직면한 핵심 도전frontier이다.

— B. 줄베고비치, G. H. 기얏, R. E. 애슈크로프트.[4]

정확한 관찰을 할 수 있게 해주는 임상 술기와 능력은 임상에서 만날 수 있는 일을 처리하고 연구를 설계하는 모든 단계에서 필요하다. 이번 절에서 나는 임상 전문 술기가 증거 획득과 무관한 목적을 위해 필요하다는 증거기반의학의 관점으로 논의를 확대할 것이다.

1) 전문가 판단은 환자의 가치 및 상황을 최선의 외적 증거와 결합시키는 데 요구된다

통계적이고 임상적인 의미에서 최선의 예측이라고 해도, 최선의 임상적 활동에 대한 판단으로 바로 이어질 수 있는 것은 아니다. 어떤 요법을 임상의가 처방해야 하느냐는 질문은 무엇이 실제로 최선의 치료냐는 질문과는 구분된다. 양자를 혼동하는 일은 당위에서 존재를 도출하는 오래된 오류이다.[388] 건전한 임상 판단을 하기 위해서는 환자의 가치와 상황을 최고의 치료에 대한 예측과 결합시켜야 한다.

다음과 같은 가상의 사례를 통해, 이것이 무슨 말인지 생생히 묘사할 수 있다. 올림픽 조정 준결승전에서 최고의 성적을 거둔 다음 결승전에서 금메달을 획득하기를 원하는 선수가 있다. 그러나 준결승전이 끝나고 그는 움직이거나 잘 때 격렬한 요통을 겪게 되었다. 여러 의사가 이 통증은 주로 인대 손상 때문에 발생한 것이라고 진단했다. 여러 무작위 시험은, 가장 효과적인 치료를 위해서는 얼음과 이부프로펜을 써야 하며 3일간의 휴식을 함께 사용해야 한다고 제안하고 있다. 휴식은 하지 못했지만(온 힘을 다해 노를 저어야 했기에) 얼음과 이부프로펜을 사용한 경우, 고통은 경감되지만 회복은 느려진다. 분명히 일반적인 의미에서 가장 효과적인 치료는 이 스타 운동선수를 위한 가장 적절한 치료가 아니다. 이 사례는 환경(올림픽 결승전 직전)과 가치(이 운동선수는 올림픽 우승을 위해 회복을 늦추려고 한다)에 따르면 가장 받아들일 만한 조치는 두 번째로 효과적인 치료법을 사용하는 것일 수 있다는 점을 보여준다.

원리상 기계가 치료 효과에 대한 예측을 환자의 가치 및 환경과 통합할 수도 있겠지만, 그와 같은 기계가 가까운 미래에 사용 가능할 것 같지는 않다. 따라서 현재로서는 중요한 요소들을 통합해 적절한 임상 판단을 내리는 데는 숙련된 임상의가 더 나은 입장에 있다(그림 11.4).

전문가 판단을 증거로서 사용하기 어렵지만 효과성에 대한 지식을 환자의 가치 및 환경과 결합시키는 데는 이런 판단이 중요하다면, 증거기반의학에 대한 설명은 "증거기반의학은 연구를 통해 얻은 최선의 증거를 임상적 전문지식을 환자의 가치관이나 맥락과도 통합하라고 요구한다"[34]에서 "증거기반의학은 연구를 통해 얻은 최선의 증거를 환자의 가치관이나 맥락과 통합하는 임상 전문가를 요구한다"로 바뀌어야 한다.

증거기반의학에 대한 이러한 새로운 규정은 일반적으로는 의과대학 교육과정이, 구체적으로는 증거기반의학 교재와 워크숍들이 개혁되어나가야 할 방향이 어디인지 보여준다. 증거기반의학 간행물들은 임상의들이 어떻게 환자의 가치 및 환경과 최선의 임상적 연구를 결합시킬 것인지에 대해 말해주지 않는다. 마찬가지로, 대부분의 워크숍은 임상연구에 대한 비판적 평가에 초점을 맞추고 있으나 임상의들이 환자의 가치 및 환경을 자신의 의사결정 속으로 통합시키는 법을 어떻게 배울 수 있는지

그림 11.4 전문가 판단은 효과성에 대한 지식을 환자의 가치와 상황에 결합하는 데 기여

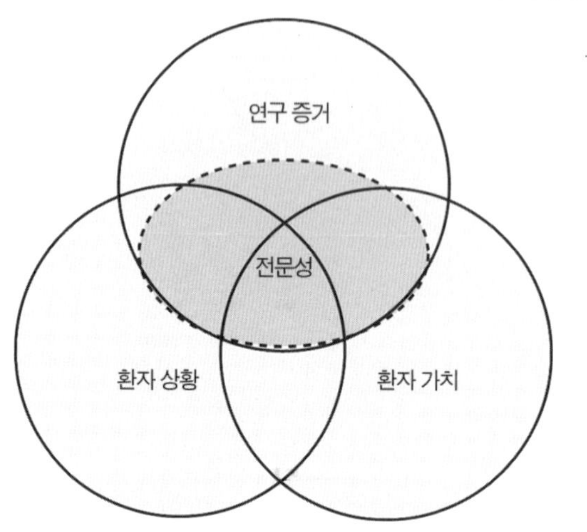

자료: 헤인스 등.[65]

에 대해서 말하는 데는 시간을 별로 들이지 않는다.

환자의 가치와 환경을 최선의 연구에 의한 증거와 결합시키기 위한 최소한의 요구사항은, 분명 심리('말하기') 치료사가 수행하는 유형의 능동적 공감 듣기와 결부되어 있을 것이다. 이런 유형의 듣기는 현재로서는 대부분의 국가에서 강조되고 있지 않다. 영국에서는 예를 들어 일반 의사들이 환자 한 명에게 시간을 10분 이상 들이지 말라고 권고한다.[530] 한 경험적 연구에 따르면 일반 의사들이 환자들과 보내는 시간은 평균 9.4분이었다(표준편차는 4.7분 정도였다).[531] 이는 아마도 개별 환자들의 가치와 환경을 분명히 그리는 데는 불충분한 시간일지 모른다. 일부 저자들은 이들 일반 진료자들이 그 환자와 아주 제한적인 시간만을 가진다는

점이 값비싼 검사를 남용하게 만들며, 이에 따라 더 나쁜 결과를 불러온다고 주장했다.[532] 특히 증거기반의학은 임상 실무에서 환자의 말을 듣는 역할을 강조하지 않았다는 이유에서 비판을 받았다.[64]

실제로, 의사들이 환자와 보내는 시간이 증가할 경우 환자가 독립적인 치료 이득을 얻는다는 데 대해서는 설득력 있는 증거가 있다. 이는 아마도 때때로 플라세보 효과로 불리는 것을 강화하기 때문일 것이다.

2) 전문가는 플라세보 효과를 강화하기 위해 필요하다

최근의 한 연구는 임상의가 환자와 만났을 때 치료 측면에서 어떤 이득이 있었는지를 측정했다. 캡척 등[258]은 과민성 대장증후군을 가진 환자군 셋을 비교했다. 세 환자군은 각각 받는 치료가 서로 달랐다.

① 대기 목록군. 이 군에 속한 대상자들은 연구의 시작 시점에 한 차례, 그리고 (6주 후인) 마지막 시점에 또 한 차례 관찰되었다. 이 군에서의 결과는, 질병의 경과와 잠재적인 호손 효과(이는 연구에 참여한다는 사실을 알기 때문에 생기는 효과다)가 합쳐져 일어났다.

② 제한된 개입군. 여기에 속한 대상자들은 스트라이트버거 침(실제로는 피부를 뚫고 자입되지 않는 거짓 침)을 이용한 플라세보 침술 치료와 치료사들의 제한된 개입을 받았다. 환자 - 치료사 관계는 제한적이었으며 5분 이하의 첫 내원 시간 동안만 대화가 이뤄졌다. 그다음, 치료사들은 이것이 과학적 연구이며 환자와는 대화하지 않도록 지침을 받았다고 설명했다. 이 환자군의 결과는, 질병의 경과, 잠재적 호손 효과는 물론 제한된 개입이 지닌 효과, 플라세보 침술이 지닌 다른 모든 효과가 결합된 효과다.

③ 증강된 개입군. 이 군의 대상자들은 집단 2와 동일한 플라세보 침술 치료를 받았지만, 치료사들과 좀 더 포괄적인 접촉을 하게 되었다. 최초 방문은 약 45분 정도 지속되었고, 이는 내용과 양식 측면 모두에서 잘 구조화되어 있었다. 내용은 증상에 대한 질문을 담고 있었으며, 또 과민성 대장증후군이 어떻게 관계와 생활방식, 가능한 비非위장병 증상과 관련되었는지에 대한 내용, 또 환자가 자신의 조건을 어떻게 이해하는지에 대한 내용을 담고 있었다. 환자에 대한 인터뷰 진행자는 최소한 다섯 가지 주요 행동 방침을 실천에 옮겼다. 그 방침으로는 따뜻하고 친절하게 행동하기, 적극적으로 듣고 공감하기("나는 당신에게 과민성 대장증후군이 얼마나 힘겨운 병인지 잘 이해하고 있습니다" 같은 말로), 맥을 짚을 때 또는 치료 계획에 대해 말할 때 20초간 사려 깊게 침묵하기, 자신 있게 의사소통하고 긍정적으로 예측하기("나는 과민성 대장증후군을 치료하는 데 긍정적 경험을 많이 했으며, 침술이 이 시험을 통해 가치 있는 치료법이라는 사실이 드러났으면 좋겠습니다") 등이 있었다. 과민성 대장증후군에 대해 이득이 될 만한 특별한 인지적·행동적 개입(예를 들어 휴식, 인지적 행동 요법, 교육 또는 상담)은 허용되지 않았다. 이 군에 나타난 결과는 환자의 경과, 호손 효과, 증강된 개입, 플라세보 침술의 모든 다른 효과가 합쳐진 것이다.

의료진들은, 상담의 길이와 '강도'가 증대되자 결과의 모든 측면에서 유의미한 증가가 있었다고 밝혔다($p < 0.001$). 이들은 "따뜻함, 공감, 상호 작용의 지속 시간, 긍정적 예측을 통한 소통과 같은 변수가 임상 결과에 대해 유의미한 영향을 줄지도 모른다"고, 또한 "비특이적인nonspecific

효과가 상당한 임상적 영향을 지닌다"[258]고 말한다.

세심한 상담augmented consulatation이 플라세보로 분류되어야 하는지에 대한 논쟁이 있다. 일부는 세심한 상담을 사실 인지적 행동 치료의 일종이거나 심리역학적psychodynamic, 간間인격적 치료의 일종으로 보는 것이 좋다고 제안했다.[323, 533] 나는 비록 이러한 반론에 동의하지만,[333] 과민성 대장증후군이나 다른 여러 질환에 대해 자신의 환자에게 공감하는 한편 그들에게 시간을 좀 더 투자하는 임상의들은 그 결과 긍정적인 치료효과를 볼 수 있다는 점만은 분명하다.

많은 질환이 플라세보에 의한 영향을 받지 않는 것처럼 보인다고 반대할 사람들이 있을지도 모르겠다.[168, 169] 예를 들어, 공감이 이뤄지는 한편 그 시간이 충분히 긴 상담이 이뤄진다 해도 극심한 통증을 수반한 맹장염 또는 수막염에 대해서는 그리 큰 효과를 보지 못할지도 모른다. 그러나 어떤 질환이 플라세보 개입에 반응할 것 같지 않을 때조차도, 환자에게 공감하는 의사라면 심신의 안녕과 같은 더 일반적인 결과에 영향을 미칠 수 있고 이는 [치료와] 동등하게 중요하다. 아치 코크란은 2차대전 당시의 한 포로 수용소에서 자신이 유일한 의사였던 시절의 실화를 상세히 이야기한 바 있다(그림 11.5).

어느 날 밤, 독일군 병력이 어린 소련군 포로를 내 병동에 몰아넣었다. 하지만 병동은 꽉 차 있었고, 그 때문에 나는 그가 빈사 상태에 빠져 울부짖자 병동 안에 있던 인원들을 깨우지 않기 위해 그를 내 방에 옮겼다. 그를 살펴보니, 양쪽 폐에는 커다란 공동이 보였고 흉막 마찰음도 들렸다. 나는 후자가 고통과 울부짖음의 원인이라고 생각했으나, 내게는 모르핀이 없었고 다만 어떠한 효과도 없는 아스피린만 주어져 있을 뿐이었다. 절망적인 기분이

그림 11.5 치료자로서의 전문가

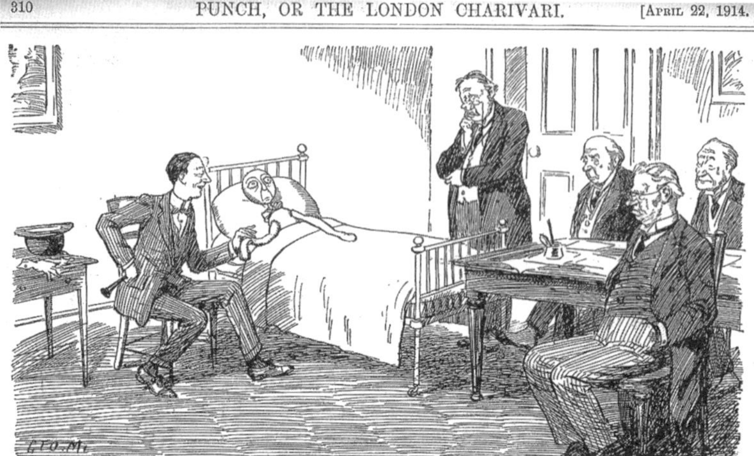
310 PUNCH, OR THE LONDON CHARIVARI. [APRIL 22, 1914.

CANDIDATE FOR MEDICAL DEGREE BEING EXAMINED IN THE SUBJECT OF "BEDSIDE MANNER."

자료: Wellcome Image no.11760.

었다. 나는 러시아어를 거의 할 줄 몰랐고, 그가 누구인지 아는 사람은 병동 안에 아무도 없었다. 나는 결국 직감에 따라 침상에 앉은 다음 그를 내 팔로 감싸 안았다. 그러자 환자는 울부짖음을 거의 단번에 멈췄다. 그는 몇 시간 뒤 내 품에서 평화롭게 죽었다. 그를 울부짖게 한 것은 늑막염이 아니라 외로움이었다. 이 사건은 죽어가는 환자를 돌보는 일에 대해 내게 아주 놀라운 교훈을 주었다. 나는 오진을 저지른 것이 부끄러웠고, 이 이야기를 비밀에 부쳤다.[492]

많은 독자들이 이보다는 덜하지만 극적인 사례를 분명 알고 있을 것이다. 나는 언젠가 외다리 스쿼트 운동을 하고 난 다음 무릎 통증과 염증에 시달렸던 적이 있다. 나는 주치의를 찾아갔고, 그는 검사 끝에 인대에 염좌sprained ligament가 발생했고 시간이 지나면 낫게 될 거라고 확인해주었다. 그가 재차 확답한 덕분에 나는 무릎 걱정을 크게 덜 수 있었고, 심지어 고통조차 줄어들었다. 간단히 말해, 의사가 자신의 환자에게 의식적으로 공감하고 더 많은 시간을 들이면 문제의 결과가 플라세보 반응이든 아니든 간에 긍정적인 치료 효과를 가져올 수 있을 것이다.

3) 숙련은 증거를 모으고 평가하며 보강하는 데 필요한 모든 술기를 수행할 때 필요하다

나는 은퇴한 경주용 그레이하운드를 두 마리 데리고 있다. 몇 년 전, 그 가운데 한 마리가 뒤쪽 오른쪽 다리를 절기 시작했다. '보통의' 동물 외과의사가 몇몇 조건에 대해 X선 검사를 수행했으나(이 검사는 인간보다 개에게 더 위험하다) 진단이 이뤄지지도, 문제를 만족스럽게 치료하지도 못했다. 나는 결국 그레이하운드 물리치료사를 방문했는데, 그는 30초도 안 되는 검사를 통해 문제는 동일한 방향으로 경주 트랙을 따라 달렸기 때문에 생긴 염좌라는 점을 찾아냈고 내게 경주마에게 많이 사용되는 소염제 연고를 발라주라고 치료 방법도 알려주었다. 이 방법을 사용하자 몇 시간 만에 절뚝거리는 증상이 사라졌고 다시는 재발하지 않았다. 이 그레이하운드 물리치료사는, 보통의 수의사들은 결코 가지고 있지 않은 경주용 그레이하운드에 대한 수준 높은 전문지식을 보유하고 있었다.

마찬가지로, 임상시험을 설계 및 수행하고 혈압을 측정하며 정확한 병력을 정확히 파악하고 환자를 검진하며 외과 수술을 수행하는 일은 마치 자동차 운전과 자전거 타기처럼 암묵적 지식,[534, 535] 경험, 어떤 정통한 수준에 도달하려는 의식적 실천을 필요로 한다. 전문가의 암묵적 지식

그림 11.6 임상 연구 설계와 수행에 필수적인 전문성

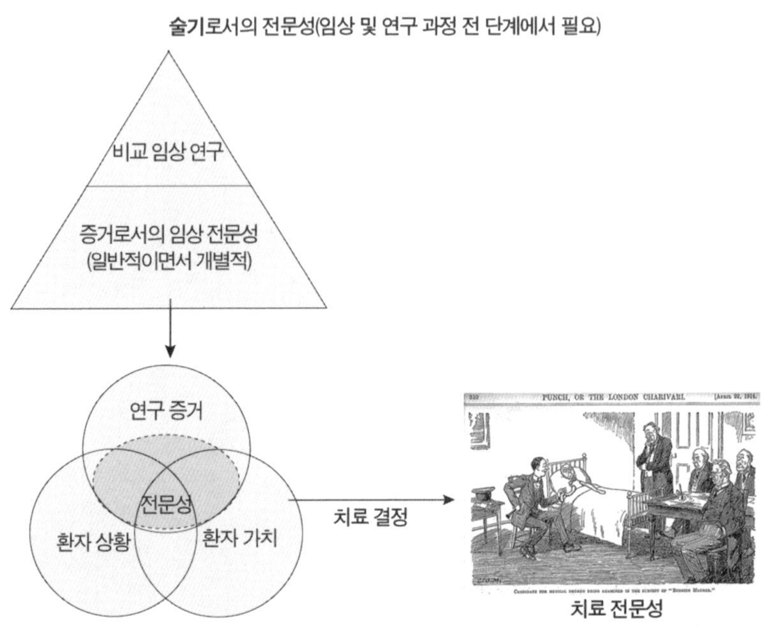

은, 환자의 가치 및 환경을 최선의 증거와 함께 고려하고 검토하는 한편 플라세보 효과를 극대화하는 일을 요구한다. 일종의 숙련으로서, 전문기술은 임상 판단 및 연구 과정의 모든 측면에 퍼져 있다(그림 11.6).

5. 결론

> … 당신이 쟁점이 된 변수를 확인하는 노고를 약간이라도 투입할 준비만 되어 있다면 의사들을 혼내줄 수 있는 공식을 찾아낼 수 있게 된 지 약 사반

세기가 지났다. 그 이래, 의학적 연구의 방대한 물량에 근거해 산출된 그와 같은 공식은 대체 얼마나 많은가? 얼마나 많은 체계적인 노력이 그러한 공식을 찾기 위해 투하되었는가? 문장보다는 침묵으로 말하는 편이 더 잘 들릴 것이다.

— M. 스크리븐[508]

증거기반의학 옹호자들은, 권위자의 선언과 전문가 판단은 어떤 요법이 집단 또는 개인에게 효과적인지에 대한 지식의 신뢰성 있는 원천으로 가치가 있다는 생각에 저항의 뜻을 밝힌다는 점에서 옳다. 강력한 이론적 이유에 의해 뒷받침되는 방대한 증거 뭉치에 따르면, 전문가 판단을 진단, 예측, 치료 이득을 예측하기 위해 사용하면 곧이어 의료의 수준도 저하되고 말 것이다.

하지만 전문 지식은 증거 역할과 동등하게 중요한 여러 다른 역할을 수행하기 위해 필요하다. 그 역할로, 환자의 가치와 환경을 종합하기, 어떤 치료의 치료상 이득을 최대화하기, 또한 어떤 전문가의 암묵적 지식을 요구하는 다른 숙련을 실행에 옮기기 등을 지적할 수 있다. 이런 역할은, 증거 위계 안에 있지 않고 오히려 증거 위계 옆에 있는 것이다. 증거기반의학의 성격에 대한 묘사는, "증거기반의학은 연구된 최선의 증거를 우리의 임상적 실천은 물론 환자 개개인의 고유한 가치 및 환경과도 통합시키는 일을 요구한다"[343]에서

증거기반의학은, 증거를 해석하고 생성하며, 임상적 숙련을 시행에 옮기고, 연구된 최선의 증거를 환자의 가치 및 환경과 통합하는 데 임상적 전문성을 요구한다.

라고 바뀔 필요가 있다. 전문가의 올바른 역할에 대한 이러한 견해에 따르면 현행 의료 교육과 증거기반의학 워크숍이 최고 수준의 전문가를 길러내기 위해서는 여러 측면에서 변화해야 한다. 증거기반의학 옹호자들은 최선의 증거를 어떻게 찾고 또한 어떻게 옹호해야 하는지 배우는 데 더 많은 시간을 들여야 한다는 데서 옳았다. 또한 환자의 가치 및 환경을 최고의 증거와 결합시키는 일이 중요하듯이, 전문 임상의가 자신의 환자가 내놓는 말에 더욱 주의 깊게 공감하며 귀기울이는 일은 더욱더 강조되어야 한다.

만일 전문가가 플라세보 효과를 극대화하기를 원한다면 환자에게 시간을 더 많이 들일 필요가 있다. 과거에는 의사들이 자신의 환자들과 시간을 더 많이 보내곤 했으며, 흔히 아주 인상적인 침상 매너를 보여주기도 했다. 시간을 더 들이고 공감을 더 표하면, 의사들은 환자들이 집과 일터에서 어떤 환경에 놓여 있는지에 대해 현재 그들이 알고 있는 것보다 더 많은 것을 배울 수 있다는 데는 의심의 여지가 없다. 캡첵의 연구가 제안하듯, 이런 지식은 아마도 그 자체로서 치료에 이득을 줄 것이다. 불행히도 환경과 지식에 대한 추가적인 지식은 과거에는 사용할 수 있는 효과적인 치료가 소수였기 때문에, 그리고 많은 의사들이 그러한 치료를 어떻게 사용해야 하는지를 단순히 몰랐기 때문에 치료의 성공률을 높이는 데 그리 도움이 되지 않았을 것이다. 이제 진자는 반대 방향으로 너무 많이 움직였다. 이 시대의 의사들은 강력한 치료법이 가득 차 있는 병기창에 손쉽게 접근할 수 있으나, 플라세보 효과를 증강시키거나 임상 증거 못지 않게 중요한 환자의 가치관 및 맥락에 대한 지식을 임상 판단에 통합하는 데 쓸 시간은 정작 부족할지도 모른다.

EVIDENCE BASED MEDICINE

Ⅳ부

결론

12장
증거기반의학의 전진을 위해

1. 연구 결과 요약: 증거기반의학의 철학은 받아들일 만하지만…

이 책은 단순한 논증 세 개로 이뤄져 있다. 첫 번째, 나는 '최선의' 연구 증거에 대한 체계적 고찰이 임상 결정에서 사용되어야만 한다는 증거기반의학의 요구 조건은 논쟁의 여지가 없이 참이라고 주장했다. 이상하게 보일지도 모르지만, 증거기반의학 이전 시기에 치료가 효과적인지 판단하기 위해 현재 최선의 증거를 사용해 임상 결정을 내려야 한다는 요구는 별로 없었다. 둘째, 무엇을 최선의 증거로 간주해야 하는지에 대한 증거기반의학의 관점은 약간의 수정이 필요하다고 주장했다. 증거기반의학 위계는 통상적으로는 옹호될 수 있으나, 몇 가지 역설을 초래하며, 이들 역설은 그 범주적 위계 구조를 어떤 치료가 환자 관련 결과를 가져온다는 가설을 지지하는 데 충분히 양질인 모든 증거들이 함께 고려되어야 한다는 기준으로 대체하면 해결할 수 있다. 셋째, 양측 가면법이나 플라세보 대조 연구를 채택할 수 있다는 무작위 시험의 특징은, 많은 저자들이 가정했던 것과는 달리 큰 이익이 되지는 않는다. 조심스럽게 분석한 결과, 두 방법은 의도한 기능을 신빙성 있게 수행하지 못했다. 이제 나는 이 결론을 조금 더 상세히 고찰해보려 한다.

무작위 시험이 처리해야 할 교란변수는 관찰 연구보다 더 적다는 점에서 증거기반의학 옹호자들은 옳다. 그러나 무작위 시험을 관찰 연구보다 높은 등급의 범주에 놓으면, 결국 효과성의 역설, 다시 말해 우리 손에 있는 것 가운데 가장 극적인 효과를 지닌 치료법의 효력이 최선의 증거에 의해 뒷받침되지 않는 것처럼 보인다는 역설이 일어나고 만다. 엄격한 범주적 위계 구조를 비교임상연구는 설득력 있는 교란변수들의 결합 효과를 초과하는 효과 크기를 밝혀야 한다는 요건으로 바꾸면 이 역설은 해결될 수 있다. 이런 요건을 받아들이면, 어떤 경우에는 관찰 연구가 무작위 시험만큼 강한 증거를 제공할 수 있으며, 무작위 시험도 엄격히 검사해야 할 수 있다. 무작위 시험이 충분히 강력한 증거로 받아들여지려면, 단지 (통계적으로 유의한) 약간의 이득을 보여주는 정도가 아니라 최소 효과 크기 이상을 보여주어야 한다. 마찬가지로, 그럴듯한 교란변수들의 결합 효과보다 더 큰 효과 크기를 가진 관찰 연구는 강력한 증거 능력을 가질 수 있다.

양측 가면법은 교란변수를 배제하기 때문에 방법론적 덕목인 경우가 많지만, 극적 효과 때문에 가면법 적용에 실패하면 아무런 도움이 되지 않는다. 한편, 플라세보 대조라는 이름이 붙어 있는 치료는 많은 경우 어떤 치료의 고유 효과를 따로 뽑아 보여주지 못한다. 나는 플라세보란 그렇게 분류되는 각 치료 자체를 통해 가장 잘 규정할 수 있다고 주장했다. 그와 같은 관점에서, 플라세보 대조시험이 활성 대조시험보다 방법론적으로 더 우월하다는 주장 역시 유지하기는 힘들다.

메커니즘 추론에는 흔히 간과되어온 다양한 문제들이 있다는 점에서 증거기반의학의 옹호자들은 옳다. 그러나 모든 메커니즘 추론이 똑같지는 않다. 복잡성을 고려에 넣은 '불완전하지 않은' 메커니즘으로부터의 추론은 양질의 추론이며, 치료가 효과적이라는 주장을 지지하는 증거의 위력을 강화할 수 있고 또 그래야만 한다. 어떤 경우, 양질의 메커니즘 추론은 어떤 치료가 임상적으로 유관한 이득을 가져온다는 주장을 지지하는 데 충분할 수 있고, 동시에 비교임상연구에서 얻은 증거를 강화할 수도 있다.

마지막으로, 그동안 의학계에는 권위자들의 선언과 전문가 판단은 치료의 효과성에 대한 지식의 신빙성 있는 원천이라는 생각이 널리 퍼져 있었지만, 증거기반의학 옹호자들은 이 생각이 잘못이라고 경고해왔다는 점에서 옳다. 강력한 이론적 이유로 지지받는 방대한 양의 증거에 따르면, 강력한 증거가 존재할 때 전문가 판단을 사용하는 일은 더 나쁜 결과를 가져온다. 하지만 전문가 판단은 동등하게 중요한 여러 다른 역할을 수행해야만 한다. 여기에는 환자의 가치와 상황을 외적 증거와 통합하고, 어떤 치료의 가치를 극대화하며, 전문가의 암묵적 지식을 필요로 하는 다양한 여러 술기를 수행하는 일이 포함된다. 지금까지의 논의를 통해, 나는 증거기반의학에 대한 규정을 "증거기반의학은, 최선의 연구 증거를 임상 전문가 판단이나 환자의 고유한 가치 및 상황과 통합하는 일을 요구한다"[34]에서 증거기반의학은, 증거를 산출하고 해석하며, 임상 술기를 시행하고, 최선의 연구 증거를 환자의 가치 및 상황과 통합하는 데 임상적 전문성을 요구한다.

로 바꿀 것을 제안한다.

증거에 대한 증거기반의학의 철학은, 비록 내가 제안한 대로 조정되더라도 의학 교육과 실천에 대해서만큼이나 치료법 평가 방법에 대해서도 함축을 가진다. 증거기반의학 운동이 대중적 반향을 얻기 직전까지도 어떤 치료가 기대만큼 효력이 있는지 판정하는 가장 흔한 방법은 전문가들이 탁자에 둘러 앉아 새로운 약제가 효과적인지 결정하는 합의 회의 consensus meetings였다.[103, 104~110] 이제 증거기반의학은 전문가들이 자신의 조언을 뒷받침하기 위해 사용하는 증거를 체계적이고 투명하게 평가하라고 요구한다. 증거기반의학은 의학 교육에도 중요한 의미가 있는 요구를 하고 있다. 의학 교육은 메커니즘적 지식과 전문성이 무엇보다도 중요하다고 본다. 의학적 수련은 생리학과 병태생리학을 배우는 2~3년간의 임상 전단계, 그리고 도제식이라고 불리는 방식으로 선배 '전문가'를 따라 배우는 2~3년간의 과정으로 이뤄진다. 증거기반의학 옹호자들은 임상 증거를 찾아내고 평가하는 일의 중요성을 강조하기 위해 이러한 교육 과정을 변화시켜야 한다고 주장한다.

2. 증거기반의학이 나아갈 두 가지 미래

1) 비판적 평가의 다음 단계: 이해상충으로 인해 숨겨진 바이어스

증거기반의학 운동이 비교임상연구의 질을 향상시키는 데 큰 걸음을 내딛었지만,[234, 261] 새로운 형태의 바이어스들이 점점 더 뚜렷해지고 있다. 이 새로운 문제(정말로 새롭지는 않으나, 최근 들어 좀 더 뚜렷해진 것들이다)는 업계가 지원한 임상시험은 업계가 아닌 곳으로부터 지원받은 임상시험보다 이득 효과를 보고할 가능성이 높다는 문제다.[261, 536, 540] 이는 이상한 문제인데, 업계가 지원한 연구와 공공기관이 지원한 연구 모두는 품질이 동등해 보이기 때문이다. 이들 모두는 무작위 할당 은폐나(적용이 적절하고 실행 가능한 경우) 양측 가면법을 사용하며, 또한 많은 경우 평가하려는 결과변수가 같았다. 이런 바이어스는 역설적 귀결을 부를 수 있다. 예를 들어, 히어리스Heres 등[541]은 서로 다른 항정신병 약물을 비교했다. 연구진은 올란자핀olanzapine이 리스페리돈risperidone을 능가하고, 리스페리돈이 쿼티아핀quetiapine을 능가하며, 쿼티아핀이 올란자핀을 능가한다는 사실을 발견했다. 이들 약물 사이의 상대적 우열 관계는 누가 임상시험을 지원했는지와 직접 관련되어 있었다. 예를 들어 리스페리돈의 제조사가 이 연구를 지원했다면 리스페리돈이 다른 약물보다 더 효과적으로 드러날 가능성이 높다. 이런 새로운 바이어스에 대해서는 정치적[84]·사회적[542]·방법론적 해결책이 있다. 나는 세 가지 잠재적인 방법론적 해결책에 대해 간략히 논의할 것이며, 이는 명백히 이를 조정해야 할 책임이 증거기반의학에는 있기 때문이다.

왜 업계의 지원을 받은 연구(또는 특정 결과에 대해 강력한 개인적·재정적 이해관계를 지닌 어떤 개인 또는 집단에 의해서든 지원받은 모든 연구)가 약물의 이득을 보고할 가능성이 큰지 설명할 수 있는 첫 번째 이유는 출판 바이어스이다. 어떤 제약회사의 약물이 효과를 보이지 않은 연구 결과를 출판하면, 제약회사의 이익과는 통상 상반될 것이다. 따라서 긍정적인 결과가 부정적인 결과보다 자주 출간된다는 사실은 그리 놀랍지 않다.[543] 사례를 하나 살펴보자. 터너 등[544]은 미국 식품의약품안전청에 등록된 모든 항우울제 시험을 검토해보았다. 이들은 74개의 연구를 확인했는데, 그 가운데 긍정적 결과가 나온 연구가 38개(51%), 부정적이거나 의심스러운 결과가 나온 연구는 36개였다. 긍정적 결과는 하나를 제외하고 모두 출판되었지만, 부정적인 결과가 나온 36개 가운데 22개는 출판되지 않았다. 이 문제를 극복하기 위해, 많은 사람들은 임상연구를 의무적으로 등록해야 한다는 방침을 옹호했다.[545] 만일 시험을 등록할 경우, 부정적 결과가 나온 시험을 누락하기는 (불가능하지는 않겠지만) 좀 더 어려울 것이다.

출판 바이어스의 문제는 중복 출판에 의해 악화된다. 같은 연구가 하나 이상의 학술지에 서로 다른 이름의 저자로 발표되곤 한다. 트래머 등[546]은 조사한 연구의 17%와 환자 데이터의 38%가 중복 사용되고 있다는 점을 발견했고, 또한 (그리 놀랍지는 않지만) 중복 가능성은 시험의 결과가 긍정적일 때 더 높았다. 온단세트론Ondansetron(항구토제)에 대한 아홉 개의 임상시험은 어떠한 교차 인용cross-referencing도 없이 14편의 보고서로 출판되었다. 중복 출판을 가려내지 못했다면, 체계적 고찰 속에서 온단세트론의 긍정적 효과는 약 23% 정도 과대평가되었을 것이다.[546] 중복 출판이라는 문제를 방법론적으로 해결하기 위해서는 교차 인용을 요구하는 것만이 해법일지도 모른다.

업계의 지원을 받은 시험이 이득을 보여주게 될 가능성이 높은 두 번째 이유는 연구 수행 단계 가운데 데이터 분석 단계에서 나타나는 바이어스이다. 많은 저명한 연구자들은 비밀리에 나눈 대화에서 자신들은 데이터 분석을 위해 두세 명의 통계학자를 고용하고 있다는 사실을 인정한 바 있다. 연구 책임자가 선호하는 결과가 무엇인지 알고 있는 데이터 분석가는 연구자가 바라는 결과가 나올 가능성을 높이는 데 개인적인 또는 직업적인 이해 관계가 있을 수 있다. 통계학자들이 결과에 영향을 끼칠 수 있는 한 가지 두드러진 방식은, 일부러, 또는 너그럽게 보자면 실수로, 연구 대상 치료가 대조 치료보다 더 효과적이지 않지만 더 효과적으로 보이도록 계산 실수를 범할 경우 실현된다.

페터 괴체가 내놓은 흥미로운 연구는 새로운 비스테로이드 소염제를 시판 중인 비스테로이드 소염제와 비교하기 위해 196개의 시험에 대한 시험 보고서를 분석한 바 있다. 그는 새로운 약물이 이미 시판 중인 약물보다 더 효과적으로 나타난 경우가 다섯 배에 달한다는 점을 밝혔다. 이 결과는 비스테로이드 소염제끼리는 전반적으로 효과가 동등하다는 역사적 증거에 비춰 보면 놀라운 일이다.[547, 548] 괴체는 데이터를 가능한 한 다시 분석하였고, 신약의 겉보기 이득은 오류였으며, 결과를 잘못 보고한 모든 사례에서 새로운 약의 효과가 우월했음을 발견했다. 또한 괴체는 부작용에 대한 계산에도 오류가 있음을 발견했다.[548] 이 오류의 내용은 부작용으로 인해 시험에 빠진 환자들을 선택적으로 분석에서 빼거나 집어넣는 바이어스였다. 데이터 분석에서 일어나는 바이어스의 명백한 해결책은 데이터 분석가에게 가면법을 적용하는 방법이다.[549] 만일 데이터 분석가가 시험 대상 치료법이 어느 것인지를 알지 못할 경우, 이들은 시험 대상 약물의 이득을 과장하는 체계적 오류 또는 누락을 미리 예상해서 범하지는 못할 것이다.

그러나 데이터 분석가에게 가면법을 적용하는 것만으로는 충분하지 않다. 어떤 임상시험 결과 신약에 어떠한 이득도 없는 경우에도, 시험 보고서는 마치 신약에 이득이 있는 것처럼 서술하는 경우도 있기 때문이다. 앞서 인용된 항우울제 시험에 대한 터너와 동료들의 체계적 고찰에 따르면, 36개의 부정적 시험 가운데 11개는 긍정적 결과가 있는 것처럼 제시되었다. 이는 출판된 항우울제 시험에 대한 체계적 고찰을 어설프게 할 경우, 실제로는 이득을 낸 신약은 대략 절반 정도밖에 되지 않았다는 증거를 94%의 신약에서 긍정적인 결과가 나왔다는 식으로 제시할 수 있다는 뜻이다. 두 고찰의 차이는 사실상의 만장일치(94%)와 동전 던지기(51%)의 차이만큼 크다. 다른 연구 또한 이 발견을 반복해서 보여준다.[536] 흥미로운 다른 연구에서, 스텔폭스 등은 칼슘 채널 억제제의 효과에 대한 연구 결과와 제약산업과의 재정적 관련성 사이에 어떤 관계가 있는지를 검사해보았다.[550] 이들은 약제에 효과가 있다고 보는 저자의 96%가 제약사로부터 연구비 지원을 받았으나, 중립적 저자 가운데서는 60%, 비판적 저자 가운데서는 37%만이 연구비 지원을 받았다는 점을 밝혔다.

요약하자면, 비판적 평가의 '새로운' 층위에서는, 데이터 분석 · 연구 출간 · 원고 작성 단계에서 유입되는 바이어스에 대해 말해야 한다. 이들은 최소한 부분적으로는 시험 등록 제도, 데이터 분석가와 논문 저자에 대한 가면법 적용을 통해 해결될 수 있다.

2) 증거기반의학을 큰 그림에 응용하기

5·10·11장에서, 나는 관찰 연구(호르몬 치료)나 메커니즘 추론(항부정맥제)에 의해 도입된 많은 치료를 무작위 시험이 쓸모없거나 해롭다고 밝혀낸 사례를 여럿 보인 바 있다. 만일 무작위 시험이 내놓은 결과가 좀 더 신빙성 있다고 믿는다면(그리고 나는 그래야 한다고 주장했다), 증거기반의학은 많은 목숨을 구한 것처럼 보인다. 하지만 증거기반의학이 건강 결과를 향상시키려 할 때 의학적 치료가 유일한 선택지인 것은 아니다. 몇몇 저자들은 20세기에 성취한 영아사망률 감소와 수명 증대 가운데 최소한 일부는 의학적 치료보다는 경제적 조건의 개선의 결과라고 주장한다.[96] 좀 더 최근에는, 윌킨슨과 마멋의 연구[551]가 의학적 치료보다는 사회적 요인이 좋은 건강 상태의 원인이라는 설득력 있는 증거를 내놓기 위한 연구 프로그램의 촉매가 되었던 바 있다. 보건의료에 쓸 수 있는 자원이 희소한 이상, 어떤 '개입'(의학적 치료, 경제적 조건의 향상, 평등의 확대, 또는 이들 조건의 조합)이 가장 큰 효과를 가지는지 아는 일은 유용하다. 실제로 8장에서는 비열등성 시험에 대해 논의하면서, 증거기반의학의 방법이 환자 관련 결과를 향상시키지 못하면서 보건의료에 들어가는 자원만 낭비할 수 있음을 확인했다.

이는 증거기반의학에 대한 비판이 아니다. 오히려 의학적 치료가 건강 결과를 증진시키는 데 가장 효과적인 방법이냐는 문제 제기다. 동시에, 건강 결과를 증진시킬 여러 대안이 존재한다면, 증거기반의학 옹호자들이 여러 다른 선택지들의 상대적인 효과를 평가할 수 있게 돕는 견고한 방법론 개발 역시 건강 증진에 유용할 것이다.

옮긴이의 말

증거기반의학의 정신, 철학의 정신

당연해 보이는 것에 대한 의심

번역을 시작하면서 제일 먼저 부딪쳤던 난관은 우리말 제목을 붙이는 일이었다. 이 책은 의학계에서 벌어지고 있는 하나의 지적 운동evidence-based medicine을 철학적으로 분석하는데, 우리는 통상 그 운동을 부르는 우리말 이름부터 재검토해야 한다고 느꼈다. 함께 책을 읽고 우리글로 옮기는 일은 적절한 번역어를 골라내는 데에서 멈출 수 없었다. 그것은 당연하게 여겨졌던 의학 연구의 관행에 의문을 던지고 제기된 논점들을 하나하나씩 점검해가는 과정의 연속이었다. 이 글은 증거기반의학이 제기하는 여러 논점들 가운데 특히 주목할 만한 부분을 소개하는 데 그 목적을 둔다.

고도로 분업화된 오늘날의 학문 세계에서 철학의 역할이 아직 남아 있다면, 그 요체는 널리 받아들여지는 지식이나 개념 체계라고 할지라도 당연한 것으로 간주하지 않고 한 번 더 의심하고 따져 묻는 태도에 있을 것이다. 이러한 비판적 태도는 의학계의 통념에 의문을 제기했던 증거기반의학을 관통한다. 그러한 정신이 어떻게 증거기반의학 방법론에서 적용되는지에 관한 구체적인 내용은 본문을 통해 확인할 수 있다. 따라서 이 글은 조금 더 포괄적인 시각에서 증거기반의학을 둘러싸고 있는 여러 통념을 고찰하려 한다.

우선, '증거기반의학'이라는 이름을 확정한 이유에 대해 상세히 논의한다. '근거중심의학', '근거기반의학' 등 여러 이름이 통용되고 있지만 각 이름을 사용해야 할 이유를 체계적으로 정리한 문헌은 드물다. 이 상황을 극복하기 위해 '증거기반의학'을 선택한 구체적인 논거를 제시하고자 한다. 그다음, 증거기반의학과 과학이 맺는 관계에 대한 여러 견해를 비판적으로 평가한다. 증거기반의학은 오늘날 의학의 주요 방법론으로 대두했지만 대중에게는 여전히 그 이름조차 생소하며, 동시에 관심 있는 전문가들은 기초과학과 그 방법론이 어떻게 관련될 수 있는지 의심하고 있다. 증거기반의학의 창시자들은 자신들의 운동을 '과학적 의학'으로 부르려 했으나 결국 '증거기반의학'으로 이름을 바꾸기도 했다. 왜 이런 상황이 벌어졌는지 그 이유를 추적하면서, 증거기반의학과 기초과학의 관계를 성찰하겠다.

1. '증거기반의학'이라는 이름

번역 작업에서 가장 먼저 해결해야 했던 과제는 'evidence-based medicine'*을 우리말로 옮기는 일이었다. 현재 한국 의학계에서 가장 많이 쓰이는 번역어는 '근거중심의학'*인 것 같다. '근거중심-'이라는 표현은 다양한 영역의 문헌에서 사용되고 있으며, 관련 전문 서적에서는 '근거중심간호'나 '근거중심한의치료' 같은 표현도 사용되고 있다. 그러나 강독 과정에서 우리는 '근거중심'은 이 방법론적 운동의 의미를 온전히 드러낼 수 없다는 데 의견을 같이하게 되었다. 우리는 '증거기반의학'이라는 이름을 선택했으며, 그 이유를 보여주기 위해 가능한 다른 선택지와 각 대안의 장단점을 체계적으로 검토하겠다.

2. Evidence: 증거인가, 근거인가

evidence의 번역어로 다음 두 단어를 발견할 수 있다.

① 증거

② 근거

많은 의료인은 증거보다 근거라는 용어를 선호하고 있다. 한국어 단어 '증거'와 '근거'가 서로 다른 무게를 지니고 있기 때문이다. 두 단어 모두 주장을 담고 있는 가설·이론·판단을 옹호하기 위해 쓰이는 자료를 뜻한다. '증거'는 법률적 효력과 같이 뒤집기 어려운 경우에 쓰인다는 직관이 폭넓게 공유되고 있다. 현재 '증거'보다 '근거'를 선호하는 이유는 증거기

---

* 번역어를 택한 이유를 밝히는 대목에서는 'evidence', 'based', 'medicine', 'evidence-based medicine', '근거중심의학', 'non-evidential'을 그대로 노출시켰다.

* 대한의학회가 만들고 정부가 지원하는 임상진료지침 정보센터에서 택하고 있는 표현이 '근거중심의학'이다. http://www.guideline.or.kr/contents/index.php? code=033

반의학 옹호자들이 의과학이 제시한 연구 결과가 가설을 확실히 뒷받침한다고 주장하지 않으며, 최선의 판단도 원리상 전복될 수 있음을 인정하기 때문이다. 이런 맥락에서 의료계는 '증거'보다는 '근거'를 번역 용어로 더 많이 쓰고 있다.

우리는 의료계에 통용되는 근거라는 표현에 동의하지 않는다. '근거'가 아니라 '증거'로 옮겨야 한다. 증거가 불확실하며 언제든지 뒤집힐 수 있다는 지적은 증거기반의학 옹호자들도 받아들일 수 있지만, 앞선 지적이 증거기반의학이 주장하는 새로운 의학의 핵심은 아니다. 어떤 경험자료가 가설이나 이론을 뒷받침하는 상황을 철학적으로 성찰해보면, 경험에 기반을 둔 주장은 언제든 뒤집힐 수 있으므로 확실하지 않다는 말은 상식에 지나지 않는다. 이를 부정하는 과학자나 의료인은 없다. 증거기반의학 옹호자는 증거의 품질을 평가하는 기준에 주목한다. 즉, 어떤 증거의 품질이 더 좋고 더 나쁜지, 그리고 어떤 자료가 증거가 될 수 있고 될 수 없는지에 대한 구분 기준을 탐구한다.

이런 생각을 그림 1.1에서 확인할 수 있다. 이를 다시 살펴보자.

증거기반의학이 제시하는 위계 구조에 따르면, 무작위 시험과 관찰 연구 설계로 대표되는 비교임상연구를 잘 수행하면 양질의 증거를 얻을 수 있다. 전문가 판단과 메커니즘 추론을 통해서는 품질이 나쁜 증거만 얻을 수도 있다. 전문가 판단은 증거의 자격 자체가 의심스럽다. 증거기반의학 옹호자들은 그림 1.1에서처럼 여러 연구 설계의 품질을 범주로 나눌 수 있다고 생각했다. 우리는 전문가 판단이나 메커니즘 추론으로 품질이 나쁜 증거를 얻을 수 있다는 평가를 검토하여 증거라는 용어가 적절한 까닭을 설명하려고 한다.

그림 1.1 단순화한 증거기반의학의 증거 위계
(모든 연구 유형의 체계적 고찰이 단일 연구보다 우월하다고 가정)

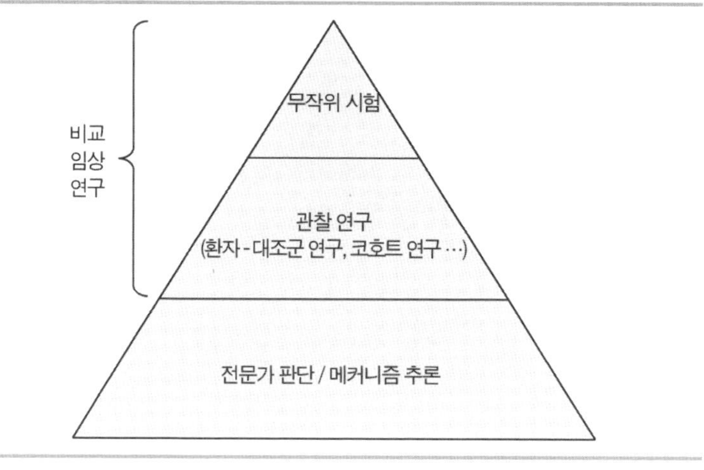

먼저 전문가 판단을 살펴보자. 증거기반의학 옹호자들은 전문가 판단에 가설을 입증하는 일과는 다른 비증거적 역할non-evidential role이 있다는 점을 인정한다. 이 역할은 하윅에 따르면(11장 4절) 환자의 가치와 상황을 최고 품질의 증거와 결합시키는 일, 플라세보 효과를 강화하는 일, 암묵적 지식에 해당하는 숙련 기술을 사용하는 일 등이다. 우리는 의료인들의 전문성과 판단이 합리적 이유를 기반으로 한다는 점에 주목했다. 첫 번째 역할을 수행하려면, 치료 효과에 대한 정보는 물론 환자의 가치와 상황에 대한 충분한 정보 역시 판단의 기반으로 삼아야 한다. 두 번째 역할을 수행하려면, 의료인은 언제 플라세보 효과를 기대할 수 있는지, 어떻게 플라세보 효과를 강화할 수 있는지 파악해야 한다. 의료인 자신이 충분한 암묵적 지식을 갖고 있다는 사실을 자각해야 세 번째 역할을 수행할 수 있다. 의료인 자신이 충분히 숙련됐다는 자각을, 즉 자신이 충분히 전문가라는 자각이 없이는 전문적인 의료 행위를 제공할 수 없다.

전문가 판단과 비교임상연구는 서로 다른 방식으로 환자에게 영향을 준다. 전문가 판단은 다양한 실천적 가치에 의해 옹호된다. 반면 비교임상연구에서 검증한 가설은 연구 결과 데이터로 옹호된다. 이는 인식론·과학철학의 용어를 활용하여 특별히 입증confirmation이라고 부른다. 어떤 가설에 대해, 그 가설을 지지하는 증거가 있다면 그 가설은 입증된다. 또 그 증거의 수준이 강력할수록 입증의 강도도 세다.* 따라서 증거기반의학 옹호자들이 증거 위계(그림 1.1)를 사용하여 보여주고자 했던 입장은, 각 증거들이 제공하는 입증의 강도, 다시 말해 인식적 자격 또는 참에 대한 보증의 강도에 차이가 있다는 사실이다. 증거기반의학 위계에 따르면, 전문가 판단은 입증력이 없거나 약한 반면 성공적인 비교임상연구는 가설을 강력하게 입증한다.

메커니즘 추론이 내놓은 증거가 품질이 나쁜 증거로 취급되는 이유도 살펴보자. 증거기반의학 옹호자는 어떤 치료 A가 환자에게 유관한 효과를 낸다는 가설에 대하여 메커니즘 추론의 결론은 제대로 된 증거가 될 수 없다고 본다. 메커니즘 추론이 참이라고 주장했던 가설이 실은 거짓이라고 밝혀진 경우가 많았기 때문이다. 잘 수행된 비교임상연구를 통해 확인된 사실은 메커니즘 추론이 내놓은 가설과 충돌하는 경우가 잦았기 때문에, 메커니즘 추론은 신뢰하기 어렵다고 본다. 이런 추론에는 숨겨진 전제가 있다. 비교임상연구가 메커니즘 추론보다 범주적으로 더 강한 입증력이 있다는 전제 없이는 이런 결론이 나올 수 없다. 물론 하워은 이

---

* 상세한 논의는 본문 1장의 옮긴이 주와 헴펠의 『자연 과학 철학』 4장(서광사, 2010: 77~102)을 참조하라.

런 전제를 비판적으로 검토하지만(10장), 적어도 증거기반의학 옹호자들이 양질의 증거라는 말로 무엇을 지시하는지 확인할 때 유용하다.

결국 증거기반의학 옹호자는 어떤 치료 A가 효과적이라는 가설에 대해, 어떤 연구 결과가 해당 가설을 강하게 입증한다면, 그 결과는 양질의 증거라고 생각한다. 그림 1.1에서 상위에 있는 증거가 좋은 까닭은 적절한 연구 설계로 수행됐기 때문이고, 방법론적으로 우월한 증거일수록 가설을 입증할 때 믿을 만하다.

따라서 증거기반의학 옹호자는 가설을 입증하기 위해 무엇이 필요한가라는 질문에 답하는 셈이다. 비교임상연구가 제시하는 증거에는 전문가 판단이 반영하는 다양한 종류의 가치와는 구분되는 인식적 힘이 있다. 또한 메커니즘 추론에 비해 비교임상연구는 양질의 증거다. 우리는 이런 인식적 자격, 또는 입증력 차이에 주목한다. 증거를 증거로 만들어주는 한편 증거의 품질을 올리기도 하는 요소는 바로 이 자격 또는 입증력이다. 증거기반의학이 말하는 증거의 핵심이 입증력이라는 사실에 비춰 볼 때, '근거'가 아니라 '증거'라는 말을 쓰면 의미가 강해진다는 의학계의 우려는 기우다. 증거가 미약한 입증이거나 증거가 방대한 입증이거나, 충분한 증거를 확보하면 뒤집어질 수 있다는 점에 질적으로 차이가 없다.

한국어 '증거'에는 법률적 효력에 대한 평가도 담겨 있다. 그러나 증거기반의학이 입증력이라는 인식적이고 과학철학적인 쟁점에 초점을 맞추고 있기 때문에, 전문가 판단에 대한 논의에서 확인할 수 있었던 '근거'에 담긴 여러 느슨한 의미를 덜어내려고 한다. 어떤 증거의 법률적 효력 역시 입증력이 있어야 한다는 점에서, 증거라는 말에 담긴 법률적 의미는 인식적 의미에 어느 정도 의존한다.

논의의 결론은 이렇다. '근거'는 어떤 추론이나 결론을 정당화시키기 위해 사용할 수 있는 모든 종류의 이유를 가리킨다. '증거'는 어떤 가설에 대해 입증력이 있는 자료에 대해서만 사용할 수 있다. 법률적 효력 역시 입증력에 의존한다. 증거기반의학이 말하는 증거의 용법을 검토해보면, 증거는 특수한 종류의 정당화, 즉 쟁점 치료가 효과가 있다는 가설을 입증하기 위해 쓰이는 자료를 가리킨다. 우리는 이와 같은 이유로 '근거' 대신 '증거'라는 용어를 쓰기로 했다.

3. Based: 중심인가, 기반인가

Based는 증거, 그리고 개별 의사의 결정이나 보건 당국의 지침과 같은 의료 실무 사이 관계를 가리키는 말이다. 이 말에 대한 번역어는 두 가지가 있다.

① 중심

② 기반

두 용어는 증거와 의료 실무 사이의 관계에 대한 서로 다른 표현이다. '중심'과 '기반'은 모두 증거가 의료 실무에서 중대한 역할을 수행한다는 뜻을 전달하는 데는 무리가 없다. 우리는 더 세밀한 뜻을 전달하는 데는 기반이라는 용어가 적당하다고 생각한다.

두 용어에 대한 국립국어원 표준국어대사전 풀이와 우리의 직관은 다음과 같다.

①기반: 기초가 되는 바탕. 또는 사물의 토대. 어떤 토대 위에 구조물

이 올라가 있는 관계를 가리킨다. 증거라는 토대에 의료 행위라는 건물이 서 있는 그림이 연상된다.

② 중심: 사물이나 행동에서 매우 중요하고 기본이 되는 부분. 하나의 주 기둥에 여러 보조 기둥이 있는 구조물에서 주 기둥과 보조 기둥 사이의 관계를 가리킨다. 증거가 의료 행위의 가장 중요한 부분을 떠받치고 있는 그림이 연상된다.

기반의 용법에 따라 그린 그림 속에서, 증거는 의료 행위의 소극적 조건, 다시 말해 의료 행위가 어기면 안 되는 조건으로 제시되었다. 반면 중심이 주는 그림 속에서 증거는 의료 행위의 기초가 되는 다른 여러 이유를 압도하는 무언가로 제시되었다. 증거기반의학은 기반이 제시하는 그림과 더 어울린다. 예를 들어 보건당국이 담배를 오직 역학적 증거에 의해서만 금지하는 결정을 내린다면, 이 조치는 격렬한 사회적 논란을 초래하게 될지도 모른다. 공중보건정책은 사회 구성원들의 가치와 부합해야 하기 때문에, 어떤 조치의 효과뿐 아니라 사회적 가치 역시 감안해야 한다. 또한 증거기반의학은 의료 행위가 환자의 가치를 감안하여 제공돼야 한다고 역설해왔다. 따라서 '중심'보다는 '기반'을 번역어로 골랐다.

4. Medicine: 의학인가, 의료인가

Medicine에 대한 번역어는 다음 두 가지가 있다.

① 의학

② 의료

국립국어원 표준국어대사전은 '의학'을 인체의 구조나 기능, 질병, 치료, 예방, 건강 유지의 방법이나 기술따위를 연구하는 학문이라고 풀이하고 있다. 의학을 지지하는 견해에 따르면, 증거기반의학은 어떤 치료가 환자에서 효과가 있는지에 대해 옳은 지식을 확보하는 절차를 제공하고, 나아가 그 절차가 왜 옳은 지식을 보장하는지에 대해 논의하는 방법이다. 이는 의료 현장에서 일어나는 모든 문제를 다루지 않고, 의료와 유관한 지식을 생산하는 현장에서 일어나는 문제에 관심을 기울인다. '의학'은 이런 문제와 문제를 해결하기 위한 노력의 집합을 가리킨다.

국립국어원 표준국어대사전은 '의료'를 의술로 병을 고치는 일로 풀이하고 있다. 증거기반의학은 의료 현실을 폭넓게 변화시키려 한다. 이런 변화의 범위를 감안할 때, 의료가 적당한 용어라고 생각하는 입장이 있다. 증거기반의학 옹호자는 의학을 변화시켜 의료 역시 변화시키기를 바란다. 예를 들어 증거 위계 피라미드(그림 1.1)를 통해 전문가 판단은 증거 자격이 없다고 주장하면서 전문가의 역할이 바뀌어야 한다고 역설한다. 전문가 판단은 증거 자격이 없다는 평가가 의학의 문제라면, 전문가의 역할을 명료하게 정의하고 이를 의학이 다루는 증거 산출 절차와 구분해야 한다는 제안은 의료의 문제다.

의학은 결국 의료 현실을 변화시키려고 한다. 예를 들어 '예방의학' 역시 그렇다. 예방의학의 목표는 역학적 증거를 바탕으로 조기 사망을 줄이는 데 필요한 조치를 개발하고 이를 현실에 적용하는 데 있다. 대부분의 의학 지식은 임상 현장에 적용되어야 의미가 있다. 의학의 기본 속성에 비추어 보아, '의학'이라는 용어로 옮기기로 결정했다.

'증거기반의학'에서 '증거'는 이 운동이 어떤 의료적 개입의 효과성 가설에 대한 입증력을 분별하고 평가하는 체계를 마련하는 데 크게 기여하고 있으므로 골랐다. '기반'은 증거가 의료 행위의 제약 조건으로 기능해야 하지만 다른 모든 것을 압도하지는 않는다는 생각을 표현하기 위해 골랐다. '의학'은 이 운동이 의료 현장과 관련된 지식을 축적하려고 한다는 점에서 골랐다.

5. 증거기반의학과 '과학'

이름을 확정하면서 증거기반의학 자체의 내용을 명확히 할 수 있었다. 우리가 특별히 강조하고 싶은 주제는 바로 과학과 증거기반의학의 관계다. 역학 연구를 다룬 뉴스를 접한 대중의 반응부터, 증거기반의학에 한계가 있다고 주장하는 의사들의 주장, 심지어 증거기반의학의 역사와 방법론 모두에 걸쳐 과학과 증거기반의학의 관계는 주목할 만한 연구 주제를 이루고 있는 듯하다.

증거기반의학을 적용한 임상 역학 연구를 뉴스에서 접하는 것은 이제 흔한 일이 되었다. 2016년 8월 AP 통신 탐사보도팀은 치실의 효과에 관한 논란을 취재 보도했다.* 이 기사는 국내 언론에 인용 보도되면서 각종 뉴스를 달궜고, 이를 접한 사람들은 다양한 반응을 쏟아냈다.** 기사에 따르면, 치실에 대한 비교임상연구 결과 치실이 플라그 제거와 치주염 완화에 큰 도움이 된다는 증거가 불충분한데도 당국과 치의학계, 그리고

---

* http://bigstory.ap.org/article/f7e66079d9ba4b4985d7af350619a9e3/medical-benefits-dental-floss-unproven

** http://www.yonhapnews.co.kr/it/2016/08/04/2402000000AKR20160804117500017.HTML

관련 산업계가 치실 사용을 계속해서 권장해왔다는 것이었다. 우리는 SNS를 통해 많은 사람들의 가공되지 않은 반응을 살펴볼 수 있었다. 이런 반응 가운데, 특히 다음은 이 에세이의 맥락에서 조명할 가치가 있다.

- 증거기반의학에 의한 연구를 '과학적' 연구 방법이라고 부름. 많은 사람들, 또는 많은 국내 보도는 이들 비교 임상연구의 결과를 주저 없이 '과학적'이라고 부른다. AP 통신보도 역시 기사 본문에서 'scientific'이라는 말을 여러 차례 사용하고 있다. 실제 체계적 고찰 연구를 검토하여 과학적이라고 평가하는 경우는 거의 없었다는 점에서, 그리고 '증거기반의학'이라는 말 자체의 역사와 현재 진행 중인 논란에 비춰 볼 때 이런 용어법에는 문제가 있다.

본문 2장에서 간략히 소개된 것처럼, 고든 기얏이 '증거기반의학'을 가리키기 위해 처음 선택했던 용어는 '과학적 의학scientific medicine'이었다. 이 표현은 기존 의학이 비과학적이라는 함축을 내포했기에 수용되기 쉽지 않았다. 생명 과학의 발전을 대중에게 알린 많은 성과들은 의과학의 성과였다. 항생제나 장기 이식을 가능하게 한 의학의 발전에 비과학적이라는 딱지를 붙일 수는 없다. 증거기반의학은 이런 성과만으로는 해결하는 데 충분하지 않은 문제를 제기했다는 점에서 의미가 있지만, 증거기반의학을 아무런 전제 조건 없이 '과학'이라고 부른다면 오해를 살 만하다.

최근 이오아니디스는 증거기반의학이 '납치'되었다고 주장했다.* 증거의 품질을 평가할 때 무작위 시험 또는 메타 분석 수행에만 주목하면,

---

* Ioannidis, P.A. John. "Evidence-based medicine has been hijacked: a report to David Sackett", *Journal of clinical Epidemiology*, Volume 73(2016), pp.82-86.

다른 여러 바이어스 유발 요소들이 무시될 수 있다. 실제로 이런 허점을 노리고 특별한 이해관계에 있는 사람들이 왜곡된 연구를 품질이 높은 연구로 위장할 경우 그 시도를 막기는 어렵다. 특히 생물학적 개연성이 없는 가설에 대한 임상연구조차도 증거기반의학은 품질이 높은 연구로 평가할 수 있다는 우려가 있다. 증거기반의학은 비교 임상연구의 정당성을 확보하기 위한 여러 방법에만 관심을 기울이는 운동으로 평가되며, 결국 중보 기도에 대한 임상연구(10장 3절 1항)처럼 생물학적 개연성이 없어 기초과학에 의해 지지받지 못하는 연구도 정당한 연구로 취급할 수 있는 방법론적 운동으로 평가된다.

기얏이 '과학적 의학' 대신 '증거기반의학'이라는 말을 택했다는 사실, 그리고 증거기반의학의 '납치'에 대한 우려는 증거기반의학을 과학과 등치시킬 수 없음을 보여준다. 반면 임상연구 보도에 대한 대중의 반응을 살펴보면, 대중은 과학과 증거기반의학의 차이를 인지하지 못하고 있다. 의료인과 대중의 상반된 반응을 모두 설명할 수 있어야 한다.

6. 증거기반의학과 과학의 차이를 강조하는 사람들에게

증거기반의학과 과학의 차이를 살펴보기 위해, 그림 1.1에서 살펴본 증거 위계에서 출발하자. 증거기반의학은 비교임상연구를 환자에서 효과가 있는지에 대한 가장 적절한 증거로 평가하며, 메커니즘 추론은 그보다 못한 증거로 평가한다. 메커니즘 추론에 대한 저평가는 하윅의 『증거기반의학의 철학』 이전에는 충분히 정당화되지 않았다(1장). 여기서는 메커니즘 추론에 대한 저평가를 정당화할 만한 이유를 검토하여 증거기반의학과 과학의 차이를 어떻게 보아야 적절한지에 대해 조금 더 논의하겠다.

증거기반의학이 메커니즘 추론을 저평가하는 이유는 크게 두 가지다. 첫째, 메커니즘 추론이 임상연구 결과와 충돌하는 경우가 많다. 둘째, 메커니즘 추론과는 달리 임상연구는 환자에서의 결과와 간극 없이 연결되어 있다.

하지만 하윅이 지적하듯(10장), 첫 번째 논거만으로 메커니즘 추론을 저평가할 수는 없다. 양측이 충돌한다는 사실만으로는 어느 편이 더 우월한 논거라고 주장할 수는 없기 때문이다. 결정적인 논거는 임상연구가 환자에서의 결과와 간극이 없다는 데 있다. 이런 논거는 환자에서의 결과에 대한 하윅의 분석을 활용하면(3장) 정당화된다. 임상연구는 환자 관련 데이터를 수집하여 수행되므로 효과 크기를 나타낼 다양한 변수를 사용할 수 있으며, 또한 이 지표를 활용하여 여러 치료의 효과 크기를 비교할 수도 있다. 특히 플라세보 대조시험은 플라세보와 시험약의 효과 크기를 비교하기에 좋은 방법이다. 반면 많은 학자들이 메커니즘 추론이 해결에 도움이 될 것이라고 생각했던 '외적 타당도' 문제, 즉 어떤 연구 결과가 실제 임상에서 성공적으로 적용될 것인가 하는 문제를 해결하는 데서도 메커니즘 추론은 그리 훌륭한 해결책은 아니다. 과학을 통해 얻은 결과가 임상에서 실제로 효과가 있는 약물로 이행되는 경우가 드물다는 연구 결과도 있다(10장 6절 3항).

물론 이러한 논거로도 메커니즘 추론에 대한 저평가를 온전히 납득할 수는 없다. 하윅의 경우, 양질의 메커니즘 추론은 저급한 증거가 아니라 훌륭한 증거로 보아야 하며, 증거기반의학은 이를 충분히 활용해야 한다고 제안한다. 다만 메커니즘 추론은 환자에서의 결과와 간극이 크고 비교임상연구는 간극이 작다고 평가하는 이유를 정리해 평가한 작업은 찾을 수 없었다. 결국 이 문제는 하윅의 연구로도 답변이 되지 않은 상태이며, 향후 연구 과제로 남긴다.

다만 꼭 짚고 넘어갈 만한 문제가 하나 남아 있다. 이른바 '증거기반의학의 납치' 문제다. 대체의학과 같이, 생물학적 개연성이 낮은 의료 행위를 시도하는 일부 의료인에게 증거기반의학이 통계적으로 정교하게 꾸민 증거를 제공할 수 있는 우회로가 된다고 우려하는 사람들이 많다. 그러나 증거기반의학의 개념을 잘 분석해보면, 이에 응답하는 발전 방향을 제시하기는 어렵지 않다.

가장 중요한 지적은, 앞서 '증거' 개념을 상세하게 분석한 결과에서 나온다. '증거'는 단순히 비교임상연구의 결과만을 가리키는 용어가 아니다. 이 말은 환자에서의 효과에 대한 가설을 입증하기 위해 동원할 수 있는 모든 종류의 논거를 가리키는 말이다. 따라서 '증거'에는 기초과학에 기반을 둔 양질의 메커니즘 추론 역시 포함되어야 한다. 또한 하윅의 제안처럼, 양질의 메커니즘 추론은 임상연구와 함께 어떤 가설의 입증 수준을 더 강하게 만들 수 있다. 하임릭 구명법이 기반을 둔 메커니즘 추론은 그것만으로도 효과를 입증하는 데 충분하다. 증거기반의학 옹호자는 양질의 메커니즘 추론이 무엇인지, 실제 의료 현장에서 어떻게 사용할 수 있는지 고민해야 한다.

다만 실험실 연구를 통해 획득한 치료 방법이 기대했던 것보다 환자 관련 효과가 없을 수 있다는 경험적 증거(10장 6절), 그리고 젬멜바이스 사례나 헬리코박터 파일로리 사례에서처럼(10장 부록: 표 10.3) 생물학적 개연성이 떨어지는 것으로 취급되었던 가설이 실제로는 참이었던 여러 역사적 사례에 비춰 볼 때, 생물학적 개연성이 임상연구 가설이기 위해 반드시 만족해야 할 조건이어야 한다는 요구는 의외의 발견을 막는 족쇄로 작동할지도 모른다. 생물학적 개연성을 임상연구 가설을 평가할 때 사용해야 한다는 요구 조건은 제한적으로만 유효하고, 증거기반의학에 따른 연구가 향후에 다룰 가설은 생물학적 개연성이 있는지 여부에 의해 정해져야 한다는 주장은 역사적 사례에 비춰 보았을 때 과도하다.

7. 증거기반의학과 과학 사이의 차이를 모르는 사람들에게

사람들은 증거기반의학과 과학 사이의 차이를 대부분 모른다. 앞서 제시한 치실 사례에서, '과학'이라는 표현은 어떤 가설의 참을 보증하는 방법을 가리키기 위해 사용되었다. 그러나 '과학'의 이런 용법은 증거기반의학의 장점을 대중에게 알리는 데 도움이 될 만큼 정교하다고 할 수 없다. 임상연구 가설을 입증할 때 실제로 사용되는 방법을 이해시키는 데 도움이 되는지 의문스럽기 때문이다. 치실 사례에 대한 언론 보도와 대중의 반응은 이렇게 정리할 수 있다.

- **실제 체계적 고찰연구에 대한 언급이 없음.** AP 통신 기사의 근거가 된 체계적 고찰연구*의 펍메드 링크**가 본래 AP 통신 기사에 포함되어 있었음에도, 기사를 읽거나 논평한 많은 사람들 가운데 실제 연구를 읽은 것으로 보이는 경우는 드물었다. 게다가 국내 언론은 AP 통신 기사와는 달리 펍메드 링크나 논문 본래 링크를 제공하지도 않았다.

---

* http://onlinelibrary.wiley.com/doi/10.1111/jcpe.12363/full

** http://www.ncbi.nlm.nih.gov/pubmed/25581718

비록 명시적으로 '증거기반의학'을 언급하지는 않았으나, AP 통신 기사는 결국 증거기반의학에 따른 치과 의료가 제공되지 않고 있음을 지적했다. 이 연구에 대한 언론과 대중의 반응은 증거기반의학과는 거리가 멀었다. 증거기반의학에 따르면 사용할 수 있는 증거를 최대한 활용하여 판단을 내려야 하는데도 체계적 고찰 연구를 언급조차 하지 않은 반응이 많았다. 또한 국내 언론은 이 논란의 초점인 치실의 효과에 대한 체계적 고찰 연구를 소개하지 않아 독자들이 판단을 내릴 수 있도록 돕는 역할을 충실히 수행하지 못했다.

이런 상황은 증거기반의학에 의해 얻은 연구를 전문가만의 전유물, 즉 전문가가 아니면 전모를 알아보기 힘든 연구가 아니라 대중이 이해할 수 있는 연구로 만들어야 풀릴 수 있을 것이다. 다시 말해, 증거기반의학의 구조를 알고 그 결과물을 실제로 읽을 수 있는 사람들이 많아져야만 이들 연구의 내용에 더 깊은 관심을 기울이지 않는 상황이 줄어들 것이다. '과학'이라는 표현 속에 구체적인 방법론이 가려져 있는 상태를 내버려두지 말고, 임상연구가 내놓은 데이터를 기반으로 해 공중보건과 의학적 판단이 이뤄진다는 사실을 분명히 알려야 할 것이다.

물론 모든 사람이 증거기반의학 문헌을 읽을 수 있어야 한다고 말하기는 어렵다. 하지만 의학 연구 결과를 소개하는 기자는 코크란 연합에서 제공하는 자료*와 같이 우리말로 제공되는 자료들을 참조하는 노력을 기울여야 한다.

* 코크란 라이브러리. http://www.cochrane.org/ko/evidence

8. 결론

철학의 정신과 증거기반의학의 정신은 서로 통한다. 철학은 통념을 의심하고, 체계적으로 반성하는 학문이다. 증거기반의학은 가설을 평가하기 위해서는 사용 가능한 증거를 모두 감안해야 한다고 역설한다. 증거기반의학이 현재 의료계에서 차지하는 위상이 무엇이든, 증거기반의학 방법론을 둘러싼 구체적인 논쟁들이 어떻게 진행되든지 간에, 증거기반의학은 그 정신만으로도 주목받을 만한 가치가 있다. 그에 걸맞은 관심을 이끌어내기 위해 우리는 고심했고 그 결과를 번역어와 옮긴이 주로 남겼다. 그러나 그마저도 충분치 않다는 생각에 우리는 이 글을 쓰게 되었다. 특히 '증거기반의학'이라는 이름을 구성 낱말별로 꼼꼼히 설명하고 정당화하는 시도, 그리고 증거기반의학과 과학의 차이를 설명하고 평가하기 위한 시도는 증거기반의학에 대한 이해를 심화시키기 위해 필요하다. 비록 여기서 모든 문제를 해결할 수는 없었지만, 앞으로 이뤄질 논의가 빈 틈을 채워줄 것이다.

'증거기반' 운동은 의학에서 그치지 않고 사회과학 전반으로 확산되고 있다. 특히 '증거기반정책'은 영미권에서는 학계뿐만 아니라 당국의 실제 정책까지도 결정하고 있는 상황이다. 이는 통념을 의심하고 관련 증거를 모두 사용하여 판단을 내려야 한다는 정신을 공유한다. 의학과 사회과학 전반에 걸쳐 '증거기반' 운동이 퍼져나가는 이유는 다음과 같은 진단을 많은 이들이 공유하고 있기 때문일 것이다. 즉 우리 몸에 대한 여러 말, 그리고 우리 사회에 대한 여러 말은 아직 충분히 증거에 기반을 두지 않고, 또 우리는 충분히 의심하지도 않으며 사용할 수 있는 증거를 조직적으로 활용하고 있지도 못하다. 상황이 이렇다면, 여기에 이의를 제기하고 실제로 더 나은 성과를 보여주기 위한 지적 운동이 필요하며 이는 지금보다 훨씬 넓은 범위에서 이뤄져야만 한다.

의학은 질병을 예방하거나 치료함으로써 시민의 건강을 증진하고 기대수명을 늘리는 등 삶의 질을 높이는 데 기여해왔다. 의학계가 우리 사회가 직면하고 있는 여러 문제들에 개입하고 효과적으로 대응하려 한다면 다양한 차원에서 다각도의 노력이 필요할 것이다. 분명한 것은 의학계의 지형을 실질적으로 바꾸어온 '증거기반' 운동이 한 가지 길을 제시한다는 것이다. 의학계는 증거기반 운동의 발원지이면서 동시에 그 방법론이 가장 정교하게 다듬어진 영역이다. 우리 사회의 근본 문제가 '철학의 부재'에 있다고 한탄하는 사람들이 많다. "모로 가도 서울만 가면 된다" 식의 결과중심주의가 우리 사회를 지배해온 현실도 부정하기 어렵다. 이제 우리는 증거기반의학 방법론의 배후에 놓여 있는 그 정신에 주목해야 한다. 환자 자신의 가치에 비추어 가장 효과적인 치료를 제공하기 위해, 의료인은 폭넓고 공정하게 증거를 수집, 종합하고 주어진 증거에 바탕을 두고 합리적으로 결론을 도출할 수 있어야 할 뿐 아니라 그러한 추론을 환자에게 무엇이 최선인지에 관한 가치 판단과 결합할 수 있어야 한다. (치료든 정책이든) 대상의 가치에 대한 섬세한 감각과 증거에 대한 민감성, 요컨대 비판의 정신이 우리 사회에 절실히 필요하다. 이것이 바로 증거기반의학의 철학이다.

9. 감사의 말

2015년 3월 『역학의 철학』 번역서를 생각의힘 출판사에서 펴내고 소개하느라 시간이 흐른 뒤 이 책의 본문에 언급된 책 한 권이 눈에 쏙 들어왔다. 존 워럴과 제러미 하윅이 증거기반의학의 방법론적 기반을 두고 논쟁을 벌이는 대목이었다. 이 구절에는 제러미 하윅이 쓴 『증거기반의학의 철학』이 참고문헌으로 나와 있었다. 역학, 철학, 과학철학을 전공한 번역진이 다시 의기투합하여 번역 작업을 시작하기에 최적의 텍스트였다. 초교를 완성하고 한참이 지나서야 책이 나오게 된 까닭은 대표 역자의 게으름 탓이 가장 크지만, 모든 역자의 신상에 크고 작은 변화가 생긴 탓이라는 소소한 변명을 남겨둔다.

『증거기반의학의 철학』이 번듯한 번역서의 모양을 갖추게 된 데는 많은 분들의 도움이 필수적이었다. 부산대 한의학전문대학원의 김건형 교수와 연세대 인문사회의학협동과정 박승만 선생은 초교를 완성하는 독회에 참석해서 중요한 의견을 남겨주셨다. 김건형 교수와 중앙보훈병원 신장내과 김범 전문의는 편집 원고를 통독하고 번역의 완성도를 높일 수 있는 상세한 지적을 보내주셨다. 인하대 의대 사회의학교실 정슬기 조교는 스트라이트버거 침 일러스트를 그려주셨다. 생각의힘 출판사 편집부 유승재 과장은 의학용어와 철학용어가 어지럽게 직교한 번역 원고를 가독성 있는 원고로 바꾸기 위해 분투하셨다. 마지막으로 어려운 출판계 환경에서도 『역학의 철학』에 이어 이 책을 번역 출간하기로 용단을 내려준 생각의힘 출판사 김병준 대표께 커다란 감사를 드린다.

『역학의 철학』이 인구집단 측면의 관련성이 인과성을 확보할 수 있는지에 대한 철학적 문답이라면, 『증거기반의학의 철학』은 무작위 시험을 통해 얻은 증거가 타당성을 확보할 수 있는지에 대한 철학적 문답이다. 가짜 뉴스 시대에 보건의료 분야에도 만연한 가짜 정보를 가려내는 능력을 확보하는 데 이 책이 일조할 수 있기를 바란다.

용어해설

* 이 부분은 모두 옮긴이가 작성한 것이다. 본문에서 중요한 개념이거나, 생소할 수 있는 철학 또는 의학 개념이거나, 옮긴이가 새롭게 제안한 번역어 때문에 혼동이 있을 수 있는 낱말을 위주로 선택했다.

한국어	영어	설명
개입	intervention	환자의 상태에 대한 효과를 노리고 취한 의료적 조치. 통상 의료계에서는 '중재'로 번역하지만, 대상을 변화시키려는 조치의 의미가 강해 과학철학계의 용어법을 따랐다.
검사 민감도	assay sensitivity	어떤 검사가 검사 대상 효과성에 얼마나 민감한지 나타내는 척도. 현재 쓰이는 다른 번역어를 발견하지 못하여 제안했다.
경험적	empirical	철학에서, 우리 마음 외부의 세계를 조사하여 얻을 수 있는 정보나 지식에 대한 형용사로 쓰인다. 우리 마음 속에 있는 개념 체계를 조사하여 얻을 수 있는 정보나 지식은 '선험적a priori'이라고 부른다.
고유 특징	characteristic feature	그것이 없다면 쟁점 개입 고유의 효과성이 나타나지 않는 특징. 정당한 플라세보 대조는 이 특징을 통해 규정된다. 옮긴이가 제안하는 용어다.

관찰 연구	observational studies	일상 진료 과정에 참여한 환자를 관찰하여 얻은 데이터를 통해 진행하는 역학 연구. 사례 연구, 사례군 연구, 환자-대조군 연구, 코호트 연구, 과거 대조군 연구 등의 연구 설계가 있다.
교란변수 또는 교란요인	confonder or confounding factor	시험군과 대조군 사이의 차이를 일으키지만 시험 대상 개입의 효과성을 설명하지는 못하는 요인. 4장 참조.
기계적 규칙	mechanical rule	정해진 절차에 따라 진단을 수행하도록 하는 규칙. 임상 전문가의 직관적 진단과 비교하는 부분은 11장 참조.
기술	description	어떤 상황을 가치평가 없이 객관적으로 써내려가는 일. 철학에서 흔한 반댓말로 처방, 규범 등이 있다.
노세보	nocebo	플라세보 효과와는 반대로, 어떤 개입을 받은 환자가 그 개입에 대한 기대 때문에 겪게 되는 나쁜 효과.
다른 조건이 같다면	ceteris paribus	과학 일반에서, 논의 대상이 되는 변수만 다른 두 대상을 대조할 수 있도록 하기 위해 집어넣는 조건절. 쟁점 변수와 무관한 노이즈의 개입을 제거할 수 있는 장치로 간주된다.
대리변수	surrogates	접근하려는 결과가 있으나 조작적 접근 방식을 설정하기에는 너무 어렵거나 불가능한 경우 그 결과를 대신 나타내는 것으로 선정된 변수.
동일인 교차 대조 시험	n-of-1 trial	단 한 명의 대상자가 실험 개입 그리고 대조 개입을 받게 하여, 또는 그 역순으로 받게 하여 두 개입의 치료 효과성을 대조하는 방식. 5장 4절 3항 참조.
메커니즘	mechanism	물리학, 화학, 생물학, 심리학, 사회과학 일반에 걸쳐, 어떤 초기 조건과 결과 사이의 규칙적 연결 관계 또는 그런 연결을 가능하게 하는 구조를 지시하기 위해 사용되는 말. 10장 참조.
메커니즘 추론	mechanistic inference	설명해야 하는 결과가 있을 때, 그 설명을 위해 메커니즘을 사용하는 추론 방식.
무작위 시험	randomized controlled trial, RCT	대상자를 시험군과 대조군에 할당할 때, 그 방법으로 무작위 배정을 사용하는 시험 방식. 다양한 변종이 가능하며, 특히 실험 대상 개입을 관리할 수 있기 때문에 이 시험 설계방식은 양측 가면법과 플라세보 대조를 채택할 수 있다.

무작위 배정	randomization	대상자를 할당할 때, 대상자가 어느 집단에 들어가게 될지 모르게 만드는 방식을 사용하는 할당 방법.
미결정성 논제	indeterminati on thesis	아무리 많은 경험적 증거가 있다고 하더라도, 그런 증거로는 어느 편인지 확정할 수 없는 개념적 쟁점이 얼마든지 있을 수 있다는 철학적 주장. 뒤엠-콰인 논제와 초랑파록 역설이 특히 유명하다. 24쪽 각주* 참조.
바이어스	bias	시험을 수행할 때, 방법론상 회피할 수 없거나 실제로 회피하지 못하는 교란요인을 창출하게 만드는 상황이나 성향. 6장에 다양한 유형이 소개되어 있다.
바이어스, 수행	performance bias	대상자가 개입의 효과에 대해 가진 기대나 의료진이 개입을 수행하면서 보인 태도 때문에 발생할 수 있는 바이어스. 연구 수행 단계에서 발생하며, 무작위시험 설계가 적용되더라도 할당 은폐에 실패하면 발생한다.
바이어스, 자기 선택	self-selection bias	관찰 연구에서, 환자가 자신이 받을 치료를 선택했기 때문에 나타나는 바이어스.
바이어스, 출판	publication bias	불리한 연구를 덜 출간하거나, 유리한 연구를 더 많이 출간하여 향후 체계적 고찰 연구의 내용에 영향을 끼치게 되는 바이어스. 12장 참조.
바이어스, 할당	allocation bias	관찰 연구에서, 환자가 대조군과 시험군에 속하도록 영향을 미칠 수 있는 여러 변수 때문에 나타나는 바이어스. 무작위 배정으로 줄일 수 있다.
반사실적	conterfactural	다수의 요인으로 이뤄진 인과적 복합체에 대해, 어떤 요인 하나가 현실과는 다른 방식으로 변화했을 때 일어나는 귀결을 가리키는 말. 역학 연구나 철학에서의 인과 이론, 나아가 시간적 과정을 다루는 과학 일반에서 논의의 초점이 되는 개념이다.
배경 지식	background knowledge	어떤 행동, 주장, 판단을 하기 위해, 의식적으로든 무의식적으로든 감안하게 되는 주변 상황에 대한 지식. 4장 참조.
범주	category	철학에서, 언어나 세계의 환원되지 않는 단위를 지시하는 말. 아리스토텔레스와 칸트의 제안이 역사적으로 유명하다. 이 작업에서는 각 증거 유형 사이의 질적 차이를 지시하기 위해 쓰였다. 19쪽 각주* 참조.

본래적	intrinsic	다른 무언가에 의존하지 않고 가질 수 있는 속성이나 특징을 지시하는 말. 반대말로 도구적instrumental, 파생적, 외재적extrinsic 등이 있다.
비교 임상 연구	comparative clinical studies	일상 진료, 또는 무작위 배정이 이뤄진 조건하에서, 실험군의 효과와 대조군의 효과를 관찰한 뒤 비교하여 실험 개입의 효과성을 확인하는 경험적 방법. 증거기반의학은 이를 메커니즘 추론, 그리고 전문가 판단과 대조한다.
비열등성 시험 또는 동등성 시험	non-inferiority trial or equivalence trial	기존 개입에 비해 시험 개입의 효과성이 대체로 동등하거나 적어도 열등하지는 않다는 점을 보이기 위한 시험. 통상 사용이 간편한 것과 같이 효과성과 무관한 이점이 있는 새로운 개입 방법을 시험하는 데 쓴다.
암묵적 지식	tacit knowledge	명시적인 진술로 옮기기는 곤란하지만 실제로 어떤 행위를 수행하기 위해 숙지하고 있어야 하는 지식. 노하우.
양측 가면법 또는 양측 맹검법	double masking, blinding	연구 대상자와 의료진이 무엇이 시험 대상 개입이고 무엇이 대조 개입인지 알 수 없도록 은폐하는 기법. 특히 대상자와 의료진은 시험 수행 과정에서 서로 만나게 되는 양편이기 때문에 양측이라는 표현을 사용했다.
외적 타당도	external validity	어떤 시험이나 추론의 결과가, 성격이 다른 환자에게도 적용될 수 있는지 평가하는 척도.
윤리학	ethics	올바른 삶 또는 행복한 삶이 무엇이고 어떻게 하면 이룩할 수 있는지 묻는 철학의 한 분과.
인식론	epistemology	지식이 무엇인지, 지식을 얻기 위해서는 무엇을 해야 하는지 묻는 철학의 한 분과.
임상시험 심사위원회	institutional review board, IRB	임상시험이 필요한 윤리적 조건을 만족했는지 평가하는 기구.
임시방편적	ad hoc	과학철학의 용어로, 지금까지의 이론적 주장을 파기할 수 있는 증거에 맞서 내놓은 옹호 방식이 그 증거를 논박하는 것 말고는 아무런 인식적 가치도 없는 경우 그 옹호 방식에 대한 평가를 말한다. 231쪽 각주 참조.
입증	confirmation	어떤 가설이 있을 때, 그 가설을 지지하는 다양한 성격의 증거가 가설을 강화함 그 자체. 확증이라는 표현도 많이 쓰이지만 혼동을 막기 위해 입증으로 쓴다. 24쪽 각주 ** 참조.

전문가 판단 또는 전문성	expertise	의료 현장에서 의사에게 필요한 판단 능력이나 기타 암묵적 지식. 증거기반의학은 여기에 효과성에 대한 증거의 자격이 있다고 보아서는 안 된다고 주장한다. 11장 참조.
준수(율) 또는 수행(률)	adherence	비교 임상연구 과정 중, 대상자가 실제로 지시받은 개입 조치를 잘 수행하고 있는지 평가하는 척도. 의학계에서는 순응도라는 말이 쓰이지만 가부장적인 의료관을 보여준다는 지적을 감안하여 '준수(율)'이라는 번역어를 주로 사용했다.
존재론	ontology	세계에 무엇이 존재하는지, 그리고 이런 존재자 사이의 관계는 무엇인지 묻는 철학의 한 분과. 많은 경우 '형이상학'과 뜻이 통한다.
증거	evidence	어떤 가설이나 주장에 대한 입증의 능력을 지닌 일체의 자료. 특히 증거기반의학에서의 '증거'는 효과성에 대한 입증 능력이 있는 자료를 지시한다.
증거 능력	evidential support	어떤 자료가 증거로서 가설을 지지하는 힘. 그 크기가 클수록 양질의 증거이며, 증거기반의학 옹호자들은 무작위 시험 또는 그에 대한 체계적 고찰연구가 가장 강하다고 본다.
증거기반 의학	evidence-based medicine, EBM	어떤 개입의 효과성에 대한 신빙성 있는 증거가 될 수 있는 의학 연구를 통해, 궁극적으로는 임상 판단이 훌륭한 의학적 증거와 결합되어야 한다고 보는 의학 사조.
철학	philosophy	이론적·실천적 쟁점 전반에 대한 폭넓은 개념적 탐구에 대한 총칭. 오늘날 철학은 경험적으로는 해결되지 않지만 개별 과학을 수행할 때 꼭 필요한 여러 개념들이 가진 문제를 쟁점으로 삼는 경우가 많다. 증거기반의학에 대해 '철학'이라는 말이 성립하는 이유다.
체계적 고찰	systematic review	여러 개의 임상연구를 모아 통계적 기법으로 분석하여 전반적인 경향성을 확인하는 연구. 이를 통해 적은 표본 수에서 나오는 다양한 문제를 극복할 수 있다.
총체적 증거의 원리	principle of total evidence	입증 이론의 맥락에서 카르납이 제시한 개념. 이 책에서는 가설의 입증도를 변화시킬 수 있는 어떠한 증거도 누락되어서는 안 된다는 의미로 쓰이고 있다.

출발선 차이	baseline difference	연구가 처음 시작될 때, 시험군과 대조군 사이에 있는 차이. 처음 시작되는 시점이라는 의미에서 출발선이라고 표현한다.
플라세보	placebo	환자가 어떤 개입의 효과에 대한 기대 때문에 추가적으로 겪게 되는 좋은 효과.
플라세보 대조시험	placebo controlled trial, PCT	시험 개입과 플라세보의 효과를 대조하여 시험 개입의 효과성을 평가하는 시험. 7장 참조.
할당 은폐	allocation conceal	무작위 배정의 성공을 위해, 할당 과정과 결과에 대한 정보가 연구 대상자나 의료진에게 알려지지 않도록 막는 일.
환자 관련 결과	patient-relevant outcome	실제로 환자에게 유용한 결과. 수명 연장, 통증 완화 같은 지표일 수도 있고, 그것을 대신하는 대리변수를 쓸 수도 있다.
활성 대조 시험	active controlled trial, ACT	대조군에게는 현재 사용되는 개입을, 시험군에게는 활성 성분이 더해진 개입을 적용하여 두 군의 결과를 비교하는 임상시험. 8장 참조.
효과성	effectiveness	유효한 환자 관련 효과를 낼 수 있는 어떤 개입의 성질. 효과 자체의 크기만 감안하는 개념이며, 효과 크기와 그것을 얻기 위해 투입해야 하는 비용 크기를 대조하는 개념인 효율성efficiency과는 다르다.

참고문헌

001 Ashcroft R, ter Meulen R. Ethics, philosophy, and evidence based medicine. *Journal of Medical Ethics* 2004; 30: 119.

002 Hill AB, Hill ID. *Bradford Hill's Principles of Medical Statistics*, 12th edn. London: Edward Arnold, 1991.

003 Popper KR. *The Logic of Scientific Discovery*. London: Hutchinson, 1959. Revised edition 1968.
한국어판: 박우석 옮김, 『과학적 발견의 논리』, 고려원, 1994.

004 Djulbegovic B, Guyatt GH, Ashcroft RE. Epistemologic inquiries in evidence-based medicine. *Cancer Control* 2009; 16: 158–68.

005 Sehon SR, Stanley DE. A philosophical analysis of the evidence-medicine debate. *BMC Health Services Research* 2003; 3: 14–24.

006 Celsus AC. *A Translation of the Eight Books of Aul. Corn. Celsus on Medicine*. Translated by GF Collier. London: Simpkin and Marshall, 1831.

007 Avicenna. *Al Qnn. The Canon*. Chicago: Great Books of the Islamic World, 1999.

008 Louis PCA. Researches on the effects of blood letting in some inflammatory diseases, and on the influence of tartarized antimony and vesication in pneumonitis. Translated by CG Putnam, with preface and appendix by J Jackson. Boston: Hillard, Gray, 1836.

009 Bernard C. *An Introduction to the Study of Experimental Medicine*. New York: Dover Publications, 1957.
한국어판: 이영택 옮김, 『실험의학의 원리』, 한국번역도서, 1958.

010 Eddy DM. Practice policies: where do they come from? *Journal of the American Medical Association* 1990; 263: 1265, 1269, 1272 passim.

011 Guyatt G. Evidence-based medicine. *Americal College of Physicians Journal Club* 1991; 114: A16.

012 Evidence Based Medicine Working Group. Evidence-based medicine. A new approach to teaching the practice of medicine. *Journal of the American Medical Association* 1992; 268: 2420–5.

013 Moher D, Schulz KF, Altman D. The CONSORT statement: revised recommendations for improving the quality of reports of parallel-group randomized trials. *Journal of the American Medical Association* 2001; 285: 1987–91.

014 Hitt J. The Year in Ideas: A to Z; Evidence-Based Medicine. *The New York Times* December 9, 2001, section 68.

015 The Campbell Collaboration. Available at www.campbellcollaboration.org/ [accessed September 30, 2009]

016 O'Connor TS. The search for truth: the case for evidence based chaplaincy. *Journal of Health Care Chaplaincy* 2002; 13: 185–94.

017 *The Oxford English Dictionary*, 2nd edn. Oxford: Oxford University Press, 1989.

018 Canadian Task Force on the Periodic Health Examination. The periodic health examination. *Canadian Medical Association Journal* 1979; 121: 1193–254.

019 Guyatt GH, Oxman AD, Vist GE *et al.* GRADE: an emerging consensus on rating quality of evidence and strength of recommendations. *British Medical Journal* 2008; 336: 924–6.

020 Harbour RT (ed.) SIGN 50: *A Guideline Developer's Handbook*. Edinburgh: NHS Quality Improvement Scotland, 2008

021 Phillips B, Ball C, Sackett D *et al.* *Oxford Centre for Evidence-based Medicine Levels of Evidence*. Oxford: CEBM, 2001. Available from www.cebm.net/?o=1021

022 Sackett DL. Rules of evidence and clinical recommendations on the use of antithrombotic agents. *Chest* 1986; 89(2 Suppl.): 2S-3S.

023 Sackett DL. Rules of evidence and clinical recommendations on the use of antithrombotic agents. *Chest* 1989; 95(2 Suppl.): 2S-4S.

024 Evans I, Thornton H, Chalmers I. *Testing Treatments: Better Research for Better Healthcare*. London: British Library, 2006.

025 Healy D. *Let Them Eat Prozac*. New York: New York University Press, 2004.

026 Healy D. Did regulators fail over selective serotonin reuptake inhibitors? *British Medical Journal* 2006; 333: 92–5.

027 Kirsch I, Sapirstein G. Listening to Prozac but hearing placebo: a meta-analysis of antidepressant medication. *Prevention and Treatment*. 1998.

028 Kirsch I, Moore T. The emperor's new drugs: an analysis of antidepressant medication data submitted to the U.S. Food and Drug Administration. *Prevention and Treatment*. 2002.

029 Moncrieff J, Kirsch I. Efficacy of antidepressants in adults. *British Medical Journal* 2005; 331: 155–7.

030 Smith GC, Pell JP. Parachute use to prevent death and major trauma related to gravitational challenge: systematic review of randomised controlled trials. *British Medical Journal* 2003; 327: 1459–61.

031 Glasziou P, Chalmers I, Rawlins M, McCulloch P. When are randomised trials unnecessary? Picking signal from noise. *British Medical Journal* 2007; 334: 349–51.

032 Sackett DL, Richardson WS, Rosenberg W, Haynes B. *Evidence-based Medicine: How to Practice and Teach EBM*. London: Churchill Livingstone, 1997.

033 Sackett DL. *Evidence-based Medicine: How to Practice and Teach EBM*, 2nd edn. Edinburgh: Churchill Livingstone, 2000.

034 Straus SE, Richardson WS, Glasziou P, Haynes RB. *Evidence-based Medicine: How to Practice and Teach EBM*, 3rd edn. London: Elsevier, Churchill Livingstone, 2005.

035 Barton S. Which clinical studies provide the best evidence? The best RCT stilltrumps the best observational study. *British Medical Journal* 2000; 321: 255–6.

036 Benson K, Hartz AJ. A comparison of observational studies and randomized, controlled trials. *New England Journal of Medicine* 2000; 342: 1878–86.

037 Cartwright N. Are RCTs the gold standard? *Biosocieties* 2007; 2: 11–20.

038 Concato J, Shah N, Horwitz RI. Randomized, controlled trials, observational studies, and the hierarchy of research designs. *New England Journal of Medicine* 2000; 342: 1887–92.

039 Concato J. Observational versus experimental studies: what's the evidence for a hierarchy? *NeuroRx* 2004; 1: 341-7.

040 Grossman J, MacKenzie F. The randomized controlled trial: gold standard, or merely standard? *Perspectives in Biology and Medicine* 2005; 48: 516–34.

041 La Caze A. Evidence-based medicine must be. *Journal of Medicine and Philosophy* 2009; 34: 509–27.

042 Morrison K. Randomised controlled trials for evidence-based education: some problems in judging "what works". *Evaluation and Research in Education* 2001; 15: 69–83.

043 Penston J. *Fact and Fiction in Medical Research: The Large-Scale Randomised Trial*. London: The London Press, 2003.

044 Pocock SJ, Elbourne DR. Randomized trials or observational tribulations? *New England Journal of Medicine* 2000; 342: 1907–9.

045 Sacks H, Chalmers TC, Smith H Jr. Randomized versus historical controls for clinical trials. *American Journal of Medicine* 1982; 72: 233–40.

046 Worrall J. What evidence in evidence-based medicine? *Philosophy of Science* 2002; 69(Suppl.): S316-S330.

047 Worrall J. Evidence in medicine. *Compass* 2007; 2: 981–1022.

048 Worrall J. Why there's no cause to randomize. *British Journal for the Philosophy of Science* 2007; 58: 451–88.

049 Howson C, Urbach P. *Scientific Reasoning: the Bayesian Approach*, 2nd edn. Illinois: Open Court, 1993.

050 Lindley DV. The role of randomization in inference. *Proceedings of the Biennial Meeting of the Philosophy of Science Association* 1982; 2: 431–46.

051 Bluhm R. From hierarchy to network: a richer view of evidence for evidence-based medicine. *Perspectives in Biology and Medicine* 2005; 48: 535–47.

052 Cartwright N, Goldfinch A, Howick J (eds) *Evidence-based Policy: Where is Our Theory of Evidence?* Milan: Graduate Conference of the Graduate School for Social Sciences, 2007.
053 Cartwright N. *Causal Powers: What Are They? Why Do We Need Them? What Can Be Done With Them and What Cannot?* London: Centre for the Philosophy of Natural and Social Science, 2007.
054 Cartwright N. Presidential address. American Philosophical Association Pacific Division, Vancouver, April 10, 2009.
055 Gillies D. In defense of the Popper-Miller argument. *Philosophy of Science* 1986; 53(111).
056 La Caze A. The role of basic science in evidence based medicine. *Biology and Philosophy* 2009; 26(1): 81–98.
057 Maclure M. Mechanistic versus empirical explanations and evidence-based medicine. *Acta Oncologica* 1998; 37: 11–13.
058 Tobin MJ. Counterpoint: evidence-based medicine lacks a sound scientific base. *Chest* 2008; 133: 1071–4; discussion 4–7.
059 Tonelli MR. The philosophical limits of evidence-based medicine. *Academic Medicine* 1998; 73: 1234–40.
060 Tonelli MR. The limits of evidence-based medicine. *Respiratory Care* 2001; 46: 1435–40; discussion 40–1.
061 Tonelli MR. Integrating evidence into clinical practice: an alternative to evidence-based approaches. *Journal of Evaluation in Clinical Practice* 2006; 12: 248–56.
062 Mant D. Can randomised trials inform clinical decisions about individual patients? *Lancet* 1999; 353: 743–6.
063 Upshur RE, Colak E. Argumentation and evidence. *Theoretical Medicine and Bioethics* 2003; 24: 283–99.
064 Upshur R. Looking for rules in a world of exceptions: reflections on evidence-based practice. *Perspectives in Biology and Medicine* 2005; 48: 477–89.
065 Haynes RB, Devereaux PJ, Guyatt GH. Clinical expertise in the era of evidence-based medicine and patient choice. *Americal College of Physicians Journal Club* 2002; 136: A11-A14.

066 Englehardt HTJ, Spicker SF, Towers B (eds) *Clinical Judgment: A Critical Appraisal*. Dordrecht: D. Reidel Publishing Company, 1977.

067 Timmermans S. From autonomy to accountability: the role of clinical practice guidelines in professional power. *Perspectives in Biology and Medicine* 2005; 48: 490–501.

068 Borgerson K. Evidence-based alternative medicine? *Perspectives in Biology and Medicine* 2005; 48: 502–15.

069 Vandenbroucke JP. Alternative treatments in reproductive medicine. The vexing problem of "seemingly impeccable trials". *Human Reproduction* 2002; 17: 2228–9.

070 Vandenbroucke JP, de Craen AJ. Alternative medicine: a "mirror image" for scientific reasoning in conventional medicine. *Annals of Internal Medicine* 2001; 135: 507–13.

071 Goodman KW. *Ethics and Evidence-based Medicine: Fallibility and Responsibility in Clinical Science*. Cambridge: Cambridge University Press, 2003.

072 Goodman KW. Ethics, evidence, and public policy. *Perspectives in Biology and Medicine* 2005; 48: 548–56.

073 Goldenberg MJ. Evidence-based ethics? On evidence-based practice and the "empirical turn" from normative bioethics. *BMC Medical Ethics* 2005; 6: E11.

074 Howick J. Questioning the methodologic superiority of "placebo" over "active" controlled trials. *American Journal of Bioethics* 2009; 9: 34–48.

075 McGuire WL. Beyond EBM: new directions for evidence-based public health. *Perspectives in Biology and Medicine* 2005; 48: 557–69.

076 Dopson S. Evidence-based medicine and the implementation gap. *Health: An Interdisciplinary Journal for the Social Study of Health, Illness and Medicine* 2003; 7: 311–30.

077 Timmermans S, Mauck A. The promises and pitfalls of evidence-based medicine. *Health Affairs (Millwood)* 2005; 24: 18–28.

078 Daly J. *Evidence-based Medicine and the Search for a Science of Clinical Care*. Berkeley: University of California Press, 2005.

079 Pope C. Resisting the evidence: the study of evidence-based medicine as a contemporary social movement. *Health: An Interdisciplinary Journal for the*

Social Study of Health, Illness and Medicine 2003; 7: 267–82.

080 Goldenberg MJ. On evidence and evidence-based medicine: lessons from the philosophy of science. *Social Science and Medicine* 2006; 62: 2621–32.

081 Holmes D, Murray S, Perron A, Rail G. Deconstructing the evidence-based discourse in health sciences: truth, power and fascism. *International Journal of Evidence-Based Healthcare* 2006; 4: 180–6.

082 Ashcroft RE. Current epistemological problems in evidence based medicine. *Journal of Medical Ethics* 2004; 30: 131–5.

083 Freedman B. Equipoise and the ethics of clinical research. *New England Journal of Medicine* 1987; 317: 141–5.

084 Brown JR. Politics, method, and medical research. *Philosophy of Science* 2008; 75: 756–66.

085 Asher R. *Talking Sense*. London: Pitman Medical, 1972.

086 Matthews R. Almroth Wright, vaccine therapy, and British biometrics: disciplinary expertise versus statistical objectivity. *Clio Medica* 2002; 67: 125–47.

087 Tröhler U. *To Improve the Evidence of Medicine: The 18th Century British Origins of a Critical Approach*. Royal College of Physicians of Edinburgh, 2001.

088 Gillies D. Debates on Bayesianism and the theory of Bayesian networks. *Theoria* 1998; 64: 1–22.

089 Gillies D. Hempelian and Kuhnian approaches in the philosophy of medicine: the Semmelweis case. *Studies in the History and Philosophy of Biological and Biomedical Sciences* 2005; 36: 159–81.

090 Dawes M, Summerskill W, Glasziou P *et al.* Sicily statement on evidence-based practice. *BMC Medical Education* 2005; 5: 1.

091 Guyatt G, Cook D, Haynes B. Evidence based medicine has come a long way. *British Medical Journal* 2004; 329: 990–1.

092 Sackett DL, Rosenberg WM, Gray JA, Haynes RB, Richardson WS. Evidence based medicine: what it is and what it isn't. *British Medical Journal* 1996; 312: 71–2.

093 Straus SE. What's the E for EBM? *British Medical Journal* 2004; 328: 535–6.

094 LeFanu J. *The Rise and Fall of Modern Medicine*. London: Abacus, 2000.

095 Horder. Whither medicine? *British Medical Journal* 1949; 1(4604): 557–60.
096 McKeown T. *The Role of Medicine: Dream, Mirage or Nemesis?* London: Nuffield Provincial Hospitals Trust, 1976.
097 Illich I. *Limits to Medicine. Medical Nemesis: the Expropriation of Health.* Harmondsworth: Penguin, 1977.
098 Chalmers I. Why we need to know whether prophylactic antibiotics can reduce measles-related morbidity. *Pediatrics* 2002; 109: 312–15.
099 Sackett D. A 1955 clinical trial report that changed my career. James Lind Library, 2008 (http: //www.jameslindlibrary.org/).
100 Sackett DL. Clinical epidemiology. *American Journal of Epidemiology* 1969; 89: 125–8.
101 Sackett DL, Haynes B, Tugwell P (eds) *Clinical Epidemiology: A Basic Science for Clinical Medicine,* 2nd edn. Boston: Little, Brown, 1985.
102 Guyatt G. (personal communication).
103 Goodman C, Baratz SR (eds) *Improving Consensus Development for Health Technology Assessment: An International Perspective.* Washington, DC: National Academy Press, 1990.
104 Battista RN. Profile of a Consensus Development Program in Canada: the Canadian Task Force on the Periodic Health Examination. In: Goodman C, Baratz SR (eds) *Improving Consensus Development for Health Technology Assessment: An International Perspective.* Washington, DC: National Academy Press, 1990, pp. 87–92.
105 Jørgensen T. Profile of a Consensus Development Program in Denmark: the Danish Medical Reseasrch Council and the Danish Hospital Institute. In: Goodman C, Baratz SR (eds) *Improving Consensus Development for Health Technology Assessment: An International Perspective.* Washington, DC: National Academy Press, 1990, pp. 96–101.
106 Kauppila A-L. Profile of a Consensus Development Program in Finland: the Medical Research Council of the Academy of Finland. In: Goodman C, Baratz SR (eds) *Improving Consensus Development for Health Technology Assessment: An International Perspective.* Washington, DC: National Academy Press, 1990, pp. 102–9.
107 Kazinga NS, Casparie AF, Everdingen JJE. Profile of a Consensus

Development Program in Finland: National Organization for Quality Assurance in Hospitals. In: Goodman C, Baratz SR (eds) *Improving Consensus Development for Health Technology Assessment: An International Perspective*. Washington, DC: National Academy Press, 1990, pp. 110–17.

108 Backe B. Profile of a Consensus Development Program in Norway: the Norwegian Institute for Hospital Research and the National Research Council. In: Goodman C, Baratz SR (eds) Improving Consensus Development for Health Technology Assessment: An International Perspective. Washington, DC: National Academy Press, 1990, pp. 118–24.

109 Håkansoon S, Eckerlund I. Profile of a Consensus Development Program in Sweden: the Swedish Medical Research Council and the Swedish Planning and Rationalization Institute for the Health and Social Services. In: Goodman C, Baratz SR (eds) *Improving Consensus Development for Health Technology Assessment: An International Perspective*. Washington, DC: National Academy Press, 1990, pp. 125–30.

110 Spilby J. Profile of a Consensus Development Program in the United Kingdom: The King's Fund Forum. In: Goodman C, Baratz SR (eds) *Improving Consensus Development for Health Technology Assessment: An International Perspective*. Washington, DC: National Academy Press, 1990, pp. 131–6.

111 Antman EM, Lau J, Kupelnick B, Mosteller F, Chalmers TC. A comparison of results of meta-analyses of randomized control trials and recommendations of clinical experts. Treatments for myocardial infarction. *Journal of the American Medical Association* 1992; 268: 240–8.

112 The Cardiac Arrhythmia Suppression Trial (CAST) Investigators. Preliminary report: effect of encainide and flecainide on mortality in a randomized trial of arrhythmia suppression after myocardial infarction. *New England Journal of Medicine* 1989; 321: 406–12.

113 The Cardiac Arrhythmia Suppression Trial II Investigators. Effect of the antiarrhythmic agent moricizine on survival after myocardial infarction. *New England Journal of Medicine* 1992; 327: 227–33.

114 Anon. How to read clinical journals. V: To distinguish useful from useless or

even harmful therapy. *Canadian Medical Association Journal* 1981; 124: 1156–62.

115 Carnap R. On the application of inductive logic. *International Phenomenological Society* 1947; 8: 133–48.

116 Crowley PA. Corticosteroids in pregnancy: the benefits outweigh the costs. *Journal of Obstetrics and Gynaecology* 1981; 1: 147–50.

117 Liggins GC, Howie RN. A controlled trial of antepartum glucocorticoid treatment for prevention of the respiratory distress syndrome in premature infants. *Pediatrics* 1972; 50: 515–25.

118 Block MF, Kling OR, Crosby WM. Antenatal glucocorticoid therapy for the prevention of respiratory distress syndrome in the premature infant. *Obstetrics and Gynecology* 1977; 50: 186–90.

119 Papageorgiou AN, Desgranges MF, Masson M, Colle E, Shatz R, Gelfand MM. The antenatal use of betamethasone in the prevention of respiratory distress syndrome: a controlled double-blind study. *Pediatrics* 1979; 63: 73–9.

120 Taeusch HW Jr, Frigoletto F, Kitzmiller J *et al.* Risk of respiratory distress syndrome after prenatal dexamethasone treatment. *Pediatrics* 1979; 63: 64–72.

121 Crowley PA. Promoting pulmonary maturity. In: Chalmers I, Enkin M, Keirse MJNC (eds) *Effective Care in Pregnancy and Childbirth.* Oxford: Oxford University Press, 1989, pp. 746–64.

122 Prenatal corticosteroids for reducing morbidity and mortality after preterm birth. Witness Seminar held by the Wellcome Trust Centre for the History of Medicine, 2004.

123 Canadian Task Force on the Periodic Health Examination. The periodic health examination. *Canadian Medical Association Journal* 1979; 121: 1193–254.

124 Lacchetti C, Ioannidis JP, Guyatt G. Surprising results of randomized, controlled trials. In: Guyatt G, Rennie D (eds) *The Users' Guides to the Medical Literature: A Manual for Evidence-Based Clinical Practice.* Chicago, IL: AMA Publications, 2002.

125 Chalmers I. The lethal consequences of failing to make full use of all relevant evidence about the effects of medical treatments: the importance of

systematic reviews. In: Rothwell PM (ed.) *Treating Individuals: From Randomised Trials to Personalized Medicine*. London: The Lancet, 2007.

126 US Preventive Services Task Force. Guide to clinical preventive services. AHRQ Publication No. 10-05145, August 2010. Agency for Healthcare Research and Quality, Rockville, MD. http: //www.ahrq.gov/clinic/pocketgd1011/[accessed December 21, 2010].

127 Boorse C. Health as a theoretical concept. *Philosophy of Science* 1977; 44: 542–73.

128 Boyd KM. Disease, illness, sickness, health, healing and wholeness: exploring some elusive concepts. *Medical Humanities* 2000; 26: 9–17.

129 Collins H, Pinch T. *Dr Golem: How to Think about Medicine*. London: University of Chicago Press, 2005.

130 Cooper R. Disease. *Studies in the History and Philosophy of Science* 2002; 33: 263–82.

131 Hofmann B. On the triad disease, illness and sickness. *Journal of Medicine and Philosophy* 2002; 27: 651–73.

132 Nesse RM. On the difficulty of defining disease: a Darwinian perspective. *Medicine, Health Care and Philosophy* 2001; 4: 37–46.

133 Wikman A, Marklund S, Alexanderson K. Illness, disease, and sickness absence: an empirical test of differences between concepts of ill health. *Journal of Epidemiology and Community Health* 2005; 59: 450–4.

134 Ebell MH, Barry HC, Slawson DC, Shaughnessy AF. Finding POEMs in the medical literature. *Journal of Family Practice* 1999; 48: 350–5.

135 Guyatt G, Montori V, Devereaux PJ, Schunemann H, Bhandari M. Patients at the center: in our practice, and in our use of language. *Americal College of Physicians Journal Club* 2004; 140: A11-A12.

136 Vickrey BG. Getting oriented to patient-oriented outcomes. *Neurology* 1999; 53: 662–3.

137 Ashcroft R. What is clinical effectiveness? *Studies in the History and Philosophy of Biological and Biomedical Sciences* 2002; 33: 219–33.

138 Bland CS. The Halsted mastectomy: present illness and past history. Western *Journal of Medicine* 1981; 134: 549–55.

139 Wedgwood KR, Benson EA. Non-tumour morbidity and mortality after

modified radical mastectomy. *Annals of the Royal College of Surgeons of England* 1992; 74: 314–17.

140 Worrall J. Do we need some large, simple randomized trials in medicine? *EPSA Philosophical Issues in the Sciences* 2009, 289–301, 2010.

141 The Long-Term Intervention with Pravastatin in Ischaemic Disease (LIPID) Study Group. Prevention of cardiovascular events and death with pravastatin in patients with coronary heart disease and a broad range of initial cholesterol levels. *New England Journal of Medicine* 1998; 339: 1349–57.

142 Plehn JF, Davis BR, Sacks FM *et al.* Reduction of stroke incidence after myocardial infarction with pravastatin: the Cholesterol and Recurrent Events (CARE) study. *Circulation* 1999; 99: 216–23.

143 Gruppo Italiano per lo Studio della Sopravvivenza nell'infarto Miocardico. GISSI-3: effects of lisinopril and transdermal glyceryl trinitrate singly and together on 6-week mortality and ventricular function after acute myocardial infarction. *Lancet* 1994; 343: 1115–22.

144 Bylund DB, Reed AL. Childhood and adolescent depression: why do children and adults respond differently to antidepressant drugs? *Neurochemistry International* 2007; 51: 246–53.

145 Deupree JD, Reed AL, Bylund DB. Differential effects of the tricyclic antidepressant desipramine on the density of adrenergic receptors in juvenile and adult rats. *Journal of Pharmacology and Experimental Therapeutics* 2007; 321: 770–6.

146 Zimmerman M, Posternak MA, Chelminski I. Symptom severity and exclusion from antidepressant efficacy trials. *Journal of Clinical Psychopharmacology* 2002; 22: 610–14.

147 Zimmerman M, Mattia JI, Posternak MA. Are subjects in pharmacological treatment trials of depression representative of patients in routine clinical practice? *American Journal of Psychiatry* 2002; 159: 469–73.

148 Zetin M, Hoepner CT. Relevance of exclusion criteria in antidepressant clinical trials: a replication study. *Journal of Clinical Psychopharmacology* 2007; 27: 295–301.

149 Travers J, Marsh S, Williams M *et al.* External validity of randomised controlled trials in asthma: to whom do the results of the trials apply? *Thorax*

2007; 62: 219–23.

150 Rothwell PM. External validity of randomised controlled trials: "to whom do the results of this trial apply?" *Lancet* 2005; 365: 82–93.

151 Rothwell PM. Treating individuals 2. Subgroup analysis in randomised controlled trials: importance, indications, and interpretation. *Lancet* 2005; 365: 176–86.

152 Rothwell PM, Mehta Z, Howard SC, Gutnikov SA, Warlow CP. Treating individuals 3. From subgroups to individuals: general principles and the example of carotid endarterectomy. *Lancet* 2005; 365: 256–65.

153 Blumenthal JA, Sherwood A, Babyak MA *et al.* Effects of exercise and stress management training on markers of cardiovascular risk in patients with ischemic heart disease: a randomized controlled trial. *Journal of the American Medical Association* 2005; 293: 1626–34.

154 de Feyter PJ, Serruys PW. Acute haemodynamic effects of the beta 1-adrenoceptor partial agonist xamoterol at rest and during supine exercise in patients with left ventricular dysfunction due to ischaemic heart disease: a doubleblind randomized trial. European Heart Journal 1990; 11(Suppl. A): 48–9. 155 Froelicher V, Jensen D, Genter F *et al.* A randomized trial of exercise training in patients with coronary heart disease. *Journal of the American Medical Association* 1984; 252: 1291–7.

156 Taylor RS, Brown A, Ebrahim S *et al.* Exercise-based rehabilitation for patients with coronary heart disease: systematic review and meta-analysis of randomized controlled trials. *American Journal of Medicine* 2004; 116: 682–92.

157 Berg A, Konig D, Deibert P, Grathwohl D, Baumstark MW, Franz IW. Effect of an oat bran enriched diet on the atherogenic lipid profile in patients with an increased coronary heart disease risk. A controlled randomized lifestyle intervention study. *Annals of Nutrition and Metabolism* 2003; 47: 306–11.

158 Iglehart JK. Prioritizing comparative-effectiveness research: IOM recommendations. *New England Journal of Medicine* 2009; 361: 325–8.

159 Sox HC, Greenfield S. Comparative effectiveness research: a report from the Institute of Medicine. *Annals of Internal Medicine* 2009; 151: 203–5.

160 Howick J. Oxford Centre for Evidence-Based Medicine Levels of Evidence.

Available at www.cebm.net/index.aspx?o=5653 [accessed June 18, 2010]
161 Conan Doyle, Sir Arthur. *The Sign of Four.* Salt Lake City: Project Gutenberg, 2000 [accessed December 21, 2010].
162 Warrell DA, Looareesuwan S, Warrell MJ *et al.* Dexamethasone proves deleterious in cerebral malaria. A double-blind trial in 100 comatose patients. *New England Journal of Medicine* 1982; 306: 313–19.
163 Prendiville WJ, Harding JE, Elbourne DR, Stirrat GM. The Bristol third stage trial: active versus physiological management of third stage of labour. *British Medical Journal* 1988; 297: 1295–300.
164 Elbourne D, Harding JE. Hair colour and blood loss [letter]. *Midwives Chronicle and Nursing Notes* 1988; (November): 363.
165 Dretske FI. Epistemic operators. *Journal of Philosophy* 1970; 67: 1007–23.
166 Dretske FI. The pragmatic dimension of knowledge. Philosophical Studies 1981; 40: 363–78.
167 Lewis D. Elusive knowledge. Australasian *Journal of Philosophy* 1996; 74: 549–67.
168 Hrobjartsson A, GØtzsche PC. Is the placebo powerless? An analysis of clinical trials comparing placebo with no treatment. *New England Journal of Medicine* 2001; 344: 1594–602.
169 Hrobjartsson A, GØtzsche PC. Is the placebo powerless? Update of a systematic review with 52 new randomized trials comparing placebo with no treatment. *Journal of Internal Medicine* 2004; 256: 91–100.
170 Mill JS. *A System of Logic, Ratiocinative And Inductive: Being a Connected View of the Principles of Evidence and the Methods of Scientific Investigation.* Toronto: University of Toronto Press, 1973 (1843).
171 Popper KR. *Conjectures and Refutations: The Growth of Scientific Knowledge.* London: Routledge and Kegan Paul, 1969.
한국어판: 이한구 옮김, 『추측과 논박』, 민음사, 2002.
172 Hempel CG. *Philosophy of Natural Science.* Englewood Cliffs, NJ: Prentice-Hall, 1966.
한국어판: 곽강제 옮김, 『자연 과학 철학』, 서광사, 2010.
173 Howson C. *Induction and the Justification of Belief: Hume's Problem.* Oxford: Clarendon Press, 2000.

174 Bland M. *An Introduction to Medical Statistics*, 3rd edn. Oxford: Oxford University Press, 2000.

175 Djulbegovic B, Kumar A, Soares HP *et al.* Treatment success in cancer: new cancer treatment successes identified in phase 3 randomized control-led trials conducted by the National Cancer Institute-sponsored cooperative oncology groups, 1955 to 2006. *Archives of Internal Medicine* 2008; 168: 632–42.

176 Borgerson K. Valuing evidence: bias and the evidence hierarchy of evidencebased medicine. *Perspectives in Biology and Medicine* 2009; 52: 218–33. 177 Worrall J. Evidence: philosophy of science meets medicine. Journal of Evaluation in Clinical Practice 2010; 16: 35.

178 Howick J, Glasziou P, Aronson JK. The evolution of evidence hierarchies: what can Bradford Hill's "guidelines for causation" contribute? *Journal of the Royal Society of Medicine* 2009; 102: 186–94.

179 Masur H, Michelis MA, Greene JB *et al.* An outbreak of community-acquired *Pneumocystis carinii* pneumonia: initial manifestation of cellular immune dysfunction. *New England Journal of Medicine* 1981; 305: 1431–8.

180 Petitti DB, Perlman JA, Sidney S. Noncontraceptive estrogens and mortality: long-term follow-up of women in the Walnut Creek Study. *Obstetrics and Gynecology* 1987; 70: 289–93.

181 Stampfer MJ, Colditz GA. Estrogen replacement therapy and coronary heart disease: a quantitative assessment of the epidemiologic evidence. *Preventive Medicine* 1991; 20: 47–63.

182 Coronary Drug Project. Influence of adherence to treatment and response of cholesterol on mortality in the coronary drug project. *New England Journal of Medicine* 1980; 303: 1038–41.

183 Simpson SH, Eurich DT, Majumdar SR *et al.* A meta-analysis of the association between adherence to drug therapy and mortality. *British Medical Journal* 2006; 333: 15.

184 Jadad A. *Randomized Controlled Trials.* London: BMJ Books, 1998.

185 Schulz KF. Subverting randomization in controlled trials. *Journal of the American Medical Association* 1995; 274: 1456–8.

186 Anon. Streptomycin treatment of pulmonary tuberculosis. *British Medical Journal* 1948; 2(4582): 769–82.

187 Cocco G. Erectile dysfunction after therapy with metoprolol: the Hawthorne effect. *Cardiology* 2009; 112: 174–7.

188 McCarney R, Warner J, Iliffe S, van Haselen R, Griffin M, Fisher P. The Hawthorne effect: a randomised, controlled trial. *BMC Medical Research Methodology* 2007; 7: 30.

189 Armitage P, Berry G, Matthews JNS (eds) *Statistical Methods in Medical Research*, 4th edn. Oxford: Blackwell Science, 2002.

190 Moncrieff J, Wessely S. Active placebos in antidepressant trials. *British Journal of Psychiatry* 1998; 173: 88.

191 Moncrieff J. A comparison of antidepressant trials using active and inert placebos. *International Journal of Methods in Psychiatric Research* 2003; 12: 117–27.

192 Moncrieff J, Wessely S, Hardy R. Active placebos versus antidepressants for depression. *Cochrane Database of Systematic Reviews* 2004; (1): CD003012.

193 Tuteur W. The double blind method: its pitfalls and fallacies. *American Journal of Psychiatry* 1958; 114: 921–2.

194 Rosenthal R, Lawson R. A longitudinal study of the effects of experimenter bias on the operant learning of laboratory rats. *Journal of Psychiatric Research* 1964; 69: 61–72.

195 Eisenach JC, Lindner MD. Did experimenter bias conceal the efficacy of spinal opioids in previous studies with the spinal nerve ligation model of neuropathic pain? *Anesthesiology* 2004; 100: 765–7.

196 Berkson J, Magath T, Hurn M. The error of estimate of the blood cell count as made with the hmocytometer. *American Journal of Physiology* 1939; 128: 309–23.

197 Urbach P. Randomization and the design of experiments. *Philosophy of Science* 1985; 52: 256–73.

198 Fisher RA. *The Design of Experiments*, 4th edn. Edinburgh: Oliver & Boyd, 1947.

199 Lonn EM, Yusuf S. Is there a role for antioxidant vitamins in the prevention of cardiovascular diseases? An update on epidemiological and clinical trials data. *Canadian Journal of Cardiology* 1997; 13: 957–65.

200 Patterson RE, White E, Kristal AR, Neuhouser ML, Potter JD. Vitamin

supplements and cancer risk: the epidemiologic evidence. *Cancer Causes and Control* 1997; 8: 786–802.

201 Farley SM, Libanati CR, Odvina CV *et al.* Efficacy of long-term fluoride and calcium therapy in correcting the deficit of spinal bone density in osteoporosis. *Journal of Clinical Epidemiology* 1989; 42: 1067–74.

202 Riggs BL, Hodgson SF, O'Fallon WM *et al.* Effect of fluoride treatment on the fracture rate in postmenopausal women with osteoporosis. *New England Journal of Medicine.* 1990; 322: 802–9.

203 Knekt P, Reunanen A, Jarvinen R, Seppanen R, Heliovaara M, Aromaa A. Antioxidant vitamin intake and coronary mortality in a longitudinal population study. *American Journal of Epidemiology* 1994; 139: 1180–9.

204 Yusuf S, Dagenais G, Pogue J, Bosch J, Sleight P. Vitamin E supplementation and cardiovascular events in high-risk patients. The Heart Outcomes Prevention Evaluation Study Investigators. *New England Journal of Medicine* 2000; 342: 154–60.

205 Cotroneo AR, Di Stasi C, Cina A, Di Gregorio F. Venous interruption as prophylaxis of pulmonary embolism: vena cava filters. *Rays* 1996; 21: 461–80.

206 Decousus H, Leizorovicz A, Parent F *et al.* A clinical trial of vena caval filters in the prevention of pulmonary embolism in patients with proximal deepvein thrombosis. *New England Journal of Medicine* 1998; 338: 409–15.

207 Petitti DB. Coronary heart disease and estrogen replacement therapy. Can compliance bias explain the results of observational studies? *Annals of Epidemiology* 1994; 4: 115–18.

208 Finucane FF, Madans JH, Bush TL, Wolf PH, Kleinman JC. Decreased risk of stroke among postmenopausal hormone users. Results from a national cohort. *Archives of Internal Medicine* 1993; 153: 73–9.

209 Rossouw JE, Anderson GL, Prentice RL *et al.* Risks and benefits of estrogen plus progestin in healthy postmenopausal women: principal results from the Women's Health Initiative randomized controlled trial. *Journal of the American Medical Association* 2002; 288: 321–33.

210 Wassertheil-Smoller S, Hendrix SL, Limacher M *et al.* Effect of estrogen plus progestin on stroke in postmenopausal women: the Women's Health

Initiative: a randomized trial. *Journal of the American Medical Association* 2003; 289: 2673–84.

211 Gøtzsche PC, Olsen O. Is screening for breast cancer with mammography justifiable? *Lancet* 2000; 355: 129–34.

212 Kunz R, Khan KS, Neumayer HH. Observational studies and randomized trials. *New England Journal of Medicine* 2000; 343: 1194–5; author reply 6–7.

213 Ioannidis JP. Contradicted and initially stronger effects in highly cited clinical research. *Journal of the American Medical Association* 2005; 294: 218–28.

214 Ziegler EJ, Fisher CJ Jr, Sprung CL *et al.* Treatment of gram-negative bacteremia and septic shock with HA-1A human monoclonal antibody against endotoxin. A randomized, double-blind, placebo-controlled trial. *New England Journal of Medicine* 1991; 324: 429–36.

215 McCloskey RV, Straube RC, Sanders C, Smith SM, Smith CR. Treatment of septic shock with human monoclonal antibody HA-1A. A randomized, double-blind, placebo-controlled trial. *Annals of Internal Medicine* 1994; 121: 1–5.

216 Keen HI, Pile K, Hill CL. The prevalence of underpowered randomized clinical trials in rheumatology. *Journal of Rheumatology* 2005; 32: 2083–8.

217 Schulz KF, Chalmers I, Hayes RJ, Altman DG. Empirical evidence of bias. Dimensions of methodological quality associated with estimates of treatment effects in controlled trials. *Journal of the American Medical Association* 1995; 273: 408–12.

218 Viera AJ, Bangdiwala SI. Eliminating bias in randomized controlled trials: importance of allocation concealment and masking. *Family Medicine* 2007; 39: 132–7.

219 Wood L, Egger M, Gluud LL *et al.* Empirical evidence of bias in treatment effect estimates in controlled trials with different interventions and outcomes: meta-epidemiological study. *British Medical Journal* 2008; 336: 601–5.

220 Crossley NA, Sena E, Goehler J *et al.* Empirical evidence of bias in the design of experimental stroke studies: a metaepidemiologic approach. *Stroke* 2008; 39: 929–34.

221 Schulz KF, Chalmers I, Altman DG. The landscape and lexicon of blinding in randomized trials. *Annals of Internal Medicine* 2002; 136: 254–9.

222 Schulz KF, Grimes DA. Blinding in randomised trials: hiding who got what. *Lancet* 2002; 359: 696–700.

223 Bhardwaj SS, Camacho F, Derrow A, Fleischer AB Jr, Feldman SR. Statistical significance and clinical relevance: the importance of power in clinical trials in dermatology. *Archives of Dermatology* 2004; 140: 1520–3.

224 Luus HG, Muller FO, Meyer BH. Statistical significance versus clinical relevance. Part I. The essential role of the power of a statistical test. *South African Medical Journal.* 1989; 76: 568–70.

225 Sierevelt IN, van Oldenrijk J, Poolman RW. Is statistical significance clinically important? A guide to judge the clinical relevance of study findings. *Journal of Long-term Effects of Medical Implants* 2007; 17: 173–9.

226 Barbui C, Cipriani A. Publication bias in systematic reviews. *Archives of General Psychiatry* 2007; 64: 868.

227 Gluud LL. Unravelling industry bias in clinical trials. *Pain* 2006; 121: 175–6.

228 Procopio M. The multiple outcomes bias in antidepressants research. *Medical Hypotheses* 2005; 65: 395–9.

229 Smith GD, Ebrahim S. Data dredging, bias, or confounding. *British Medical Journal* 2002; 325: 1437–8.

230 Altman D, Schulz K, Moher D *et al.* The revised CONSORT statement for reporting randomized trials: explanation and elaboration. *Annals of Internal Medicine* 2001; 134: 663–94.

231 Altman DG. Poor-quality medical research: what can journals do? *Journal of the American Medical Association* 2002; 287: 2765–7.

232 Ioannidis JP. Why most published research findings are false. *PLoS Med* 2005; 2(8): e124.

233 Cartwright N. What is this thing called efficacy. In: Mantzavinos C (ed.) *Philosophy of the Social Sciences Philosophical Theory and Scientific Practice.* Cambridge: Cambridge University Press, 2009.

234 Vandenbroucke JP, von Elm E, Altman DG *et al.* Strengthening the Reporting of Observational Studies in Epidemiology (STROBE): explanation and elaboration. *PLoS Med* 2007; 4(10): e297.

235 Vist GE, Bryant D, Somerville L, Birminghem T, Oxman AD. Outcomes of patients who participate in randomized controlled trials compared to similar

patients receiving similar interventions who do not participate. *Cochrane Database of Systematic Reviews* 2008; (3): MR000009.

236 Vist GE, Hagen KB, Devereaux PJ, Bryant D, Kristoffersen DT, Oxman AD. Outcomes of patients who participate in randomised controlled trials compared to similar patients receiving similar interventions who do not participate. *Cochrane Database of Systematic Reviews* 2007; (2): MR000009.

237 Vist GE, Hagen KB, Devereaux PJ, Bryant D, Kristoffersen DT, Oxman AD. Systematic review to determine whether participation in a trial influences outcome. *British Medical Journal* 2005; 330: 1175.

238 Golomb B, Erickson LC, Koperski S, Sack D, Enkin M, Howick J. What's in placebos: who knows? Analysis of randomized, controlled trials. *Annals of Internal Medicine* 2010; 153(8): 532–5.

239 Arroll B, Macgillivray S, Ogston S *et al.* Efficacy and tolerability of tricyclic antidepressants and SSRIs compared with placebo for treatment of depression in primary care: a meta-analysis. *Annals of Family Medicine* 2005; 3: 449–56.

240 Williams JW Jr, Mulrow CD, Chiquette E, Noel PH, Aguilar C, Cornell J. A systematic review of newer pharmacotherapies for depression in adults: evidence report summary. *Annals of Internal Medicine* 2000; 132: 743–56.

241 Nemeroff CB, Entsuah R, Benattia I, Demitrack M, Sloan DM, Thase ME. Comprehensive analysis of remission (COMPARE) with venlafaxine versus SSRIs. *Biological Psychiatry* 2008; 63: 424–34.

242 Whittington CJ, Kendall T, Fonagy P, Cottrell D, Cotgrove A, Boddington E. Selective serotonin reuptake inhibitors in childhood depression: systematic review of published versus unpublished data. *Lancet* 2004; 363: 1341–5.

243 Perlis RH, Perlis CS, Wu Y, Hwang C, Joseph M, Nierenberg AA. Industry sponsorship and financial conflict of interest in the reporting of clinical trials in psychiatry. *American Journal of Psychiatry* 2005; 162: 1957–60.

244 National Institutes of Health. Available at www.clinicaltrials.gov [updated July 2006; accessed November 23, 2006]

245 Gaudilliere JP. Beyond one-case statistics: mathematics, medicine, and the management of health and disease in the postwar era. In: Bottazzini U, Dalmedico AD (eds) *Changing Images in Mathematics: From the French*

Revolution to the New Millenium. London: Routledge, 2001.

246 Marks HM. *The Progress of Experiment: Science and Therapeutic Reform in the United States 1900–1990*. Cambridge: Cambridge University Press, 1997.

247 Matthews JR. *Quantification and the Quest for Medical Certainty*. Princeton: Princeton University Press, 1995.

248 Chalmers I. Statistical theory was not the reason that randomization was used in the British Medical Research Council's clinical trial of streptomycin for pulmonary tuberculosis. In: Jorland G, Opinel A, Weisz G (eds) *Body Counts: Medical Quantification in Historical and Sociological Perspectives*. Montreal: McGill-Queens University Press, 2005, pp. 309–34.

249 Lasagna L. The controlled clinical trial: theory and practice. *Journal of Chronic Diseases* 1955; 1: 353–67.

250 Yoshioka A. Use of randomisation in the Medical Research Council's clinical trial of streptomycin in pulmonary tuberculosis in the 1940s. *British Medical Journal* 1998; 317: 1220–3.

251 Cartwright N. *Nature's Capacities and their Measurement*. Oxford: Clarendon Press, 1989.

252 Papineau D. The virtues of randomization. *British Journal for the Philosophy of Science* 1994; 45: 437–50.

253 Pearl J. *Causality: Models, Reasoning, and Inference*. Cambridge: Cambridge University Press, 2000.

254 "Guidance for Industry, Investigators, and Reviewers". Food and Drug Administration. January 2006. http://www.fda.gov/downloads/Drugs/GuidanceComplianceRegulatoryInformation/Guidances/ucm078933.pdf, accessed 21 December 2010.

255 Altman DG, Schulz KF, Moher D *et al*. The revised CONSORT statement for reporting randomized trials: explanation and elaboration. *Annals of Internal Medicine* 2001; 134: 663–94.

256 Guyatt G, Oxman A, Kunz R, Vist GE, Falck-Ytter Y, Schünemann HJ. Rating quality of evidence and strength of recommendation: What is "quality of evidence" and why is it important to clinicians? *British Medical Journal* 2008; 336: 995–8.

257 Greenhalgh T. *How to Read a Paper: the Basics of Evidence-based Medicine*,

3rd edn. Malden, MA: BMJ Books/Blackwell Publishing, 2006.

258 Kaptchuk TJ, Kelley JM, Conboy LA *et al.* Components of placebo effect: randomised controlled trial in patients with irritable bowel syndrome. *British Medical Journal* 2008; 336: 999–1003.

259 Ney PG, Collins C, Spensor C. Double blind: double talk or are there ways to do better research. *Medical Hypotheses* 1986; 21: 119–26.

260 Kaptchuk TJ. Intentional ignorance: a history of blind assessment and placebo controls in medicine. *Bulletin of the History of Medicine* 1998; 72: 389–433.

261 Schulz KF, Altman DG, Moher D. CONSORT 2010 statement: updated guidelines for reporting parallel group randomised trials. *PLoS Med* 2010; 7(3): e1000251.

262 Colloca L, Lopiano L, Lanotte M, Benedetti F. Overt versus covert treatment for pain, anxiety, and Parkinson's disease. *Lancet Neurology* 2004; 3: 679–84.

263 Kirsch I. Conditioning, expectancy, and the placebo effect: comment on Stewart-Williams and Podd (2004). *Psychological Bulletin* 2004; 130: 341–3; discussion 4–5.

264 Moerman DE, Jonas WB. Deconstructing the placebo effect and finding the meaning response. *Annals of Internal Medicine* 2002; 136: 471–6.

265 Rosenthal R, Jacobson LF. *Pygmalion in the Classroom: Teacher Expectation and Pupils' Intellectual Development.* New York: Irvington Publishers, 1992.

266 Fergusson D, Glass KC, Waring D, Shapiro S. Turning a blind eye: the success of blinding reported in a random sample of randomised, placebo controlled trials. *British Medical Journal* 2004; 328: 432.

267 Hrobjartsson A, Forfang E, Haahr MT, Als-Nielsen B, Brorson S. Blinded trials taken to the test: an analysis of randomized clinical trials that report tests for the success of blinding. *International Journal of Epidemiology 2007; 36: 654–63.*

268 Edward SJ, Stevens AJ, Braunholtz DA, Lilford RJ, Swift T. The ethics of placebo-controlled trials: a comparison of inert and active placebo controls. *World Journal of Surgery* 2005; 29: 610–14.

269 Kirsch I. Yes, there is a placebo effect, but is there a powerful antidepressant effect? *Prevention and Treatment* 2002; 5(22).

270 Kemp AS, Schooler NR, Kalali AH *et al.* What is causing the reduced drug placebo difference in recent schizophrenia clinical trials and what can be done about it? *Schizophrenia Bulletin* 2010; 36: 504–9.

271 Benedetti F, Pollo A, Lopiano L, Lanotte M, Vighetti S, Rainero I. Conscious expectation and unconscious conditioning in analgesic, motor, and hormonal placebo/nocebo responses. *Journal of Neuroscience* 2003; 23: 4315–23.

272 Golomb B. When are medication side effects due to the nocebo phenomenon? *Journal of the American Medical Association* 2002; 287: 2502–3.

273 Johansen O, Brox J, Flaten MA. Placebo and nocebo responses, cortisol, and circulating beta-endorphin. *Psychosomatic Medicine* 2003; 65: 786–90.

274 Kong J, Gollub RL, Polich G *et al.* A functional magnetic resonance imaging study on the neural mechanisms of hyperalgesic nocebo effect. *Journal of Neuroscience* 2008; 28: 13354–62.

275 Freed CR, Greene PE, Breeze RE *et al.* Transplantation of embryonic dopamine neurons for severe Parkinson's disease. *New England Journal of Medicine* 2001; 344: 710–19.

276 Moseley JB, O'Malley K, Petersen NJ *et al.* A controlled trial of arthroscopic surgery for osteoarthritis of the knee. *New England Journal of Medicine* 2002; 347: 81–8.

277 Connolly SJ, Sheldon R, Thorpe KE *et al.* Pacemaker therapy for prevention of syncope in patients with recurrent severe vasovagal syncope. Second Vasovagal Pacemaker Study (VPS II): a randomized trial. *Journal of the American Medical Association* 2003; 289: 2224–9.

278 Olanow CW, Goetz CG, Kordower JH *et al.* A double-blind controlled trial of bilateral fetal nigral transplantation in Parkinson's disease. *Annals of Neurology* 2003; 54: 403–14.

279 Gragoudas ES, Adamis AP, Cunningham ET Jr, Feinsod M, Guyer DR. Pegaptanib for neovascular age-related macular degeneration. *New England Journal of Medicine* 2004; 351: 2805–16.

280 Heckerling PS. Placebo surgery research: a blinding imperative. *Journal of Clinical Epidemiology* 2006; 59: 876–80.

281 Katz RD, Taylor JA, Rosson GD, Brown PR, Singh NK. Robotics in plastic and reconstructive surgery: use of a telemanipulator slave robot to perform microvascular anastomoses. *Journal of Reconstructive Microsurgery* 2006; 22: 53–7.

282 Worn H. Computer- and robot-aided head surgery. *Acta Neurochirurgica Supplementum* 2006; 98: 51–61.

283 Diks J, Nio D, Jongkind V, Cuesta MA, Rauwerda JA, Wisselink W. Robotassisted laparoscopic surgery of the infrarenal aorta: the early learning curve. *Surgical Endoscopy* 2007; 21: 1760–3.

284 Suzuki N, Hattori A, Suzuki S, Otake Y. Development of a surgical robot system for endovascular surgery with augmented reality function. Studies in *Health Technology and Informatics* 2007; 125: 460–3.

285 Sackett D. Commentary. Measuring the success of blinding in RCTs: don't, must, can't, or needn't? International *Journal of Epidemiology* 2007; 36: 664–5.

286 Schulz KF, Altman DG, Moher D, Fergusson D. CONSORT 2010 changes and testing blindness in RCTs. *Lancet* 2010; 375: 1144–6.

287 Shapiro S. Widening the field of vision. *British Medical Journal.* 2004 (http: //www.bmj.com/content/328/7437/432/reply), accessed 21 December 2010.

288 de Craen AJ, Roos PJ, Leonard de Vries A, Kleijnen J. Effect of colour of drugs: systematic review of perceived effect of drugs and of their effectiveness. *British Medical Journal* 1996; 313: 1624–6.

289 Golomb BA. Paradox of placebo effect. *Nature* 1995; 375: 530.

290 Shapiro A, Morris LA. The placebo effect in medical and psychological therapies. In: Garfield SL, Bergin AE (eds) *Handbook of Psychotherapy and Behavioral Change: An Empirical Analysis.* New York: John Wiley & Sons, 1978, pp. 369–410.

291 Grünbaum A. The placebo concept in medicine and psychiatry. *Psychological Medicine* 1986; 16: 19–38.

292 Benedetti F, Amanzio M. The neurobiology of placebo analgesia: from endogenous opioids to cholecystokinin. *Progress in Neurobiology* 1997; 52: 109–25.

293 Wager TD, Rilling JK, Smith EE *et al.* Placebo-induced changes in FMRI in the anticipation and experience of pain. *Science* 2004; 303: 1162–7.

294 Petrovic P, Kalso E, Petersson KM, Ingvar M. Placebo and opioid analgesia: imaging a shared neuronal network. *Science* 2002; 295: 1737–40.
295 Bingel U, Lorenz J, Schoell E, Weiller C, Buchel C. Mechanisms of placebo analgesia: rACC recruitment of a subcortical antinociceptive network. *Pain* 2006; 120: 8–15.
296 Oken BS. Placebo effects: clinical aspects and neurobiology. *Brain* 2008; 131: 2812–23.
297 Kong J, Kaptchuk TJ, Polich G, Kirsch I, Gollub RL. Placebo analgesia: findings from brain imaging studies and emerging hypotheses. *Reviews in the Neurosciences* 2007; 18: 173–90.
298 Craggs JG, Price DD, Verne GN, Perlstein WM, Robinson MM. Functional brain interactions that serve cognitive-affective processing during pain and placebo analgesia. *Neuroimage* 2007; 38: 720–9.
299 Moerman DE. General medical effectiveness and human biology: placebo effects in the treatment of ulcer disease. *Medical Anthropology Quarterly* 1983; 14: 13–16.
300 Evans D. *Placebo: The Belief Effect*. London: Harper Collins, 2003.
301 Golomb B, Erickson LC, Koperski S, Sack D, Enkin M, Howick J. What's in placebos: who knows? Analysis of randomized, controlled trials. *Annals of Internal Medicine* 2010; 153(8): 532–5.
302 Howick J. Escaping from placebo prison. *British Medical Journal* 2009; 338: b1898.
303 Nunn R. It's time to put the placebo out of its misery. *British Medical Journal* 2009; 338: 1015.
304 Park LC, Covi L. Nonblind placebo trial: an exploration of neurotic patients' responses to placebo when its inert content is disclosed. *Archives of General Psychiatry* 1965; 12: 36–45.
305 Paul IM, Beiler J, McMonagle A, Shaffer ML, Duda L, Berlin CM Jr. Effect of honey, dextromethorphan, and no treatment on nocturnal cough and sleep quality for coughing children and their parents. *Archives of Pediatrics and Adolescent Medicine* 2007; 161: 1140–6.
306 Eccles R. Mechanisms of the placebo effect of sweet cough syrups. *Respiratory Physiology and Neurobiology* 2006; 152: 340–8.

307 Brown BS, Payne T, Kim C, Moore G, Krebs P, Martin W. Chronic response of rat brain norepinephrine and serotonin levels to endurance training. *Journal of Applied Physiology: Respiratory, Environmental and Exercise Physiology* 1979; 46: 19–23.

308 Koch G, Johansson U, Arvidsson E. Radioenzymatic determination of epinephrine, norepinephrine, and dopamine in 0.1 mL plasma samples: plasma catecholamine response to submaximal and near maximal exercise. Journal of Clinical Chemistry and Clinical Biochemistry 1980; 18: 367–72.

309 McCann IL, Holmes DS. Influence of aerobic exercise on depression. *Journal of Personality and Social Psychology* 1984; 46: 1142–7.

310 Dunn AL, Trivedi MH, Kampert JB, Clark CG, Chambliss HO. The DOSE study: a clinical trial to examine efficacy and dose response of exercise as treatment for depression. *Controlled Clinical Trials* 2002; 23: 584–603.

311 Dunn AL, Trivedi MH, Kampert JB, Clark CG, Chambliss HO. Exercise treatment for depression: efficacy and dose response. *American Journal of Preventive Medicine* 2005; 28: 1–8.

312 Hamilton M. Development of a rating scale for primary depressive illness. *British Journal of Social and Clinical Psychology* 1967; 6: 278–96.

313 Woolery A, Myers H, Sternlieb B, Zeltzer L. A yoga intervention for young adults with elevated symptoms of depression. *Alternative Therapies in Health and Medicine* 2004; 10: 60–3.

314 Choate JK, Kato K, Mohan RM. Exercise training enhances relaxation of the isolated guinea-pig saphenous artery in response to acetylcholine. *Experimental Physiology* 2000; 85: 103–8.

315 Streitberger K, Kleinhenz J. Introducing a placebo needle into acupuncture research. *Lancet* 1998; 352: 364–5.

316 Kleinhenz J, Streitberger K, Windeler J, Gussbacher A, Mavridis G, Martin E. Randomised clinical trial comparing the effects of acupuncture and a newly designed placebo needle in rotator cuff tendinitis. *Pain* 1999; 83: 235–41.

317 White P, Lewith G, Hopwood V, Prescott P. The placebo needle, is it a valid and convincing placebo for use in acupuncture trials? A randomised, singleblind, cross-over pilot trial. *Pain* 2003; 106: 401–9.

318 Birch S. Comment on sham device v inert pill: randomised controlled trial of

two placebo treatments. Available at www.bmj.com [accessed February 9, 2006]

319 Birch S. Yes, let's get real: what the placebo isn't. Available at www.bmj.com [accessed March 10, 2006]

320 Lewith GT, White A. A true placebo? Available at www.bmj.com [accessed February 3, 2006]

321 Lewith GT. Re: A plastic eagle feather. Available at www.bmj.com [accessed February 8, 2006]

322 Li SM, Costi JM, Teixeira JE. Sham acupuncture is not a placebo. *Archives of Internal Medicine* 2008; 168: 1011; author reply 2.

323 Heyland SJ, Moorey J. Doctor-patient interaction is not an element of the placebo effect. Available at www.bmj.com/cgi/eletters/bmj.39524.439618.25 v1#195429 [accessed July 21, 2010]

324 Kaptchuk TJ, Stason WB, Davis RB *et al.* Sham device v inert pill: randomised controlled trial of two placebo treatments. *British Medical Journal* 2006; 332: 391–7.

325 Haake M, Muller HH, Schade-Brittinger C *et al.* German Acupuncture Trials (GERAC) for chronic low back pain: randomized, multicenter, blinded, parallel-group trial with 3 groups. *Archives of Internal Medicine* 2007; 167: 1892–8.

326 Sprott H, Gay RE, Michel BA, Gay S. Influence of ibuprofen-arginine on serum levels of nitric oxide metabolites in patients with chronic low back pain: a single-blind, placebo controlled pilot trial (ISRCTN18723747). *Journal of Rheumatology* 2006; 33: 2515–18.

327 Coats TL, Borenstein DG, Nangia NK, Brown MT. Effects of valdecoxib in the treatment of chronic low back pain: results of a randomized, placebocontrolled trial. *Clinical Therapeutics* 2004; 26: 1249–60.

328 Roelofs PD, Deyo RA, Koes BW, Scholten RJ, van Tulder MW. Nonsteroidal anti-inflammatory drugs for low back pain: an updated cochrane review. *Spine* 2008; 33: 1766–74.

329 Lee A, Done ML. Stimulation of the wrist acupuncture point P6 for preventing postoperative nausea and vomiting. *Cochrane Database of Systematic Reviews.* 2004; (3): CD003281.

330 Agarwal A, Ranjan R, Dhiraaj S, Lakra A, Kumar M, Singh U. Acupressure for prevention of pre-operative anxiety: a prospective, randomised, placebo controlled study. *Anaesthesia* 2005; 60: 978–81.

331 Ezzo J, Streitberger K, Schneider A. Cochrane systematic reviews examine P6 acupuncture-point stimulation for nausea and vomiting. *Journal of Alternative and Complementary Medicine* 2006; 12: 489–95.

332 Paterson C, Dieppe P. Characteristic and incidental (placebo) effects in complex interventions such as acupuncture. *British Medical Journal* 2005; 330: 1202–5.

333 Howick J. *Philosophical Issues in Evidence-based Medicine: Evaluating the Epistemological Role of Double Blinding and Placebo Controls*. London: London School of Economics, 2008.

334 Temple R, Ellenberg SS. Placebo-controlled trials and active-control trials in the evaluation of new treatments. Part 1: ethical and scientific issues. *Annals of Internal Medicine* 2000; 133: 455–63.

335 Ellenberg SS, Temple R. Placebo-controlled trials and active-control trials in the evaluation of new treatments. Part 2: practical issues and specific cases. *Annals of Internal Medicine* 2000; 133: 464–70.

336 International Conference on Harmonization. Harmonized Tripartite Guideline. Choice of Control Group and Related Issues in Clinical Trials. E10. Geneva: Centre for Biologics Evaluation and Research, 2000.

337 World Medical Association. *The Declaration of Helsinki*. Seoul: WMA, 2008. Available at www.wma.net/e/ [updated October 2008, accessed July 7, 2009. 한국어판: 대한의사협회, 「세계의사회 헬싱키 선언-서울 개정본, 인간 대상 의학연구 윤리 원칙」, 2010; 53(9): 739-742. 최신 판본인 2013년 7차 개정본은 8장 1절 옮긴이 주 참조.

338 Miller FG, Brody H. What makes placebo-controlled trials unethical? *American Journal of Bioethics* 2002; 2: 3–9.

339 World Medical Association. World Medical Association International Code of Medical Ethics. *Policy*. London: WMA, 1949.

340 General Medical Council. *Good Medical Practice. The Duties of a Doctor Registered with the General Medical Council*. London: GMC, 2006.

341 Lasagna L. Hippocratic Oath, modern version. Available at www.pbs.

org/wgbh/nova/doctors/oath_modern.html [accessed February 9, 2009]

342 Altman DG. Statistics and ethics in medical research. Misuse of statistics is unethical. *British Medical Journal* 1980; 281: 1182–4.

343 Emanuel EJ, Wendler D, Grady C. What makes clinical research ethical? *Journal of the American Medical Association* 2000; 283: 2701–11.

344 Halpern SD, Karlawish JH, Berlin JA. The continuing unethical conduct of underpowered clinical trials. *Journal of the American Medical Association* 2002; 288: 358–62.

345 Council for International Organizations of Medical Sciences. Geneva: CIOMS, 1993. www.cioms.ch [accessed December 21, 2010].

346 Council for International Organizations of Medical Sciences. *International Ethical Guidelines for Biomedical Research Involving Human Subjects.* Geneva: CIOMS, 1993.

347 Hwang IK, Morikawa T. Design issues in noninferiority/equivalence trials. *Drug Information Journal* 1999; 33: 1205–18.

348 Shapiro A, Shapiro E. The placebo. Is it much ado about nothing? In: Harrington A (ed.) *The Placebo Effect: An Interdisciplinary Exploration.* Harvard University Press, Cambridge, Massachusetts, 1997.

349 Wootton D. *Bad Medicine: Doctors Doing Harm Since Hippocrates.* Oxford: Oxford University Press, 2006.

350 Echt DS, Liebson PR, Mitchell LB *et al.* Mortality and morbidity in patients receiving encainide, flecainide, or placebo. The Cardiac Arrhythmia Suppression Trial. *New England Journal of Medicine* 1991; 324: 781–8.

351 Takala J, Ruokonen E, Webster NR *et al.* Increased mortality associated with growth hormone treatment in critically ill adults. *New England Journal of Medicine* 1999; 341: 785–92.

352 Hayes MA, Timmins AC, Yau EH, Palazzo M, Hinds CJ, Watson D. Elevation of systemic oxygen delivery in the treatment of critically ill patients. *New England Journal of Medicine* 1994; 330: 1717–22.

353 Herbert PC, Wells G, Blajchman MA. A multicenter, randomized, controlled clinical trial of transfusion requirements in critical care. *New England Journal of Medicine* 1999; 340: 409–17.

354 ALLHAT Collaborative Research Group. Major cardiovascular events in

hypertensive patients randomized to doxazosin vs chlorthalidone: the antihypertensive and lipid-lowering treatment to prevent heart attack trial (ALLHAT). *Journal of the American Medical Association* 2000; 283: 1967–75.

355 Dwyer T, Ponsonby AL. Sudden infant death syndrome: after the "back to sleep" campaign. *British Medical Journal* 1996; 313: 180–1.

356 Ebell MH, Siwek J, Weiss BD *et al.* Strength of recommendation taxonomy (SORT): a patient-centered approach to grading evidence in the medical literature. *American Family Physician* 2004; 69: 548–56.

357 Moerman DE. Cultural variations in the placebo effect: ulcers, anxiety, and blood pressure. *Medical Anthropology Quarterly* 2000; 14: 51–72.

358 Patel SM, Stason WB, Legedza A *et al.* The placebo effect in irritable bowel syndrome trials: a meta-analysis. *Neurogastroenterology and Motility* 2005; 17: 332–40.

359 Smith R. Where is the wisdom…? *British Medical Journal* 1991; 303: 798–9.

360 Ellis J, Mulligan I, Rowe J, Sackett DL. Inpatient general medicine is evidence based. A-Team, Nuffield Department of Clinical Medicine. *Lancet* 1995; 346: 407–10.

361 Gill P, Dowell AC, Neal RD, Smith N, Heywood P, Wilson AE. Evidence based general practice: a retrospective study of interventions in one training practice. *British Medical Journal* 1996; 312: 819–21.

362 Imrie R, Ramey DW. The evidence for evidence-based medicine. *Complementary Therapies in Medicine* 2000; 8: 123–6.

363 Dickersin K. The existence of publication bias and risk factors for its occurrence. *Journal of the American Medical Association* 1990; 263: 1385–9.

364 Davidson RA. Source of funding and outcome of clinical trials. *Journal of General Internal Medicine* 1986; 1: 155–8.

365 Kirsch I, Deacon BJ, Huedo-Medina TB, Scoboria A, Moore TJ, Johnson BT. Initial severity and antidepressant benefits: a meta-analysis of data submitted to the Food and Drug Administration. *PLoS Med* 2008; 5(2): e45.

366 The EC/IC Bypass Study Group. Failure of extracranial-intracranial arterial bypass to reduce the risk of ischemic stroke. Results of an international randomized trial. *New England Journal of Medicine* 1985; 313: 1191–200.

367 Sackett DL, Spitzer WO, Gent M, Roberts RS. The Burlington randomized

trial of the nurse practitioner: health outcomes of patients. *Annals of Internal Medicine* 1974; 80: 137–42.

368 Morgan SG, Bassett KL, Wright JM *et al.* "Breakthrough" drugs and growth in expenditure on prescription drugs in Canada. *British Medical Journal* 2005; 331: 815–16.

369 Senn SJ. Active control equivalence studies. In: Everitt BS, Palmer CR (eds) *Encyclopaedic Companion to Medical Statistics*. London: Hodder Arnold, 2005, pp. 19–22.

370 Piaggio G, Elbourne DR, Altman DG, Pocock SJ, Evans SJ. Reporting of noninferiority and equivalence randomized trials: an extension of the CONSORT statement. *Journal of the American Medical Association* 2006; 295: 1152-60.

371 Garattini S, Bertele V. Non-inferiority trials are unethical because they disregard patients' interests. *Lancet* 2007; 370: 1875–7.

372 Goff DC, Lamberti JS, Leon AC *et al.* A placebo-controlled add-on trial of the Ampakine, CX516, for cognitive deficits in schizophrenia. *Neuropsychopharmacology* 2008; 33: 465–72.

373 Dunnett CW, Gent M. Significance testing to establish equivalence between treatments, with special reference to data in the form of 2×2 tables. *Biometrics* 1977; 33: 593–602.

374 Blackwelder WC. "Proving the null hypothesis" in clinical trials. *Controlled Clinical Trials* 1982; 3: 345–53.

375 Gomberg-Maitland M, Frison L, Halperin JL. Active-control clinical trials to establish equivalence or noninferiority: methodological and statistical concepts linked to quality. *American Heart Journal* 2003; 146: 398–403.

376 Senn SJ. *Statistical Issues in Drug Development*, 2nd edn. Hoboken, NJ: Wiley, 2007.

377 Kleijnen J, de Craen AJ, van Everdingen J, Krol L. Placebo effect in double-blind clinical trials: a review of interactions with medications. *Lancet* 1994; 344: 1347–9.

378 Kirsch I. Are drug and placebo effects in depression additive? *Biological Psychiatry* 2000; 47: 733–5.

379 Kaptchuk TJ. The double-blind, randomized, placebo-controlled trial: gold

standard or golden calf? *Journal of Clinical Epidemiology* 2001; 54: 541–9.

380 Hughes JR, Gulliver SB, Amori G, Mireault GC, Fenwick JF. Effect of instructions and nicotine on smoking cessation, withdrawal symptoms and selfadministration of nicotine gum. *Psychopharmacology (Berl)* 1989; 99: 486–91.

381 Levine JD, Gordon NC. Influence of the method of drug administration on analgesic response. *Nature* 1984; 312: 755–6.

382 Mitchell SH, Laurent CL, de Wit H. Interaction of expectancy and the pharmacological effects of D-amphetamine: subjective effects and self-administration. *Psychopharmacology (Berl)* 1996; 125: 371–8.

383 Ross DF, Krugman AD, Lyerly SB, Clyde DJ. Drugs and placebos: a model design. *Psychological Reports* 1962; 10: 383–92.

384 Freud S, Strachey J, Freud A, Richards A. *The Standard Edition of the Complete Psychological Works of Sigmund Freud*, Vol. 24, Indexes and bibliographies. London: Vintage, 2001.

385 Aronson JK. Concentration-effect and dose-response relations in clinical pharmacology. *British Journal of Clinical Pharmacology* 2007; 63: 255–7.

386 ter Riet G, de Craen AJ, de Boer A, Kessels AG. Is placebo analgesia mediated by endogenous opioids? A systematic review. *Pain* 1998; 76: 273–5.

387 Anderson JA. The ethics and science of placebo-controlled trials: assay sensitivity and the Duhem-Quine thesis. *Journal of Medicine and Philosophy* 2006; 31: 65–81.

388 Hume D, Norton DF, Norton MJ. *A Treatise of Human Nature*. Oxford: Oxford University Press, 2000.
한국어판: 이준호 옮김, 『인간 본성에 대한 논고: 실험적 추론 방법들을 철학에 도입하기 위한 시도』, 서광사, 1994~1996.

389 Bacon F. *Novum Organum*. Devey J (ed.) New York: P.F. Collier, 1902.
한국어판: 진석용 옮김, 『신기관』, 한길사, 2001.

390 Bechtel W, Abrahamsen A. Explanation: a mechanist alternative. *Studies in the History and Philosophy of Biological and Biomedical Sciences* 2005; 36: 421–41.

391 Bechtel W. *Discovering Cell Mechanisms: The Creation of Modern Cell Biology*. New York: Cambridge University Press, 2006.

392 Bogen J. Regularities and causality; generalizations and causal explanations. *Studies in the History and Philosophy of Biological and Biomedical Sciences* 2005; 36: 197–420.

393 Bogen J. Causally productive activities. *Studies in the History and Philosophy of Biological and Biomedical Sciences* 2008; 39: 112–23.

394 Craver CF. Role functions, mechanisms, and hierarchy. *Philosophy of Science* 2001; 68: 53–74.

395 Craver CF. Beyond reduction: mechanisms, multifield integration, and the unity of neuroscience. *Studies in the History and Philosophy of Biological and Biomedical Sciences* 2005; 36: 373–97.

396 Darden L. Discovering mechanisms: a computational philosophy of science perspective. In: Jantke KP, Shinohara A (eds) *Discovery Science*. New York: Springer, 2001.

397 Darden L. *Reasoning in Biological Discoveries: Mechanisms, Interfield Relations, and Anomaly Resolution*. New York: Cambridge University Press, 2006.

398 Darden L. Thinking again about biological mechanisms. *Philosophy of Science* 2008; 75: 958–69.

399 Glennan SS. Mechanisms and the nature of causation. *Erkentnis* 1996; 44: 49–71.

400 Glennan SS. Rethinking mechanistic explanation. *Philosophy of Science* 2002; 69: S342-S353.

401 Machamer P, Darden L, Craver CF. Thinking about mechanisms. *Philosophy of Science* 2000; 67: 1–25.

402 Machamer P. Activities and causation: the metaphysics and epistemology of mechanisms. *International Studies in the Philosophy of Science* 2004; 18: 27–39.

403 Russo F, Williamson J. Interpreting causality in the health sciences. *International Studies in the Philosophy of Science* 2007; 21: 1157–70.

404 Gillies D. The Russo-Williamson thesis and the question of whether smoking causes heart disease. *Causality in Sciences*. New York: Oxford University Press, 2011.

405 Howick J. Double-blinding: the benefits and risks of being kept in the dark.

In: Fennell D (ed.) *Contingency and Dissent in Science*. Technical Report 03/08. London: Contingency And Dissent in Science Project, 2008.

406 Psillos S. A glimpse of the secret connexion: harmonizing mechanisms with counterfactuals. *Perspectives on Science* 2004; 12: 288–319.

407 Bayes de Luna A, Coumel P, Leclercq JF. Ambulatory sudden cardiac death: mechanisms of production of fatal arrhythmia on the basis of data from 157 cases. *American Heart Journal* 1989; 117: 151–9.

408 Huikuri HV, Castellanos A, Myerburg RJ. Sudden death due to cardiac arrhythmias. *New England Journal of Medicine* 2001; 345: 1473–82.

409 Yusuf S. *Evidence-based Cardiology*, 2nd edn. London: BMJ Books, 2003.

410 Somani P. Antiarrhythmic effects of flecainide. *Clinical Pharmacology and Therapeutics* 1980; 27: 464–70.

411 Moore TJ. *Deadly Medicine: Why Tens of Thousands of Heart Patients Died in America's Worst Drug Disaster*. New York: Simon & Schuster, 1995.

412 Hall N. Causation and the price of transitivity. *Journal of Philosophy* 2000; 97: 198–222.

413 Kvart I. Transitivity and preemption of causal relevance. *Philosophical Studies* 1991; 44(125–160).

414 McDermott M. Redundant causation. *British Journal for the Philosophy of Science* 1995; 46: 523–44.

415 Leibovici L. Effects of remote, retroactive intercessory prayer on outcomes in patients with bloodstream infection: randomised controlled trial. *British Medical Journal* 2001; 323: 1450–1.

416 Schulz KF, Grimes DA. Multiplicity in randomised trials II: subgroup and interim analyses. *Lancet* 2005; 365: 1657–61.

417 Turk DC, Dworkin RH, McDermott MP *et al*. Analyzing multiple endpoints in clinical trials of pain treatments: IMMPACT recommendations. *Pain* 2008; 139: 485–93.

418 Pocock SJ, Hughes MD, Lee RJ. Statistical problems in the reporting of clinical trials. A survey of three medical journals. *New England Journal of Medicine* 1987; 317: 426–32.

419 Glennan SS. Probable causes and the distinction between subjective and objective chance. *Nous* 1997; 31: 496–519(http://www.wiley.com/bw/journal.

asp?ref=0029-4624).

420 Osler, Sir W. *The Principles and Practice of Medicine*. New York and London: D. Appleton and Company, 1919.

421 Spock B. *Baby and Child Care*. Illustrations by Dorothea Fox. New York: Pocket Books; London: New English Library, 1966.

422 Dwyer T, Ponsonby AL, Gibbons LE, Newman NM. Prone sleeping position and SIDS: evidence from recent case-control and cohort studies in Tasmania. *Journal of Paediatrics and Child Health* 1991; 27: 340–3.

423 Dwyer T, Ponsonby AL, Newman NM, Gibbons LE. Prospective cohort study of prone sleeping position and sudden infant death syndrome. *Lancet* 1991; 337: 1244–7.

424 Mitchell EA, Scragg R, Stewart AW *et al*. Results from the first year of the New Zealand cot death study. *New Zealand Medical Journal* 1991; 104: 71–6.

425 Gibbons LE, Ponsonby AL, Dwyer T. A comparison of prospective and retrospective responses on sudden infant death syndrome by case and control mothers. *American Journal of Epidemiology* 1993; 137: 654–9.

426 Irgens LM, Markestad T, Baste V, Schreuder P, Skjaerven R, Oyen N. Sleeping position and sudden infant death syndrome in Norway 1967–91. *Archives of Disease in Childhood* 1995; 72: 478–82.

427 Taylor JA, Krieger JW, Reay DT, Davis RL, Harruff R, Cheney LK. Prone sleep position and the sudden infant death syndrome in King County, Washington: a case-control study. *Journal of Pediatrics* 1996; 128: 626–30.

428 Gilbert R, Salanti G, Harden M, See S. Infant sleeping position and the sudden infant death syndrome: systematic review of observational studies and historical review of recommendations from 1940 to 2002. *International Journal of Epidemiology* 2005; 34: 874–87.

429 Davies DP. Cot death in Hong Kong: a rare problem? *Lancet* 1985; ii: 1346–9.

430 Lee NN, Chan YF, Davies DP, Lau E, Yip DC. Sudden infant death syndrome in Hong Kong: confirmation of low incidence. *British Medical Journal* 1989; 298: 721.

431 Ponsonby AL, Dwyer T, Gibbons LE, Cochrane JA, Wang YG. Factors potentiating the risk of sudden infant death syndrome associated with the prone position. *New England Journal of Medicine* 1993; 329: 377–82.

432 Oyen N, Haglund B, Skjaerven R, Irgens LM. Maternal smoking, birthweight and gestational age in sudden infant death syndrome (SIDS) babies and their surviving siblings. *Paediatric and Perinatal Epidemiology* 1997; 11(Suppl. 1): 84–95.

433 Mitchell EA, Thompson JM, Ford RP, Taylor BJ. Sheepskin bedding and the sudden infant death syndrome. New Zealand Cot Death Study Group. *Journal of Pediatrics* 1998; 133: 701–4.

434 Hill AB. The environment and disease: association or causation? *Proceedings of the Royal Society of Medicine* 1965; 58: 295–300.

435 Fleming TR, DeMets DL. Surrogate end points in clinical trials: are we being misled? *Annals of Internal Medicine* 1996; 125: 605–13.

436 Prentice RL. Surrogate and mediating endpoints: current status and future directions. *Journal of the National Cancer Institute* 2009; 101: 216–17.

437 Prentice RL. Surrogate endpoints in clinical trials: definition and operational criteria. *Statistics in Medicine* 1989; 8: 431–40.

438 Johnston K. What are surrogate outcome measures and why do they fail in clinical research? *Neuroepidemiology* 1999; 18: 167–73.

439 Zhang B, Schmidt B. Do we measure the right end points? A systematic review of primary outcomes in recent neonatal randomized clinical trials. *Journal of Pediatrics* 2001; 138: 76–80.

440 De Gruttola VG, Clax P, DeMets DL *et al.* Considerations in the evaluation of surrogate endpoints in clinical trials. Summary of a National Institutes of Health workshop. *Controlled Clinical Trials* 2001; 22: 485–502.

441 Qin L, Gilbert PB, Follmann D, Li D. Assessing surrogate endpoints in vaccine trials with case-cohort sampling and the Cox model. *Annals of Applied Statistics* 2008; 2: 386–407.

442 Gilbert PB, Qin L, Self SG. Evaluating a surrogate endpoint at three levels, with application to vaccine development. *Statistics in Medicine* 2008; 27: 4758–78.

443 Kassai B, Shah NR, Leizorovicza A, Cucherat M, Gueyffier F, Boissel JP. The true treatment benefit is unpredictable in clinical trials using surrogate outcome measured with diagnostic tests. *Journal of Clinical Epidemiology* 2005; 58: 1042–51.

444 Expert Protein Analysis System. Metabolic Pathways. Available at www.expasy.org/cgi-bin/show_thumbnails.pl [accessed April 19, 2010]

445 Cartwright N. What is wrong with Bayes nets? *The Monist* 2001; 84: 242–64.

446 Hesslow G. Two notes on the probabilistic approach to causality. *Philosophy of Science* 1976; 43: 290–92.

447 Hauben M, Aronson JK. Paradoxical reactions: under-recognized adverse effects of drugs. *Drug Safety* 2006; 29: 970.

448 King T, Ossipov MH, Vanderah TW, Porreca F, Lai J. Is paradoxical pain induced by sustained opioid exposure an underlying mechanism of opioid antinociceptive tolerance? *Neurosignals* 2005; 14: 194–205.

449 Lai J, Ossipov MH, Vanderah TW, Malan TP Jr, Porreca F. Neuropathic pain: the paradox of dynorphin. *Molecular Interventions* 2001; 1: 160–7.

450 Saperia J, Ashby D, Gunnell D. Suicidal behaviour and SSRIs: updated metaanalysis. *British Medical Journal* 2006; 332: 1453.

451 Damluji NF, Ferguson JM. Paradoxical worsening of depressive symptomatology caused by antidepressants. *Journal of Clinical Psychopharmacology* 1988; 8: 347–9.

452 Gilbert SF, Sarkar S. Embracing complexity: organicism for the 21st century. *Developmental Dynamics* 2000; 219: 1–9.

453 Laublicher MD, Wagner GP. How molecular is molecular developmental biology? A reply to Alex Rosenberg's reductionsim redux: computing the embryo. *Biology and Philosophy* 2001; 16.

454 Brigandt I, Love A. Reductionism in biology. In: Zalta EN (ed.) *The Stanford Encyclopedia of Philosophy*. Stanford, CA: Metaphysics Research Lab, Center for the Study of Language and Information, Stanford University, 2008.

455 Winkle RA, Mason JW, Griffin JC, Ross D. Malignant ventricular tachyarrhythmias associated with the use of encainide. *American Heart Journal* 1981; 102: 857–64.

456 Broadbent A. Causation and models of disease in epidemiology. *Studies in History and Philosophy of Biological and Biomedical Sciences* 2009; 40: 302-11.

457 Nielsen VE, Bonnema SJ, Boel-Jorgensen H, Grupe P, Hegedus L. Stimulation with 0.3-mg recombinant human thyrotropin prior to iodine 131

therapy to improve the size reduction of benign nontoxic nodular goiter: a prospective randomized double-blind trial. *Archives of Internal Medicine* 2006; 166: 1476–82.

458 Bonnema SJ, Nielsen VE, Boel-Jorgensen H *et al.* Improvement of goiter volume reduction after 0.3 mg recombinant human thyrotropin-stimulated radioiodine therapy in patients with a very large goiter: a doubleblinded, randomized trial. *Journal of Clinical Endocrinology and Metabolism* 2007; 92: 3424–8.

459 Bonnema SJ, Nielsen VE, Boel-Jorgensen H *et al.* Recombinant human thyrotropin-stimulated radioiodine therapy of large nodular goiters facilitates tracheal decompression and improves inspiration. *Journal of Clinical Endocrinology and Metabolism* 2008; 93: 3981–4.

460 Lin YC, Chang MH, Ni YH, Hsu HY, Chen DS. Long-term immunogenicity and efficacy of universal hepatitis B virus vaccination in Taiwan. *Journal of Infectious Diseases* 2003; 187: 134–8.

461 McMahon BJ, Bruden DL, Petersen KM *et al.* Antibody levels and protection after hepatitis B vaccination: results of a 15-year follow-up. *Annals of Internal Medicine* 2005; 142: 333–41.

462 Bosnak M, Dikici B, Bosnak V, Haspolat K. Accelerated hepatitis B vaccination schedule in childhood. *Pediatrics International* 2002; 44: 663–5.

463 Nothdurft HD, Dietrich M, Zuckerman JN *et al.* A new accelerated vaccination schedule for rapid protection against hepatitis A and B. *Vaccine* 2002; 20: 1157–62.

464 Dane DS, Cameron CH, Briggs M. Virus-like particles in serum of patients with Australia-antigen-associated hepatitis. *Lancet* 1970; i: 695–8.

465 Howard CR, Young PR, Lee S *et al.* Hepatitis B surface antigen polypeptide micelles from antigen expressed in Saccharomyces cerevisiae. *Journal of Virological Methods* 1986; 14: 25–35.

466 McAleer WJ, Buynak EB, Maigetter RZ, Wampler DE, Miller WJ, Hilleman MR. Human hepatitis B vaccine from recombinant yeast. *Nature* 1984; 307: 178–80.

467 Millman I, Eisenstein TK, Blumberg BS. *Hepatitis B the Virus, the Disease and the Vaccine.* New York: Plenum, 1984.

468 ISIS-2 (Second International Study of Infarct Survival) Collaborative Group. Randomized trial of intravenous streptokinase, oral aspirin, both, or neither among 17,187 cases of suspected acute myocardial infarction. *Lancet* 1988; ii: 349–60.

469 Olshansky B, Dossey L. Retroactive prayer: a preposterous hypothesis? *British Medical Journal* 2003; 327: 1465–8.

470 Ohry A, Tsafrir J. Is chicken soup an essential drug? *Canadian Medical Association Journal* 1999; 161: 1532–3.

471 Contopoulos-Ioannidis DG, Ntzani E, Ioannidis JP. Translation of highly promising basic science research into clinical applications. *American Journal of Medicine* 2003; 114: 477–84.

472 Spock B. *The Pocket Book of Baby and Child Care*. Pocket Books: New York, 1956.

473 Halsted WS. I. The results of radical operations for the cure of carcinoma of the breast. *Annals of Surgery* 1907; 46: 1–19.

474 Allen C, Glasziou P, Del Mar C. Bed rest: a potentially harmful treatment needing more careful evaluation. *Lancet* 1999; 354: 1229–33.

475 Olsen O, Gøtzsche PC. Screening for breast cancer with mammography. *Cochrane Database of Systematic Reviews* 2001; (4): CD001877.

476 Olsen O, Gøtzsche PC. Cochrane review on screening for breast cancer with mammography. *Lancet* 2001; 358: 1340–2.

477 Hoare C, Li Wan Po A, Williams H. Systematic review of treatments for atopic eczema. *Health Technology Assessment* 2000; 4(37): 1–191.

478 Takwale A, Tan E, Agarwal S *et al.* Efficacy and tolerability of borage oil in adults and children with atopic eczema: randomised, double blind, placebo controlled, parallel group trial. *British Medical Journal* 2003; 327: 1385.

479 National Institute for Health and Clinical Excellence. Wisdom teeth removal. London: NICE, 2000.

480 Dickinson K, Roberts I. Medical anti-shock trousers (pneumatic anti-shock garments) for circulatory support in patients with trauma. *Cochrane Database of Systematic Reviews* 2000; (2): CD001856.

481 Lepor H, Williford WO, Barry MJ *et al.* The efficacy of terazosin, finasteride, or both in benign prostatic hyperplasia. Veterans Affairs Cooperative Studies

Benign Prostatic Hyperplasia Study Group. *New England Journal of Medicine* 1996; 335: 533–9.

482 Meunier PJ, Sebert JL, Reginster JY *et al.* Fluoride salts are no better at preventing new vertebral fractures than calcium-vitamin D in post-menopausal osteoporosis: the FAVOStudy. *Osteoporosis International* 1998; 8: 4–12.

483 Morris JK. Screening for neuroblastoma in children. *Journal of Medical Screening* 2002; 9: 56.

484 Semmelweis IP. *Die Ätiologie, der Begriff und die Prophylaxis des Kindbettfiebers (The Etiology, Concept and Prophylaxis of Childbed Fever).* Madison: University of Wisconsin Press, 1983.

485 Marshall B. One hundred years of discovery and rediscovery of Helicobacter pylori and its association with peptic ulcer disease. In: Mobley HLT, Mendz GL, Hazell SL (eds) *Helicobacter pylori: Physiology and Genetics.* Washington, DC: ASM Press, 2001, chapter 3.

486 Marshall B. *Helicobacter connections.* ChemMedChem 2006; 1: 783–802.

487 Anon. Which anticonvulsant for women with eclampsia? Evidence from the Collaborative Eclampsia Trial. *Lancet* 1995; 345: 1455–63.

488 Englehardt HTJ. Introduction. In: Englehardt HTJ, Spicker SF, Towers B (eds) *Clinical Judgment: A Critical Appraisal.* Dordrecht: D. Reidel Publishing Company, 1977, pp. xi-xxiv.

489 Cooper JM, Hutchinson DS. *Plato. Complete Works.* Indianapolis, IN: Hackett, 1997.

490 Breart G. Documentation and use of evidence in the consensus conference proces. In: Goodman C, Baratz SR (eds) *Improving Consensus Development for Health Technology Assessment: An International Perspective.* Washington, DC: National Academy Press, 1990, pp. 23–31.

491 Ryle G. *The Concept of Mind.* Harmondsworth: Penguin Books, 1963.
한국어판: 이한우 옮김, 『마음의 개념』, 문예출판사, 1994.

492 Cochrane A, Blythe M. *One Man's Medicine.* London: The *British Medical Journal*, 1989.

493 Enkin M, Keirse MJ, Chalmers I. *A Guide to Effective Care in Pregnancy and Childbirth.* Oxford: Oxford University Press, 1989.

494 Crowley P, Chalmers I, Keirse MJ. The effects of corticosteroid administration before preterm delivery: an overview of the evidence from controlled trials. *British Journal of Obstetrics and Gynaecology* 1990; 97: 11–25.

495 NIH Consensus Development Panel on the Effect of Corticosteroids for Fetal Maturation on Perinatal Outcomes. Effect of corticosteroids for fetal maturation on perinatal outcomes. *Journal of the American Medical Association* 1995; 273: 413–18.

496 Reynolds LA, Tansey EM (eds) *Prenatal Corticosteroids for Reducing Morbidity and Mortality After Preterm Birth*. London: Wellcome Trust Centre, 2004.

497 Irwin F. *Letters of Thomas Jefferson*. Tilton, NH: Sanbornton Bridge Press, 1975.

498 Cochrane JA. *Effectiveness and Efficiency: Random Reflections on Health Services*. London: Nuffield Provincial Hospitals Trust, 1972.

499 Bonadonna G, Valagussa P, Moliterni A, Zambetti M, Brambilla C. Adjuvant cyclophosphamide, methotrexate, and fluorouracil in node-positive breast cancer: the results of 20 years of follow-up. *New England Journal of Medicine* 1995; 332: 901–6.

500 Branthwaite A, Cooper P. Analgesic effects of branding in treatment of headaches. *British Medical Journal* 1981; 282: 1576–8.

501 Waber RL, Shiv B, Carmon Z, Ariely D. Commercial features of placebo and therapeutic efficacy. *Journal of the American Medical Association* 2008; 299: 1016–17.

502 Pollo A, Amanzio M, Casadio C, Maggi G, Benedetti F. Response expectancies in placebo analgesia and their clinical relevance. *Pain* 2001; 93: 77–84.

503 Tversky A, Kahneman D. Judgment under uncertainty: heuristics and biases. *Science* 1974; 185: 1124–31.

504 Gigerenzer G. *Reckoning with Risk: Learning to Live with Uncertainty*. London: Penguin, 2003.
한국어판: 전현우, 황승식 옮김, 『숫자에 속아 위험한 선택을 하는 사람들』, 살림, 2013(번역 저본이 다르지만 내용이 동일).

505 Sober E. The art and science of clinical judgment. In: Englehardt HTJ,

Spicker SF, Towers B (eds) *Clinical Judgment: A Critical Appraisal*. Dordrecht: D. Reidel Publishing Company, 1977, pp. 29–44.

506 Rothwell PM. Can overall results of clinical trials be applied to all patients? *Lancet* 1995; 345: 1616–19.

507 Dawes RM, Faust D, Meehl PE. Clinical versus actuarial judgment. *Science* 1989; 243: 1668–74.

508 Scriven M. Clinical judgment. In: Englehardt HTJ, Spicker SF, Towers B (eds) *Clinical Judgment: A Critical Appraisal*. Dordrecht: D. Reidel Publishing Company, 1977.

509 Meehl PE. *Clinical Versus Statistical Prediction: A Theoretical Analysis and a Review of the Evidence*. Minneapolis: University of Minnesota Press, 1996.

510 de Dombal FT, Leaper DJ, Staniland JR, McCann AP, Horrocks JC. Computeraided diagnosis of acute abdominal pain. *British Medical Journal* 1972; 2: 9–13.

511 Gough HG. Clinical versus statistical prediction in psychology. In: Postman L (ed.) *Psychology in the Making*. New York: Knopf, 1962.

512 Sawyer J. Measurement and prediction, clinical and statistical. *Psychological Bulletin* 1966; 66: 178–200.

513 Dawes RM. How clinical probability judgments may be used to validate diagnostic signs. *Journal of Clinical Psychology* 1967; 23: 403–10.

514 Grove WM, Zald DH, Lebow BS, Snitz BE, Nelson C. Clinical versus mechanical prediction: a meta-analysis. *Psychological Assessment* 2000; 12: 19–30.

515 McReynolds P (ed.) *Advances in Psychological Assessment*. Palo Alto, CA: Science and Behavior Books, 1968.

516 Holt RR. Clinical and statistical prediction: a reformulation and some new data. *Journal of Abnormal Psychology* 1958; 56: 1–12.

517 Holt RR. Yet another look at clinical and statistical prediction: or, is clinical psychology worthwhile? *American Psychologist* 1970; 25: 337–49.

518 Choudhry NK, Fletcher RH, Soumerai SB. Systematic review: the relationship between clinical experience and quality of health care. *Annals of Internal Medicine* 2005; 142: 260–73.

519 Kruger J, Dunning D. Unskilled and unaware of it: how difficulties in

recognizing one's own incompetence lead to inflated self-assessments. *Journal of Personality and Social Psychology* 1999; 77: 1121–34.

520 Cannon SR, Gardner RM. Experience with a computerized interactive protocol system using HELP. *Computers and Biomedical Research* 1980; 13: 399–409.

521 Bachmann LM, Kolb E, Koller MT, Steurer J, ter Riet G. Accuracy of Ottawa ankle rules to exclude fractures of the ankle and mid-foot: systematic review. *British Medical Journal* 2003; 326: 417.

522 Stiell IG, Greenberg GH, McKnight RD, Nair RC, McDowell I, Worthington JR. A study to develop clinical decision rules for the use of radiography in acute ankle injuries. *Annals of Emergency Medicine* 1992; 21: 384–90.

523 Stiell IG, Wells GA, Hoag RH *et al.* Implementation of the Ottawa Knee Rule for the use of radiography in acute knee injuries. *Journal of the American Medical Association* 1997; 278: 2075–9.

524 Knaus WA, Draper EA, Wagner DP, Zimmerman JE. APACHE II: a severity of disease classification system. *Critical Care Medicine* 1985; 13: 818–29.

525 McGinn TG, Guyatt GH, Wyer PC, Naylor CD, Stiell IG, Richardson WS. Users' guides to the medical literature: XXII: how to use articles about clinical decision rules. *Journal of the American Medical Association* 2000; 284: 79–84.

526 Wasson JH, Sox HC, Neff RK, Goldman L. Clinical prediction rules. Applications and methodological standards. *New England Journal of Medicine* 1985; 313: 793–9.

527 Meehl PE. Causes and effects of my disturbing little book. *Journal of Personality Assessment* 1986; 50: 370–5.

528 Greenhalgh T. Bayesian decision making in primary care or how to stop people dying of chicken pox. *Trials and Tribulations—Evidence, Medical DecisionMaking and Policy* 2008.

529 Horrocks JC, McCann AP, Staniland JR, Leaper DJ, De Dombal FT. Computeraided diagnosis: description of an adaptable system, and operational experience with 2,034 cases. *British Medical Journal* 1972; 2: 5–9.

530 British Medical Association. Quality and Outcomes Framework guidance for GMS contract 2009/10. Delivering investment in general practice. London: BMA, 2009.

531 Deveugele M, Derese A, van den Brink-Muinen A, Bensing J, De Maeseneer J. Consultation length in general practice: cross sectional study in six European countries. *British Medical Journal* 2002; 325: 472.

532 Lown B. *The Lost Art of Healing*. Boston: Houghton Mifflin, 1996.

533 Birch S. Which are the placebo effects: comment on Kaptchuk *et al.*'s IBS placebo study. *British Medical Journal* 2008; 336: 999-1003.

534 Polanyi M. *Personal Knowledge. Towards a Post-critical Philosophy*. London: Routledge and Kegan Paul, 1958.
한국어판: 표재명·김봉미 옮김, 『개인적 지식: 후기비판적 철학을 향하여』, 아카넷, 2001.

535 Thornton T. Tacit knowledge as the unifying factor in evidence based medicine and clinical judgement. *Philosophy, Ethics and Humanities in Medicine* 2006; 1: E2. 536 Bero L, Oostvogel F, Bacchetti P, Lee K. Factors associated with findings of published trials of drug-drug comparisons: why some statins appear more efficacious than others. *PLoS Med* 2007; 4(6): e184.

537 Jorgensen AW, Hilden J, Gøtzsche PC. Cochrane reviews compared with industry supported meta-analyses and other meta-analyses of the same drugs: systematic review. *British Medical Journal* 2006; 333: 782.

538 Leopold SS, Warme WJ, Fritz Braunlich E, Shott S. Association between funding source and study outcome in orthopaedic research. *Clinical Orthopaedics and Related Research* 2003; (415): 293-301.

539 Lexchin J, Bero LA, Djulbegovic B, Clark O. Pharmaceutical industry sponsorship and research outcome and quality: systematic review. *British Medical Journal* 2003; 326: 1167-70.

540 Yaphe J, Edman R, Knishkowy B, Herman J. The association between funding by commercial interests and study outcome in randomized controlled drug trials. *Family Practice* 2001; 18: 565-8.

541 Heres S, Davis J, Maino K, Jetzinger E, Kissling W, Leucht S. Why olanzapine beats risperidone, risperidone beats quetiapine, and quetiapine beats olanzapine: an exploratory analysis of head-to-head comparison studies of secondgeneration antipsychotics. *American Journal of Psychiatry* 2006; 163: 185-94.

542 Smith R. Medical journals are an extension of the marketing arm of pharmaceutical companies. *PLoS Med* 2005; 2(5): e138.

543 Hopewell S, Loudon K, Clarke MJ, Oxman AD, Dickersin K. Publication bias in clinical trials due to statistical significance or direction of trial results. *Cochrane Database of Systematic Reviews* 2009; (1): MR000006.

544 Turner EH, Matthews AM, Linardatos E, Tell RA, Rosenthal R. Selective publication of antidepressant trials and its influence on apparent efficacy. *New England Journal of Medicine* 2008; 358: 252–60.

545 De Angelis C, Drazen JM, Frizelle FA *et al.* Clinical trial registration: a statement from the International Committee of Medical Journal Editors. *New England Journal of Medicine* 2004; 351: 1250–1.

546 Tramer MR, Reynolds DJ, Moore RA, McQuay HJ. Impact of covert duplicate publication on meta-analysis: a case study. *British Medical Journal* 1997; 315: 635–40.

547 Gøtzsche P. Bias in double-blind trials [thesis]. *Danish Medical Bulletin* 1990; 37: 329–36.

548 Gøtzsche PC. Methodology and overt and hidden bias in reports of 196 double-blind trials of nonsteroidal antiinflammatory drugs in rheumatoid arthritis. *Controlled Clinical Trials* 1989; 10: 31–56.

549 Gøtzsche PC. Blinding during data analysis and writing of manuscripts. *Controlled Clinical Trials* 1996; 17: 285–90; discussion 90–3.

550 Stelfox HT, Chua G, O'Rourke K, Detsky AS. Conflict of interest in the debate over calcium-channel antagonists. *New England Journal of Medicine* 1998; 338: 101–6.

551 Wilkinson R, Marmot M (eds) *Social Determinants of Health: The Solid Facts*, 2nd edn. Copenhagen: World Health Organization, 2003

찾아보기

ㄴ

ㄷ

ㄹ

ㅇ

ㅈ

ㅊ

의학의 새로운 패러다임

증거기반의학의 철학

1판 1쇄 펴냄 | 2018년 6월 12일

지은이 | 제러미 하윅
옮긴이 | 전현우·천현득·황승식
발행인 | 김병준
발행처 | 생각의힘

등록 | 2011.10.27. 제406-2011-000127호
주소 | 경기도 파주시 회동길 37-42 파주출판도시
전화 | 031-955-1318(편집), 031-955-1321(영업)
팩스 | 031-955-1322
전자우편 | tpbook1@tpbook.co.kr
홈페이지 | www.tpbook.co.kr

ISBN 979-11-85585-53-6 93510

이 도서의 국립중앙도서관 출판예정도서목록(CIP)은
서지정보유통지원시스템 홈페이지(http://seoji.nl.go.kr)와
국가자료공동목록시스템(http://www.nl.go.kr/kolisnet)에서
이용하실 수 있습니다.(CIP제어번호: CIP2018014663)